中国健康教育中心组织编写
健康教育专业人员培训教材

健康行为理论及应用

编委会主任　李长宁

编委会副主任　宋　军　胡洪波　吴　敬

编委会委员（以姓氏笔画为序）：

卢　永　田向阳　李长宁　李方波　李英华　李雨波
肖　璨　吴　敬　宋　军　赵　雯　胡洪波　黄相刚
程玉兰　解瑞谦

主　　　编　程玉兰　田向阳

副　主　编　刘正奎　耳玉亮　魏晓敏　刘　心　周华珍

编　　　者（以姓氏笔画为序）：

王　静　王书梅　田向阳　耳玉亮　吕　青　刘　心
刘正奎　关宏岩　许梦雪　李剑虹　吴青青　何　楚
余焕玲　陈园生　罗　健　金　伟　周华珍　胡　平
段蕾蕾　祝卓宏　耿浩东　顾沈兵　徐　越　黄晓兰
梁一鸣　傅继华　魏晓敏

审　　　稿　米光明　杨廷忠　刘　民　樊富珉　范　旻　王建平
张培珍

学术秘书　徐　畅

人民卫生出版社

图书在版编目（CIP）数据

健康行为理论及应用／程玉兰，田向阳主编. — 北京：人民卫生出版社，2020

健康教育专业人员培训教材

ISBN 978-7-117-28013-6

Ⅰ.①健… Ⅱ.①程… ②田… Ⅲ.①健康教育–岗位培训–教材 Ⅳ.①R193

中国版本图书馆 CIP 数据核字（2019）第 022781 号

人卫智网	www.ipmph.com	医学教育、学术、考试、健康，
		购书智慧智能综合服务平台
人卫官网	www.pmph.com	人卫官方资讯发布平台

健康教育专业人员培训教材

健康行为理论及应用

主　　编：程玉兰　田向阳

出版发行：人民卫生出版社（中继线 010-59780011）

地　　址：北京市朝阳区潘家园南里 19 号

邮　　编：100021

E - mail：pmph @ pmph.com

购书热线：010-59787592　010-59787584　010-65264830

印　　刷：河北新华第一印刷有限责任公司

经　　销：新华书店

开　　本：787×1092　1/16　印张：11

字　　数：275 千字

版　　次：2020 年 4 月第 1 版　2020 年 4 月第 1 版第 1 次印刷

标准书号：ISBN 978-7-117-28013-6

定　　价：35.00 元

打击盗版举报电话：010-59787491　E-mail：WQ @ pmph.com

质量问题联系电话：010-59787234　E-mail：zhiliang @ pmph.com

前　言

　　党和政府高度重视健康教育与健康促进工作,2016 年 8 月,全国卫生与健康大会强调"普及健康生活方式,提升全民健康素养。"《"健康中国 2030"规划纲要》提出"到 2030 年,全民健康素养大幅提高,健康生活方式得到全面普及"的战略目标。行为干预是健康教育与健康促进的关键技术,是普及健康生活方式、提升全民健康素养的重要手段。为了适应健康教育与健康促进工作的新形势、新要求,满足健康教育专业人员的需求,在国家卫生健康委员会宣传司的指导下,中国健康教育中心组织相关领域专家开发了健康教育专业人员系列培训教材之一《健康行为理论及应用》。

　　本教材结合实例介绍健康行为理论在健康教育不同领域中的应用,力求融健康行为理论、具体案例、实用方法为一体,突出权威性、指导性、实用性和可操作性,积极倡导用理论指导实践,希望为全国各级健康教育专业人员,以及社区、医院、学校、机关企事业单位等相关机构和人员开展健康教育工作提供借鉴和指导。

　　健康行为理论的实际应用与总结非常富有挑战性,撰写本教材难度很大,各位作者和审稿专家付出了很多努力和心血,衷心感谢参与机构和专家的大力支持和协作。

　　由于健康行为理论在健康教育与健康促进领域中的应用还处在探索阶段,本教材难免出现错误和疏漏,敬请批评指正。

编者

2018 年 7 月

目 录

第一章

健康行为理论概述

健康行为是健康相关行为的简称。健康行为虽然多种多样,纷繁复杂,但其发生、发展和改变也有一定的规律可循,且具有可干预性、可改变性和可预测性。健康相关行为改变理论是健康相关行为发生、发展和改变规律的总结,对于指导公共卫生、健康教育与健康促进实践,具有重要的意义。

第一节　健康行为概述

人的行为是指个体对内外环境做出的能动反应。行为的发生、发展和改变的过程由 5 个基本要素组成,即谁(行为主体),对谁(行为客体或行为的指向目标),在什么情况下(行为环境),使用什么(行为手段、工具或方法),产生了什么结果(行为结果)。

一、行为的分类

从行为的产生来看,可把人们的行为分为本能行为和习得(社会)行为两大类。摄食行为、性行为、睡眠行为和防御行为是人类与生俱来的行为,可以被称为本能行为。而工作行为、人际交往行为等是人们为了适应不同的社会环境通过学习而形成的行为,因此可称为习得行为或社会行为。基于行为对健康的影响情况,又可把行为分为促进健康行为、危害健康行为和致病性行为模式。根据行为的社会功能又可分为日常生活行为、求医行为、商业行为等多种类别。

二、个体行为发生的心理机制:条件反射与学习理论

1. 条件反射理论　经典条件反射理论认为,人的行为的形成是条件刺激与非条件刺激引起的躯体反应之间的联系被反复强化的结果。比如人们在进食时,食物作为非条件刺激,会引起非条件反应,即唾液、胃液等消化液的分泌。当人们在进食时,同时给予条件刺激,如播放音乐,经过多次重复(强化)后,即使非条件刺激不出现,即不进食,只要给予条件刺激,即播放音乐,也会引起消化液的分泌。但是,如果长期只播放音乐,而不进食,个体的非条件反应,即消化液分泌,就会逐渐减弱或消退。条件反射也有泛化作用,即当个体听到类似的音乐时,也会产生唾液分泌。另外,在某种特殊的情况下,已经消退的条件反射会得以恢复。

2. 操作性条件反射　操作性条件反射理论认为,人的行为的形成是一个试错的过程,

行为的形成取决于行为的后果或对行为后果的预期。即如果发生或出现某种行为后,个体受到奖励(如得到食物、感到愉快、他人的赞美、荣誉、金钱等),这种行为则会被强化,否则,则会被减弱。操作性条件反射理论认为,人的行为并非是先天形成的,而是在反复试错的过程中,被行为后果所强化而被固定下来的。

条件反射理论是行为学习理论的基础,即人的一切行为都是习得的,会受到环境条件刺激和行为后果的影响,也是可以通过改变条件刺激和行为后果而改变的。条件反射理论在心理治疗领域得到了广泛的应用(如对恐怖症的"系统脱敏疗法",精神病的"代币疗法",对抑郁症和焦虑症的认知疗法,对高血压等心身疾病的"生物反馈疗法"等)。

三、行为的影响因素

总的来说,人的行为会受到自身遗传因素、环境因素和学习因素这三种因素的影响。遗传因素奠定了一切行为发生、发展的生物学基础和行为倾向性。在相同的环境或情境中,遗传因素不同的个体会产生不同的反应,表现出不同的态度和行为。

环境因素为人们提供了行为的参考准则或框架。行为的环境影响因素又可分为物质环境和社会环境两种。人的行为会受到食物、饮水、气候、地理特征、居住状况等物质环境的影响。社会环境因素又可分为小环境和大环境两种。社会环境因素中的小环境包括家庭、学校、工作单位等,行为的形成和改变主要受到人际环境的直接影响;大环境包括文化习俗、社会制度、经济状况、就业、道德、法律法规、文化、教育、社会动荡、社会风气等宏观社会影响因素。

学习是指通过阅读、听讲、思考、研究、模仿、实践等途径获得知识或技能的过程,是个体对客观世界进行认知的过程。人们从客观世界获得信息,对信息进行分析,并内化为自己的知识或技能,提高行为能力,为行为的形成和发展创造条件。

美国健康教育学家劳伦斯·格林(Green L.)提出的 PRECEDE-PROCEED 模式(又称格林模式)把行为的影响因素归纳为倾向因素、促成因素和强化因素三类。倾向因素是指诱发行为的心理因素,如知识、信念、价值观、态度及自信心,以及现有技能、自我效能等;促成因素是实现或达到某行为所必需的技术和资源,包括干预项目、服务、行为和环境改变必需的资源、行为改变所需的新技能等,如,健康食品的供应情况、保健设施、医务人员、诊所等资源,医疗费用、诊所的距离、交通工具、个人保健技术,政府的重视与支持、法律、政策等;强化因素是指个体在实施某行为后所得到的强化的因素,如社会效益(如得到尊重),生理效益(如通过体育锻炼后感到舒展有力、经治疗后痛苦缓解),经济效益(如得到经济奖励或节省开支),心理效益(如感到充实愉快)等。

四、行为的可改变性

根据行为可改变的难度,可将人的行为分为高可改变行为和低可改变行为。

1. 高可改变行为　与人的本能、文化习俗关系不大、行为刚刚发生、社会环境不支持的行为。青少年尝试吸烟行为、公共场所吸烟、婚外性行为、静坐的工作方式等均为高可改变行为。

2. 低可改变行为　与人的本能、文化习俗密切相关,持续较久已形成习惯且没有成功改变先例的行为。酒精依赖、吸毒等成瘾性行为、长期吸烟和过咸饮食习惯等均属低可改变行为。需要指出的是,所谓的低可改变行为,是相对而言的,只要干预方法得当、干预技术适宜、持续时间足够长,干预的频率足够多,所有后天习得的行为都是可以改变的。

五、健康相关行为

与健康相关或能对健康产生影响的行为统称为健康相关行为。在健康相关行为中,对健康有益的行为被称为促进健康行为,而对健康有危害作用的行为被称为危害健康行为,能直接导致特定疾病的行为被称为致病性行为模式。

1. 促进健康行为　是人们为了保护和促进自身及他人健康所主动采取的行为和生活方式,如坚持平衡膳食、适量运动、作息规律、保持充足的休息、讲究个人卫生、定期体检、主动接受计划免疫等,这些行为对个体而言起到了预防疾病、保护和促进健康的作用,也是健康教育与健康促进所要倡导的行为和生活方式。

2. 危害健康行为　有可能引起健康问题、对人们的健康有直接或间接不良影响的行为统称为危害健康行为,如吸烟、酗酒、吸毒、性乱、缺乏体力活动、高脂膳食习惯、过咸饮食习惯、不良就医行为、自杀、不遵守交通法规等,这些行为是健康教育行为干预的目标行为。

3. 致病性行为模式　是指与特异性健康结局直接相关的行为模式或特征,研究较多的是 A 型行为模式(type A behavior pattern)和 C 型行为模式(type C behavior pattern)。A 型行为模式是一种与高血压和冠心病的发生密切相关的行为模式,又被称为"冠心病易发性行为",其行为特征包括成就渴求(achievement striving)和紧迫激惹(impatience-irritability)两个方面,表现得最明显特点是时间紧迫感强,雄心勃勃,渴求成功,争强好胜,醉心于工作,缺乏耐心,容易产生敌意情绪,做事动作快,想在尽可能短的时间内完成尽可能多的工作,为达目的甚至不惜利用他人或不择手段。其核心行为表现为不耐烦和敌意。A 型行为者的冠心病发病率、复发率均比非 A 型行为者高出 2~4 倍。有的 A 型行为是性格使然,而有的 A 型行为是因为受到职业和环境的要求而被迫形成的。C 型行为模式是一种与恶性肿瘤的发生有关的行为模式。其特点是不具备所有 A 型行为模式的特征,竞争性和进取主动性弱,情绪好压抑,喜欢自我克制,表面上处处依顺、谦和善忍、回避矛盾,内心却是强压怒火,爱生闷气。研究表明,C 型行为者宫颈癌、胃癌、食管癌、结肠癌和恶性黑色素瘤的发生率比非 C 型行为者高 3 倍左右,并易发生癌的转移。20 世纪 80 年代,我国学者张伯源在国外量表的基础上,结合中国人的特点,编写了中国版的 A 型行为类型量表。

4. 行为危险因素　行为危险因素是指增加死亡、疾病和伤残等负向健康结局发生概率的行为因素。例如,高盐饮食、吸烟、缺乏体力活动等,都是导致高血压病的行为危险因素。测量危险因素与健康结局之间联系的强度,一般用归因危险度、相对危险度、病因学分数、最少暴露人数、机会比(比值比)等指标。行为危险因素的特点包括:①潜伏期长:人群长期、反复暴露于行为危险因素之后才会引发健康结局,潜伏期长且不易确定,说服人们放弃行为危险因素有一定难度。但是,由于行为危险因素影响作用的长期性,同样也为实施行为危险因素干预提供了机会。②联合作用强:多种危险因素同时存在,可明显增大出现负向健康结局的概率。③特异性弱:一个行为危险因素往往与多种疾病相关联,一种疾病往往与多个行为危险因素存在联系。④广泛存在:行为危险因素往往是潜在的、不明显的,广泛存在于人们日常生活之中。

第二节　个体行为改变理论

个体行为改变理论可大致分为个体水平和人际水平理论模型两大类。个体水平的健康相关行为改变理论主要包括知—信—行理论(knowledge, attitude, belief, practice, KABP)、健康信念模式(health belief model)、理性行为理论(theory of reasoned action)、行为分阶段改变理论(trans-theoretical model,又称 stages of change model)等。人际水平理论模型主要包括社会认知理论(social cognitive theory)、压力与应对互动模式(the transactional model of stress and coping)等。

一、知—信—行理论

"知"即知识和学习,是行为改变的基础;"信"即正确的信念和积极的态度,是行为改变的动力;"行"即行动,是目标。知—信—行理论将人们行为的改变分为获取知识、产生信念及形成行为三个连续的过程。知识是行为改变的必要条件(但不是充分条件),通过学习来获取健康有关的知识和技能。信念和态度是人们对自己生活的信仰和应遵循的原则,它与人们的感情和意志一起支配人的行为。信念和态度是在对知识进行积极思考的基础上而逐渐形成的。当知识上升为信念和态度时,人们就可以将已掌握并且相信的知识付诸行动。

知—信—行理论直观明了,但不足之处也一目了然,从具备知识到行为形成或转变之间存在难以逾越的鸿沟,知识、信念和行为之间并不存在简单的线性逻辑关系。日常生活中常出现"知而不行"的情况,仅进行简单的知识或信息传播,很难改变人们的行为。因此,知—信—行理论目前已较少使用,其基本思路往往被并入其他理论模型,作为整体考虑的一部分内容。

二、健康信念模式

健康信念模式(health belief model,HBM)是心理动力学理论在健康相关行为干预和改变中的应用。健康信念模式认为,人们要接受医生和健康教育人员的建议而采取某种有益于健康的行为或放弃某种危害健康的行为,需要具有以下几方面的认识:

1. 知觉到某种疾病或危险因素的威胁,并进一步认识到问题的严重性

(1)对疾病严重性的认识:指个体对罹患某疾病的严重性或对疾病引起的临床后果的判断或看法,如死亡、伤残、疼痛等,再如工作烦恼、失业、家庭矛盾、社会关系受影响等。

(2)对疾病易感性的认识:指个体对自己罹患某疾病或陷入某种疾病状态的可能性的认识,包括对医生指导的接受程度和自己对疾病发生、复发可能性的判断等。

2. 对行为后果的预期

(1)对行为益处的认识:指人们对于实施或放弃某种行为后,能否有效降低患病的危险性或减轻疾病后果的判断,包括减缓病痛、减少疾病产生的社会影响等。只有当人们认识到自己的行为有效时,才会自觉地采取行动。

(2)对实施或放弃行为的障碍的认识:指人们对采取该行动的困难的认识。如有些预防行为花费太大,可能带来痛苦,与日常生活的时间安排有冲突,不方便等。对这些困难的足够认识,是使行为得以维持的必要前提。

3. 效能期待　指对自己实施或放弃某行为的能力的自信,也称为自我效能。自我效能是指一个人对自己的行为能力有正确的评价和判断,相信自己一定能通过努力,成功地采取一个引向期望结果(如戒烟)的行动。只有人们建立克服障碍的信心,才能完成这种行动。

4. 提示性因素　在人们具备了上述1~3方面的认识后,是否采取实际行动,取决于人们是否事先曾接受过有关方面的教育、是否出现症状、大众媒体中是否传播这方面信息等的提醒作用。

健康信念模式是一个试图通过干预人们的知觉、态度和信念等心理活动,从而改变人们的行为的理论模型。HBM的理论假设是,一个人之所以改变某种行为是因为:①感到某种

疾病或残疾是严重的且自己是易感的;②意识到只要采取建议的措施(行为)就可以避免其发生;③自信能够成功地改变这种行为。

HBM自创建以来,被广泛地应用于控烟、营养、性病艾滋病、高血压筛查、安全带使用、乳腺自检、身体锻炼等众多的健康教育与健康促进项目和活动计划、设计和实施工作之中。

HBM模型也存在一些缺点,主要包括:①即使人们认识到了威胁、严重性和易感性等,也未必一定会改变行为;②作为一个心理学的行为改变模型,未考虑到其他因素对人们行为的影响,比如环境因素、经济因素等;③未考虑社会规范、同伴压力对人们行为的影响。

三、行为分阶段改变理论

行为分阶段改变理论将行为变化解释为一个连续的、动态的、由5个阶段逐步推进的过程,此过程包括10个认知和行为步骤。在认知层面有6个步骤,即提高认识、情感唤起、自我再评价、环境再评价、"自我解放"和"社会解放",在行为层面有4个步骤,包括反思习惯、强化管理、控制刺激和求助关系。

行为分阶段改变理论认为,人的行为变化通常需要经过以下5个阶段:

1. 无意图阶段 在未来6个月中没有改变自己行为的考虑,或有意坚持不改。要使一个人产生行为改变的想法(意识),要开展3项工作:①传播教育:通过传播知识和信息提高行为改变的认知水平,如可以借助发放肥胖危害健康有关知识的小册子、举办有关讲座等,使干预对象产生肥胖危害健康的意识;②亲身体验:如可以让肥胖者参加正常的社交活动以使其产生"不方便"的感受、让肥胖者参观康复中心以使其产生肥胖会引发脑血管病等严重的健康问题的想法;③环境再评估:如让干预对象意识到如果不改变现状会产生很多社会适应问题,比如参加社交活动的便利性受到限制、周围有很多肥胖者已经采取减肥行动等,从而使干预对象产生要进行行为改变的压力。

2. 意图阶段 在未来(6个月内)打算采取行动。干预对象已意识到了自己某种行为问题的严重性,也已经清楚改变行为所带来的好处,但也很清楚要改变现状自己所要付出的代价,已考虑要改变这种行为。在此阶段,干预对象开始产生要改变行为的情感体验,在内心中对行为改变进行权衡,出现矛盾的心态。在此阶段,最重要的是要帮助个体产生改变行为的动机,如描绘美好前景、制定明确的目标、建立社会支持团队、订制提示性信息服务等,都有利于个体产生行为改变的动机。

3. 准备阶段 将于未来1个月内改变行为。干预对象已完全意识到某个行为问题的严重性,已决定要改变它。有的人已经打算加入减肥培训班、购买有关减肥的书籍、主动向医生咨询等;有的人已经开始部分地尝试某种行为,如肥胖者已开始尝试去散步,但还没有全面实施有效的减肥行为(减少油炸食品和高糖食品的摄入,进行有效的身体活动等)。在此阶段,人们已经完全放弃了不打算进行行为改变的想法,并做出严肃的承诺要进行行为改变,并且也已相信自己有能力改变当前的行为。在此阶段,重点是要:①强化个体的行为改变动机,如寻求亲朋好友或同事的支持和鼓励等;②帮助个体认识到改变行为的益处,如进行身体活动为个体带来的轻松感等;③帮助个体减少或克服影响行为改变的障碍。

4. 行动阶段 在过去的6个月中目标行为已经有所改变。干预对象已采取全面的行为改变的行动,但改变后的行为还没有持续超过6个月。如肥胖者已全面开始实施减肥计划:每日平衡膳食、不吃油炸食品、每天进行有规律的中等强度运动、每天监测体重变化情况等,但这些行动还没有持续6个月以上,还不能认为已经达到了减肥的理想标准。在此阶段,要采取以下措施以使干预对象巩固其行为改变：①对新行为进行强化，如可以对其行为改变的行动进行物质或精神的奖励和表彰；②帮助其建立关系，如可以为干预对象建立社会支持（如社区、家庭成员、同事的支持等）、帮助其建立互助小组等；③控制环境刺激物，如家庭成员不再购买油炸食品和含糖食品，避免为干预对象提供行为反复的机会。

5. 维持阶段　新行为已经维持长达 6 个月以上，已达到预期目标。如通过持续半年以上的减肥行动，肥胖者的体重已经开始有规律地下降，此阶段重要的是要不断增强干预对象的信念，防止旧行为复发。

行为分阶段改变理论也有其局限性，主要包括：①对环境的影响作用考虑较少；②是对行为变化的描述性解释，而不是原因性解释；③各阶段间的划分和相互关系不易明确。

四、理性与计划行为理论

理性与计划行为理论（TRA&TPB）是理性行为理论（theory of reasoned action，TRA）和计划行为理论（theory of planned behavior，TPB）的整合。

1. 理性行为理论　该理论的两项基本假设是：①人们大部分的行为表现都是在自己的主观意志控制下进行的，而且是合乎逻辑的；②人们的行为意向是行为是否发生或转变的直接决定因素。而个体是否产生行为意向取决于其对此行为的"态度"和"主观行为规范"。其中态度由个人对预期行为结果的相信程度和对这个结果的价值判断来决定；主观行为规范由个人的信仰决定。理性行动理论建立了动机、态度、信仰、主观行为规范、行为意向等各种因素和行为之间的逻辑关系。

2. 计划行为理论　该理论是在理性行为理论的基础上，加上一个"自觉行为控制"因素。自觉行为控制是指个人对于完成某行为的困难或容易程度的信念，包括对洞察力和控制力的信念。该信念来自过去的经验和预期的障碍。当一个人认为他拥有的资源与机会越多，预期的障碍越小，自觉行为控制因素就越强。

所以，理性与计划行为理论由"对行为的态度"、"主观行为规范"和"自觉行为控制"三部分组成。这三者又决定着"行为的意向"和随后的行为改变，人们的一切行为都是在综合了自身价值判断、估计了别人可能会产生的看法和综合考虑了社会规范后，经过理性思考最终做出的决定。

3. 理性与计划行为理论的要素　根据理性与计划行为理论的原理，其构成要素主要包括：①行为；②行为意向，即采取某种行为的意愿和指向；③态度，即个人对于采取某种行动的积极的或者负性的情绪体验；④行为信念，即个人对某种特定行为后果的信念和对行为后果的主观估计；⑤规范，即个人关于别人对某种行为评价的想法；⑥遵从信念模式，即个人在权衡了自己的观念模式与别人可能会产生的看法后，所持有的信念模式。

TRA 理论的主要缺点是，没有充分考虑环境因素对人们行为的影响；另外，有的时候人们可能先是有了某种行为，然后才改变了态度和观念。如《道路交通安全法》规定使用安全带，所以一个人在驾驶机动车时，尽管感觉很不好也不得不照做，但当他习惯了佩戴安全带后，觉得使用安全带还是很值得的。

五、社会规范理论

社会规范是指在一个群体中大家都必须遵守的、成文或不成文的规矩或规则。每一个社会群体都有自己成文或不成文的规范，大家需共同遵守，违反这个规范就得不到大家的认同,会受到群体成员的排斥或清除。很多情况下,社会规范主要是通过社会暗示、"潜规则"、心照不宣的形式影响人们的行为,实际上是一个群体的共同价值取向。

社会规范主要包括以下类型:

1. 强制性规范 对实施某些行为必须经过群体的允许。比如,加入基督教,必须要接受洗礼;参加重要的大会或会谈需穿着正装等。

2. 期望规范 对群体中的其他人如何行事的规则,比如,认为春节期间聚会时人们可以喝酒。

3. 公开性规范 文字性或口头性的行为准则。比如,一个国家的法律法规,一个机构的规定和规章制度等。

4. 暗示性规范 没有明确的文字或口头的表述,但当一个人违反时会得到群体反对的信息。比如,在公共场合男女之间过分亲昵的行为,虽然没有明文规定不允许,但会遭到别人的侧目。在公共场所无遮掩地打喷嚏和咳嗽,虽然没有明文规定不允许,但会遭到他人的厌恶和反感。

5. 主观规范 对群体中的重要成员如何看待某个行为的主观心理预期。如自认为在公共场所大声喧哗是不被人们所接受的。

6. 个人规范 个人的行为准则,即自认为应怎么做的观念。

社会规范不是一成不变的,时间的推移、群体之间的交流、社会的融合都会使社会规范发生改变。社会规范理论可被有效地应用于健康教育与健康促进领域。健康教育工作者的重要任务之一,就是要在不同的群体中,维护已有的、有益于健康的社会规范,消除或改变那些不利于健康的社会规范,创建有益于健康的、新的社会规范。

六、社会认知理论

社会认知理论认为行为改变是环境、人和行为三者之间相互作用的结果。环境是指影响行为的外在因素,包括社会环境、物质环境和情境。

社会认知理论认为一个人之所以产生或维持某种行为,主要受到以下因素的影响:

1. 环境 是指影响人们行为的外在因素,为人们实施行为提供模板、机会和社会支持。

2. 情境 是指人们对环境的主观心理感受。正向的心理感受促使人们纠正错误观念,促进有益于健康的行为习惯的养成。

3. 行为能力 实施某种行为的知识和技能,可通过知识传播和技能训练促使其掌握有关实施某种行为的能力。

4. 期望 对行为结果产生的心理预期,对行为结果的良好心理预期可提高采纳健康行为的积极性。

5. 效能预期 一个人对自己是否有能力实施某种行为的心理预期,教育和引导会使一个人产生能够成功改变行为的自信和积极的效能预期。

6. 自我控制 是一个人为了实现目标行为所进行的自我调节,如果帮助其提高自我监测的技能、分析和确定行为目标、获得解决问题和自我奖励的机会,将有利于行为的最终实施。

7. 观察学习 一种新的行为会通过对他人的行为及其行为结果的观察和学习而形成。

8. 强化 增加或减少行为再发生可能性的措施,如提供外部激励等。

9. 自我效能 一个人实施某种特定行为的自信心。分步骤地、逐步实施某种行为改变可以较好地提高自我效能保证最终行为改变的成功。

10. 情感应对反应 当一个人作出了行为改变的决定或实施了某种行为后,很可能产生负性的情感反应,从而产生心理压力,阻碍行为的改变或维持。为此应为个人提供用于解决不良情感反应的策略,必要时为个人改变行为提供训练和压力管理。

11. 交互决定机制 人们在实施某种行为时,个人、行为和环境都会产生持续的相互作用和影响,为使人们的行为发生变化,应考虑采用环境、技能和个人改变的各种措施。

社会认知理论多年来应用于理解、预测健康相关行为,为制定健康教育干预策略提供了有用的理论工具。例如,社会认知理论对个体通过观察学习,了解社会环境,进而通过模仿过程形成自己的行为做了系统的说明。人的许多不良行为常常是通过这一途径而形成的,如青少年模仿明星的吸烟行为。健康教育也可以通过榜样的示范作用,引导人们建立有益健康的行为,如聘请影视明星作为拒绝吸烟公益活动的宣传大使。由于社会认知理论涵盖内容丰富,在实践中应用这一理论需要广泛的知识、经验和技能训练。

七、压力与应对互动模式

(一) 压力与压力应对

压力是指人们生活中的各种刺激事件和内在要求在心理上所构成的困惑或威胁,表现为心身紧张或不适。生理学家将压力定义为机体对外界刺激所做出的适应性反应。心理认知理论认为压力不单单是指外部刺激事件本身或机体对其的反应,而是指在两者之间相互作用过程中所形成的产物。压力生成的过程包括压力源出现、感受刺激、认知威胁和行为发生4个环节。在该过程中人们对刺激事件的认知和解释非常重要。

现代压力理论提出,压力是由压力源、压力反应和压力管理三要素所构成。压力源是指内外刺激事件与情境,在社会环境中存在许多压力源,会直接或间接地作用于个体,对其身体、心理、行为产生影响;压力反应是指机体对刺激的反应,主要表现为生理、行为、情绪和认知等方面的反应;压力管理则是指对压力源和压力反应进行控制和改变。

关于压力的产生机制和应对方式,自20世纪30年代起一些生理学、心理学家相继提出了不同的理论观点。如,有关压力的内部平衡模型,一般适应综合征(general adaptation syndrome,GAS)理论(又称GAS三阶段理论);关于情绪的ABC理论,以及压力与应对互动模式。以上几种理论均体现了生理反应和心理评价机制的作用,且随着研究发展,机体主观认知或评价的作用在压力反应机制中显得越来越重要。生理机制理论和GAS三阶段模型都强调生物机体需要保持平衡或稳态,并认为压力是主观感受。而情绪的ABC理论、压力应对的交互模式则明确提出个体主观评价的作用,即同样面对一件事情,对一部分人来讲是压力源,对另一部分人来说则不是压力源;压力来源于对事件的认知和信念;且评价在先,情绪在后;如果评价结果是没有足够的能力应对压力,则可能会产生各种负性情绪或不适反应。两种理论解释了压力形成机制,也给出了解决办法,即通过改变看法或认知评价解除压力。

在此,我们将重点介绍压力应对的交互模式。

(二) 压力应对的交互模式

压力应对的交互模式为解释个体应对紧张事件的过程提供了一个框架。充满压力的经历由个体与环境的交互作用构成,外在压力源或内在需求的影响通过个体对压力源以及自己可以利用的心理的、社会的和文化的资源上的评估进行调节。

该模式强调个体认知在压力过程中的重要性及个体与环境之间动态的相互作用,即在相同强度的压力源的作用之下,存在着压力反应的可塑性和个体差异性。在人与环境的相互作用中,个体的评价和应对这两个过程很重要。

1. 认知评价过程 该模型中最核心的部分在于认知评估过程。在个体评估压力情境时,会经历几个阶段:

(1)初级评估:对压力源的重要性进行评估。对该事件(威胁)的易感性和严重性的理解是最基础的两个评估。此时的评估结果如果是"重要的",人们就会继续进行第二阶段的评估;如果评价结果是"不相关的"、"积极的",则很少感到压力,则不会进入次级评估。健康问题通常被估计为具有威胁性的或是消极的压力源,个体关于风险和威胁严重性的评估促进着应对压力源的努力,如乳腺癌的检测。

(2)次级评估:次级评估是对压力源的可控性和个体的应对能力的评估。此时评估结果如果是压力源可控或个体能够很好地应对,则会采取有效措施应对压力。例如,在社区医生的帮助下高血压患者尝试戒烟,坚持锻炼以及改变饮食方案等。如果评估结果为压力源不可控,个体难以应对,则会产生相应的负性情绪或生理反应。

(3)重新评估:当得到有用的新讯息时,个体会重新评估,确定压力的可控性,调整应对方法。重新评估可能会减少压力,也可能会增加压力。

综上,次级评估决定了个人感受到的情绪,因此,认知先于情绪出现。当个体相信自己能做某些事情时,就会产生改变,亦即当他们相信自己能够成功地调适压力时,压力就会减轻。

2. 应对过程 是采取相应的应对策略来协调初始评估和进一步评估的过程。应对策略包括两个方面——对问题的处理和对情绪的调整。这些策略包含寻求社会支持和抒发情绪,也包括回避和否认。对于可改变的压力源,应对策略主要着眼于解决问题和寻求信息,例如体检发现肺结核,立即寻求和接受治疗;然而,当压力源不易改变时,控制由问题引起的情绪就是最值得采纳的策略。例如,当被确诊为晚期癌症患者,积极的应对可使当事人情绪稳定,保持功能状态,采纳医生建议的合理治疗方案。

3. 应对结果 一个人为了适应压力源,会对情境和个人的应对能力进行评估,通过个人的应对努力,最终产生应对结果。由于压力源会随时间的推移而改变,应对结果也会在随着时间而不断变化。应对结果的三个主要类别是情绪稳定、功能改变(或说是健康状况、疾病进展等)和采取行动,这些结果也可能彼此交互发生。

对于健康教育工作者而言,在健康相关行为干预中学习和应用压力与应对互动理论,有助于提高行为干预的效果。压力可以通过心理过程和适应不良的行为表现(吸烟、酗酒、暴饮暴食等)影响人的健康;但个人也可以从紧张压力中得到正向的经验。个体对压力的应对方式常常决定其是否和怎样寻求医学帮助和社会支持,与此同时,朋友、同伴、家人、医务人员的帮助等,对压力应对具有重要的支持作用。社会支持可以帮助行为者增加信心,保持自尊,积极应对,同时还可为确定应对策略提供多种机会和途径。

第三节 群体行为改变理论

群体健康行为改变理论主要描述社会体系中群体的行为变化和社区发展与变革。群体行为改变理论包括社会网络和社会支持理论、社区组织模型、创新扩散模式、组织变革理论、健康传播研究框架、社会营销及社会生态模型。

一、社会网络和社会支持理论

社会网络和社会支持是描述社会关系、过程和功能的概念。社会网络是指人们之间的关系。社会网络具有社会资本、社会影响、社会控制、社会削弱、社会对比、伙伴关系和社会支持等社会功能。

1. 社会网络的特征和作用　社会网络具有互惠性、复杂性、正式性、紧密度、同质性、地域性和方向性。

社会网络的作用表现在：①社会资本是以社会规范和社会信任为特征的资源；②社会影响是通过其他人的行为来改变自身想法和行为；③社会削弱是通过他人负面影响或批评阻碍某人来实现自己的目标；④社会伙伴是与社会成员分享休闲和其他活动的同伴关系；⑤社会支持是通过社会关系和人际交流来相互帮助。

2. 社会支持类型　社会支持是社会关系的实际作用，可具体分为如下几种类型。①情感支持：包括同情、爱、信任和关怀的表达。②实质性帮助：包括提供所需要的、直接有效的帮助和服务。③信息支持：包括提供建议、意见和信息反馈和评价。④评价支持：包括提供对自我评价有用的信息。

3. 社会网络和社会支持的干预形式

(1)增强现存的社会网络联系；

(2)发展新的社会网络联系；

(3)利用当地的志愿者提高网络的作用；

(4)通过问题解决的过程来增强网络的作用。

实践证明，加强社会网络和社会支持可以增加社区资源和提高社区解决问题的能力。社会网络和社会支持可以用于戒烟活动、减肥活动、缓解慢性社会孤独、解决丧亲问题、应对重要的人生变化或者紧张压力，还可以广泛应用到促进冠心病患者康复、哮喘防治、乳腺癌筛查等健康问题。

二、社区组织与社区建设理论

生态系统理论认为地理社区的社会人口学特征包括人口大小、密度、分布不均匀性、物理环境、社会组织或社区结构。社会系统理论将社区视为运作的社会组织，从横向和纵向探讨了社区子系统之间经济、政治和其他方面的相互作用。社区的构成包括如下要素：①满足基本物质需求的功能性空间；②人们为了经济活动和共同利益而聚集在一起；③居民的认同感知社会相互作用具有特定社会功能的社会管理与服务机构。

罗斯曼(Rothman)提出的社区组织理论模型(community organization model)由社区发展、社会计划和社会行动三部分构成。社区发展是一个过程导向性模型，要求社区居民积极参与识别和解决他们自己所面临的问题，强调社会舆论的作用和能力建设的重要性，要有明确的任务导向，同时承认外部力量的协调和帮助也是非常重要的。社会计划是一个问题导向性模型，除了提供技术帮助外，主要提出任务目标和实质性的问题解决方案。社会行动模型则包括上述两个部分，也就是过程导向和问题导向，主要针对的是解决问题能力的改善和对于社会弱势群体援助方面的改善，它更加注重居民的集体意识和行为能力，信息和技巧也作为重要元素。

社区组织的核心是强调社区参与和社区发展,注重在计划、评价和解决健康与社会问题时依靠社区自己的力量,它是多个理论的发展产物,包括生态学、社会系统论、社会网络和社会支持等理论。在健康教育与健康促进领域,社区组织是指帮助社区确定其存在的健康问题,动员社区资源,发动社区各方面的力量协同工作,解决社区的公共卫生问题,提高社区的健康水平。

1. 社区组织和社区建设的关键概念

(1)授权:又称赋权、赋能。指人们掌握自己的生活和他们社区的活动进程。社区成员们确认自己有权利或者扩大自己的权利来获得想要的改变。

(2)批判意识:人们能够对社区改变做出反应并采取行动。

(3)社区能力:影响识别能力、动员能力和解决问题能力的社区特性。社区成员积极地证实和解决自己的问题。

(4)社会资本:是指在社会网络中获得的资源和规范。包括社区成员间的关系,如信任、互惠和公众会议;社区成员提高领导能力和邻里生活质量的能力。

(5)议题筛选:选取可实现的具体目标,使目标与建设社区力量相一致,通过参与社区来选择议题,把目标决定作为社区决策的一部分。

(6)参与性和相关性:社区建设应该"从有人的地方开始",应该对社区成员一视同仁。社区成员在外在需求、共享权利和资源意识的基础上,决定他们自己的议程。当社区被赋权时,关键的社会健康指标可能会得以改善,比如酗酒率、离婚率、自杀率和其他社会问题。

2. 社会网络(人们的关系网络)和社会支持(人们通过这些网络给予的或接受的有形的或无形的资源),对于社区能力建设来说非常重要。社区领导力的发展是增强社区能力和建设群体能力与效力的关键。

3. 议题选择、参与性和相关性 社区组织实践最重要的步骤是问题的有效分化、确定社区认为重要的议题。采用多种方式帮助一个社区群体获得议题筛选所需的数据资料,同时又确保他们对最终选择议题的参与性和相关性。福瑞尔(Freire)的对话解决方法是议题筛选的一个途径,这种方法对参加者确定社会话题和开展情感活动,对增强参与动机很有用。社区组织和社区建设的新方法包括利用互联网的力量来整合资料、选择议题、计划、评估支持和异议,为评估社区需求和力量提供工具,为社区建设和倡导未来步骤提供工具。互联网和社交媒体已成为社区组织和社区建设的重要资源。

4. 检测和评估 如果不能充分强调过程评价和结果评价,对大多数社区组织和社区建设来说是一个重要限制。阻碍有效评价的因素包括资金限制、评价技能不足、证实结果困难。可能是传统评价方法不适合现在的组织活动,因为项目不断增加社区组织的倡议,在多层次上寻求改变。在健康社会指标中,许多强调长期变化的评价方法可能不能用于评价短期变化。

社区建设非常关注系统工作,比如组织协作的发展、社区活动、社区能力、更健康的公众政策和环境。社区感的评估、社区竞争力的评估、多层次外在控制的评估、社会凝聚力和影响力的评估,以及信任、互惠、社会资本、民众参与、集合效率、社会规范、民众心理、信仰、对外在社会环境控制的批判性理解都是社区授权、能力、社会资本行之有效的检测方法。

三、社区联盟行动理论

社区联盟通常是正式的、多目标的,往往是长期合作的联盟。社区联盟可以通过以下步骤发起一项议程或提出一个议题来预防疾病或改善一个社会问题:①分析这个事件或问题;②评估需求和资源;③制订行动计划;④实施策略;⑤取得社区一级的成果;⑥创造社会性的改变。

社区联盟行动理论描述了联盟的发展、运作、联盟合作的发展阶段,社区联盟行动能增强社区能力并促进社区变化,改善社会健康效益。社区联盟行动模型见图1-1。

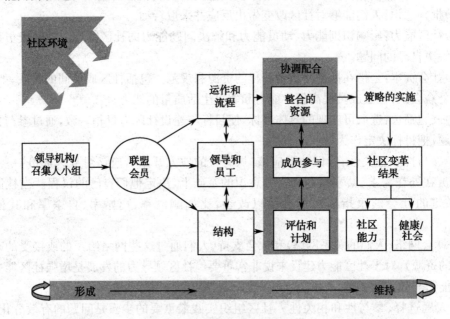

图1-1 社区联盟行动模型(CCAT)

引自:凯伦·格兰兹、芭芭拉 K.瑞莫、K.维斯瓦纳斯著.周华珍,孟静静译.健康行为与
健康教育—理论、研究与实践.北京:中国科学出版社,2014.

社区联盟的发展包括形成、运作、维持、制度化几个阶段,主要有以下构成要素。①社会联系:社会联系中可能会提高或抑制联盟运作能力以及影响联盟发展的特征,包括地理、人口特征、政治、社会资本、社会部门之间的信任、社区是否准备就绪。②领导机构/召集人小组:同意形成联盟的组织、提供技术援助、资金或物资支持、提供宝贵的合作网络或社会关系。③联盟成员:来自不同利益的群体或组织个体,致力于解决健康或社会问题并因此而合作实施。④运作和流程:在联盟设置下如何办理业务、有助于员工参与沟通、决策、管理冲突过程、影响组织气候。⑤领导和人员编制:领导和带薪员工推动协作过程和联盟运作自愿服务。⑥结构:正式的组织协议、规则、角色和在联盟中形成的程序,包括目标和宗旨、规章制度、组织结构图、指导委员会和工作小组。⑦汇集成员与外部资源:来自于捐赠或主动争取的资源如实物捐助、补助金、捐款、募捐或会费。⑧社区成员参与:参与度、承诺以及成员在联盟中活动的满意度。⑨评估和计划:在实施策略之前的评估和规划活动。⑩策略实施:联盟采取的战略行动使社会政策、实践和环境的变革得以实现。

社区联盟行动的社区变化成果表现为:在社会政策、实践和环境中,社区能力以及健康或社会成果相关的可测量变化。①健康/社会成果：最终能够指出联盟工作效率的可测量的社区健康状况和社会情况变化。②社区能力：影响社区识别、激励、解决社会与健康问题的能力。

四、创新扩散理论

创新扩散指一项新事物（新理念、新工具、新产品等）通过一定的传播渠道在社区人群中扩散，逐渐为该社区成员或人群所了解与采用的过程。创新扩散理论自 20 世纪 60 年代以来已在卫生与健康领域得到广泛的应用。如《健康素养 66 条》的普及推广，就是健康新理念和新知识在公众中进行传播扩散的过程，运用创新扩散理论将会助力健康素养促进行动的实施和取得预期成效。

我们把创新扩散理论的关键概念从两个层面来描述：①创新扩散过程；②创新扩散过程中的重要影响因素。

（一）创新扩散过程

创新扩散的过程分为不同阶段。第一个阶段是创新形成，紧随其后的是传播、采纳、实施、保持、持续和制度化。在创新形成阶段，社会市场通常被用来设计、确定、细化和实施健康创新"产品"。传播过程需要一个活动计划来说服目标群体采纳这种创新，这些干预活动一定要考虑到目标群体并适应目标环境。

创新扩散过程的关键概念主要包括：

1. 创新形成 从产生一个创新的想法开始到发展、成型的活动过程。
2. 扩散 一项创新的广泛传播，通过社会系统成员特定渠道的交流过程得以实现。
3. 传播 使项目或创新被广泛接受的努力，扩散就是这些努力的直接或间接结果。
4. 交流渠道 信息传播的方法，包括大众传播、人际交流、互联网络与新媒体交流。
5. 社会系统 一系列为完成共同目标而共同努力的相关联单位，社会系统是有结构的，包括规范和领导。
6. 采纳 目标人群对创新的接受。
7. 实施 在一个特定环境内，创新开始被接受或实际应用。
8. 保持 对一项创新的持续使用。
9. 维持 在原始资源消耗后，创新或项目变化的持续程度。
10. 制度化 把某一项目或创新纳入一个组织或更大政策和立法的议程。

（二）创新扩散过程中的重要影响因素

影响创新扩散的因素有很多。有些创新扩散很快并很广泛，但有些创新的扩散是微弱的并从未被采纳，或是有些被采纳了但后来又被舍弃了，还有创新被不同的个体接纳，但在不同的群体中传播速度不同。以上不同的结果总的来说受三个因素影响，包括创新的特点、采纳者的特点、传播策略和渠道。

1. 创新的特点 新事物本身的特性会影响创新扩散的速度。一项创新能否被接受取决于以下 5 个特点：①相对优势：这个创新比之前的更好吗？②相容性：这个适应目标人群吗？③复杂性：这个简单好用吗？④可试用性：决定采纳前，这个创新可以试用吗？⑤可观性：创新的结果可视并能简单检测吗？

2. 采纳者的特点 由于人们对新事物的态度不同，人们在面对创新时表现为 5 种不同类型：①先驱者，他们是人群中最早接受创新的少数人；②早期接受者，较易接受新事物，具有领导力,对后续接受者有着重要的影响;③相对较早的大多数,其特点是慎重、深思熟虑;④相对较晚的大多数,倾向于持怀疑态度,表现为随大流;⑤迟缓者,观念保守,坚持已习惯的事物。见图1-2。

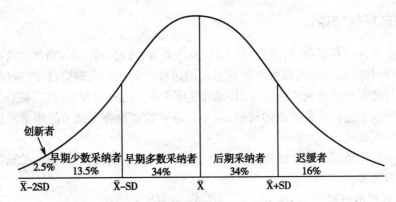

图1-2　创新采纳者在社区人群的分布

引自:金明.健康行为与健康教育.上海:复旦大学出版社,2014.

3. 传播策略、渠道和方法　不同类型采纳者对新事物的敏感性不同,可能是因其对媒体资源的使用习惯不同。如早期采纳者和晚期采纳者,前者较多地受舆论导向和大众媒体影响,后者则更多通过人际传播了解信息。

因此,如果要促使一项新事物在社区人群中迅速传播并被接受和采纳,应做到:①倡导的新事物具有先进性并适合于当地人群的实际情况;②对目标人群进行调查分析,找到"先驱者"和潜在的"早期采纳者"并与之密切合作;③根据实际情况,在创新扩散的不同阶段,选择适用的传播策略、渠道和方法,使新事物逐渐被人们所认识和接受。

五、健康传播理论

(一)传播与传播研究

传播是人类通过标记和符号的产生而进行信息交换的意义行为。它存在于个体、团体、组织和社会的各个层面。人们分析各个层次的框架为传播的要素、过程和结果,提供了从微观到宏观的背景。在个体的层面上,传播研究一个个体如何处理健康方面的信息,然后将其转化为行动。在人际层面上,考察两个个体之间就健康行为结果而言,如何互动以及相互影响。在群体或组织层面,研究多人之间的传播会如何影响健康行为变化,包括健康相关服务的提供效果。最后,在社区、社会或文化的层面上,讨论社会结构的影响下传播是如何作用于健康行为变革。

随着社会发生巨大变化,有广泛的证据表明,传播媒体对于健康有积极或消极的影响。分析媒体如何、在何地以及与何人相互影响、有何后果,是健康传播和健康行为干预必须关注的命题。

(二)健康传播研究和实践中的常用理论

有关传播理论研究主要有"微观层面"和"宏观层面"两个分析层次:

1. 微观层面的主要模型和假设　媒体对个体认知、作用和行为的影响在媒体研究中占主导地位。

"微观层面"(媒体对个体的影响)的主要理论包括期望—价值理论/综合行为模型、社会认知理论、信息处理理论、信息效应理论和劝服理论。总的来说,这类传播理论是着重解释在个体层面上,态度和行为如何能够改变,以及信息的表达形式如何导致这样的变化。这些理论广泛地借鉴了其他学科理论,如社会和认知心理学。

2. 宏观层面的理论 媒体研究的理论集中在多个层次,涉及与媒体和战略性传播运动互动相关的公共健康方面。

(三) 4个重要的宏观层面理论

1. 知识沟假说 美国传播学者认为,大众传媒向社会传播的信息日益增多,处于不同社会经济地位的人获得信息的速度是不同的,社会经济地位较高的人将比社会经济地位较低的人更快地获取信息。因此,这两类人之间的知识差距将呈扩大而非缩小之势。

知识沟假说主要有以下概念:

(1)知识沟:在不同社会经济地位的人群中存在的因媒体传播导致的知识的差异,这是公共健康干预潜在的非计划的后果。

(2)知识:用于传播关于疾病的影响因素以及预防和提高健康技能的事实与说明信息。

(3)信息流:一个社会系统,如社区的事件或话题的信息可用程度,用于增加社区(通过多媒体和其他渠道)接受健康信息和知识的机会。

(4)社会经济地位:基于不同教育程度、收入、财富或者社会地位为特征的人群,用于强调应针对不同的社会经济地位人群,特别是低社会经济地位人群的选择不同的媒体策略。

(5)动员:为集中社区力量和影响以解决健康问题的有组织的行动。通过媒体公开一个公共健康事件,通常是由社会全体或者是领导者的行动推动的;以增强公众的兴趣,导致一个话题在不同的社会经济地位的群体中信息的平均分布。

2. 议程设置 该理论认为议程设置是大众传播媒体影响社会的重要方式。媒体不仅通过普遍的方式来告诉人们什么是重要的,同时他们对于特殊事件的思考也通过符号、标志、术语和来源来确定事件的重要性。媒体的新闻报道和信息传递活动以赋予各种"议题"不同程度的重要性的方式,影响着人们对周围世界的事件及其重要性的判断。

议程设置理论有以下概念和应用:

(1)媒体议程设置:关注于影响"媒体对事件的定义、选择和强调"的因素和过程,用于与专业媒体人员一同工作,了解他们的工作需要和收集及报道新闻的例行程序。

(2)公众议程设置:着眼于媒体描述的事件和公共事件的优先次序之间的关系,用于在倡导或者是合作的背景下与专业媒体人员一同工作,为重要的健康题材制定议程。

(3)政治议程设置:着眼于政策制定机构与媒体描述的问题之间的关系,用于与社区领导人和政策制定者合作,在媒体和公共议程上凸显健康问题的重要性。

(4)构架:用于公众健康倡导团体为媒体和公众"包装"一个重要的健康事件(例如,二手烟是强调公众被动地暴露在有毒物质之中,与戒烟倡议强调的"烟民"权利不一样)。

上述这些建立在社会学知识的观点强调了通过媒体的议程设置功能来提升社会人群的公共意识,为公共卫生和健康促进提供了一个舆论导向和行为干预的工具。

3. 培养研究 主要关注大众传媒对人们现实认识的影响。培养研究主要涉及两个方面:一是信息系统分析,检测电视所构造的世界,诸如暴力镜头、吸烟镜头等。研究者提出,大量的电视曝光对观众特别是青少年的真实社会认识有很大影响。另一研究内容是共鸣。

事实上对于有些群体从电视看到的事实可能与他们的生活现实是一致的,在这种情况下,他们会受到双倍的教化影响,电视对这些人有更强的影响。

4.危机沟通 是指以沟通为手段、解决危机为目的所进行的化解危机与避免危机的行为和过程,是对公众健康的特殊关注。媒体沟通是公共卫生领域危机沟通的重要对象和合作伙伴。

综上所述,社区理论、组织变革理论、创新扩散理论以及健康传播理论等是群体健康行为改变的主要理论。社区组织强调赋权和参与,随着社区竞争力和解决问题能力的提高,个体和社区的能力也会增强。社区建设强调了社区能力的发展通过增强小组认同感、发现、培养、计划社区资产、萌发"批判意识"以建设更强和更人道的社区。组织联盟行动理论强调理解组织间如何合作以及如何维护它们的合作关系。

现在越来越强调健康相关行为的综合干预,如烟草控制、HIV/AIDS控制以及将健康融入一切政策。创新扩散模型未来重要的挑战是在创新推广应用过程中运用精准的、可行的、和现实环境相关的评估方法。近几年创新扩散研究所提出的最重要的现实课题就是在创新的特性、接受个体或组织和传播环境或背景之间找到一个很好的契合点。

大众媒体对个体、团体和社会都产生影响。媒体对公共健康的影响可以通过公众日常每天对媒体的使用而产生,例如在看电视的时候看到的广告。通过对媒体的有计划使用而产生社会效益,例如提倡安全性行为或者劝阻青少年吸烟等媒体、节目。对媒体及其对健康的影响的研究不能够独立于其他健康行为理论,而且需要更好地将媒体研究框架和其他健康行为理论整合在一起,如知识沟、议程设置等重要理论会在理解和促进健康行为方面非常有用。

最后,公共卫生工作者可以用社会生态模型作为健康教育与健康促进行动的指导。该模型主张在计划和实施健康促进干预时,将个体、人际、社区、组织和社会等不同层面的因素加以综合考虑,因为它们对生活方式、行为选择和健康结局有着直接或间接的影响。

(田向阳 周华珍)

参考文献

1. 李立明.流行病学.第4版.北京:人民卫生出版社,1999.

2. 张伯源.医学心理学.北京:北京大学出版社,2010.

3. 凯伦·格兰兹、芭芭拉K.瑞莫、K.维斯瓦纳斯著.周华珍,孟静静译.健康行为与健康教育理论、研究和实践.第4版,北京:中国社会科学出版社,2014.

4. 邓希泉,李琳.压力应对方式的异化——青年越轨行为的一种解释视角.中国青年研究,2005,(6):16-19.

5. 丁艳.留守初中生心理压力与应对方式的研究.湖南师范大学,2012.

6. Pavlov I P. Conditioned reflex: An investigation of the physiological activity of the cerebral cortex. Ann Neurosci,2010,8(17):136-141.

7. Kolb B,Whishaw I Q. An introduction to brain and behavior .Worth,2001:819-829.

8. Jones C J,Smith H,Llewellyn C.Evaluating the effectiveness of health belief model interventions in improving adherence:a systematic review.Health Psychol Rev,2014,8(3):253-269.

9. Thornton B,Ryckman R M,Gold J A.Competitive Orientations and the Type A Behavior Pattern.Psychology,2011,02(5).

10. Prochaska J O，Butterworth S，Redding C A，et al.Initial efficacy of MI，TTM tailoring and HRI's with multiple behaviors for employee health promotion.Preventive medicine，2008，46(3):226-231.

11. Perkins H W.The social norms approach to preventing school and college age substance abuse:A handbook for educators,counselors,and clinicians.New Republic,2003,228(14):34-37.

12. US Department of Health and Human Services.Theory at a glance:a guide for health promotion practice. Lulu.com，2005.

第二章

健康行为理论在饮食行为干预中的应用

第一节　饮食相关行为概述

民以食为天。饮食是生存的物质基础，是维持生命功能最重要的人类行为。随着人类文明的发展，人类的饮食行为随之发生改变，尤其是进入后工业化时代，全世界的饮食行为发生巨大变化，与饮食相关的"富贵病"和"贫穷病"并存。联合国在 2030 可持续发展目标中将消除饥饿作为其目标之一。我国在改革开放后，食物变得越来越丰富多样，饮食的基本特性也在发生变化，但是由于地区发展不平衡，饮食带来的营养健康问题始终存在。而不良饮食行为习惯是导致心脑血管病、癌症等慢性非传染性疾病的一个危险因素，因此有效地倡导和养成正确的饮食行为对于提高全民健康水平十分重要。

一、饮食行为的发展和分类

饮食行为又称摄食行为。饮食的原始动机是为了维持机体的正常运行。但是随着社会的发展，饮食行为被赋予了更多的含义，现代的生理心理学观点，超越了传统生理学的"功能定位"观点。科学研究显示，摄食行为是下丘脑的有关中枢在根据食物的色、香、味进行综合判断后对机体诉求的统一调度。从生理需要来说，饮食为人提供维持机体运行所需要的能力，解除低血糖、胃排空引起的食欲；满足了嗅觉和味觉对食物味道享受的感官欲望。从社会心理需要来说，饮食可以彰显身份，满足人类的虚荣心，还可以通过分享食物，增进共餐者之间的信任和感情。

因此，饮食行为从原来维持生命的生物学特征，又被赋予了心理和社会属性，并逐渐分化为健康的饮食行为和不健康的饮食行为。世界卫生组织（WHO）认为，人类死亡原因60％归因于不健康的生活方式，而饮食不当（如暴饮暴食，饮食不规律，营养过剩、盐、糖、脂肪摄取过多等）作为一项重要的不健康生活方式，又是很多慢性病（如冠心病、高血压、糖尿病）发病的源头。因此，科学饮食已经成为个体维护健康的重要手段。

二、饮食对健康的影响

从健康的角度，饮食行为对人体健康产生影响可以分为两类：第一类是危害健康的饮食行为，可能造成疾病的发生。如选用原材料不安全、加工方式不安全、储存方式不正确等可能导致食品安全问题，从而导致食源性疾病；又如饮食不足、饮食过度、膳食不平衡导致个体营养摄入不足或者过度，造成营养不良、肥胖；再如饮食不规律造成胃肠负担过重，从而导致消化不良等。第二类是有益健康的饮食行为，能够为机体提供必备能量和营养，促进和维护健康。饮食种类、时间、数量等经过专门研究后，可作为疾病的食疗方法进行临床运用。

国家卫生计生委结合中华民族饮食习惯以及不同地区食物的可及性等多方面因素，参考其他国家膳食指南制定的科学依据和研究成果，发布《中国居民膳食指南（2016）》，提出了符合我国居民营养健康状况和基本需求的膳食指导建议，已成为饮食行为干预的目标。

三、饮食行为的影响因素

饮食行为是指受人们的摄食活动，包括食物的选择和购买，食用食物的种类和频度，对食物的喜恶，食品营养观念，食用的时间、地点，食用方法，进食同伴等。饮食行为的形成和改变是人类自身遗传因素、环境因素和学习因素相互作用的结果，影响个人饮食行为的因素主要包括如下几个方面。

1. 个人喜恶 食物喜好是指人们对某种食物喜好或不喜好的程度。在历史的变迁中，人同所有的动物一样，对食物有天然的亲和力。但是在食物供应充足和购买力允许时，对食物的好恶很大程度上决定了食物的选择，这是影响饮食摄入的内在决定因素。随着社会化过程和对各种食物的体验，个体对食物的好恶逐渐形成。人们倾向于拒绝没有食用过的食物，但通过反复地接触可以降低这种内在的抗拒。

2. 有关食物营养的观念和知识 对食物营养的观念和知识影响人们食物的选择和摄取，是人们选择和摄取食物的依据。营养的知识水平与有益健康的饮食行为呈正相关。

3. 宗教、民族和信仰 宗教、民族和信仰等社会文化因素对人们的食物选择和消费影响是不可忽视的。不同的宗教、民族和信仰往往有严格的食物禁忌，这对食物选择及饮食方式有着很大的影响。

4. 风俗习惯 风俗习惯是某些地区通过沿袭、模仿前人惯例而形成的生活方式或行为特点，常带有区域性、历史性、民族性和宗教性烙印。如四川爱吃酸、麻、辣；东南沿海喜食鲜、咸和腌制品。

5. 心理和情绪 情绪和情感贯穿于人类社会实践的全过程，同时也影响着人的饮食心理和饮食行为。日常生活中一些"酸甜苦辣咸"的词语常被用来形容人的心情，比如爱人之间经常用到的形容词"吃醋"与"酸"有关；心情愉快的时候会觉得"心里甜甜的"；伤心时会流下"苦涩的泪"等。类似的词语足可以看出饮食与心理活动的密切关系。然而饮食与心理的关系不仅仅表现于此，好心情往往可以增加食欲，而坏情绪常常导致"食不知味""食不下咽"。

6. 父母的饮食行为 人的饮食习惯从小养成，而父母是孩子的第一任老师，父母的每一习惯、每一行为都会给孩子留下深刻的印象并以此为对象来模仿、学习，因此父母的饮食行为会直接影响孩子的饮食行为。大多数父母有这样的习惯，提示孩子吃他们认为有营养的食物。国外的研究表明，父母提示吃的食物与孩子实际吃这种食物的行为频度之间有显著的正相关关系。

7. 来自同伴的影响 模仿是学习的一种方式，模仿的对象大多为身边的伙伴和亲密的人。而模仿因素有两种，一种是潜移默化的结果，在不自觉状态下的无意模仿；另一种是有意模仿,效仿自己喜爱、崇拜的人的饮食行为。

8. 烹饪方法 食物的色、香、味、形等感官性状会影响饮食行为。采用科学的烹饪方法一方面能够增进食欲,另一方面能够更好地保持食物的营养成分,有益机体健康。

9. 饮食时间和地点 有规律的进食,给胃肠造成的负担较小;用餐地点的环境则直接通过影响用餐者情绪而作用于饮食行为。

饮食行为的变化是一个连续、可逆、可重复的过程,饮食行为干预已经被广泛应用于健康相关干预项目中,如肥胖干预、慢性病的饮食疗法等,其有效性已经得到证明。但是饮食相关的食品安全、合理营养等可干预因素还需要进一步强化和推广,以期更好地服务于人类健康。

第二节 社会认知理论和健康信念模式在职业人群减盐项目中的应用

一、项目背景

心脑血管疾病是我国居民目前首要的致死性疾病。2015 年心脑血管疾病死亡已占我国城市居民总死因构成的 42.6%,农村居民总死因构成的 45.0%。高血压是心脑血管疾病的首要危险因素,高盐饮食与高血压患病密切相关,大量研究已证实减少食盐的摄入可以明显降低血压。《中国居民营养与慢性病状况报告(2015)》显示,2012 年我国 18 岁及以上成人高血压患病率为 25.2%,高血压患病率随年龄上升,且发病年龄前移。我国居民平均每天烹调用盐 10.5g,大多数人食盐的消费量超过推荐的摄入量(《中国居民膳食指南(2016)》推荐,成人每人每天食盐摄入<6g)。INTERMAP 研究显示,我国人群摄入盐量 75.8% 来自家庭烹调时加入的食盐、酱油(占 6.4%),其余主要来自咸菜及快餐类食品。职业人群较年轻,由于在外工作的性质,每日食盐摄入量除家庭烹调来源外,大部分来自员工餐厅或者各种各样的零食、快餐、外卖等。因此有必要针对职业人群开展减盐行为干预,降低职业人群食盐摄入量,以期最终减少各类心脑血管疾病的发生。

某企业正式员工 300 多人,男性为主,年龄在 20~60 岁之间,平均年龄为 38 岁。员工年度体检结果发现,高血压患者占 12.3%;员工饮食和健康评估调查发现,14.1% 的员工自觉平时喜好高盐饮食。因此选择该企业全部在职员工及员工食堂的厨师等作为干预的重点人群,开展减盐干预项目,降低员工喜好高盐饮食的比例及个人食盐的摄入量,减少或延缓高血压等相关慢性非传染性疾病(以下简称"慢性病")的发生。

二、理论模型和干预策略

人类的饮食行为是一个复杂多变的行为过程,有着多种影响因素。员工食盐摄入量的多少,与个人喜好、周围的社会环境(如父母、家庭及朋友、同事的影响)等因素息息相关。单一的行为改变理论不能很好地干预和解释个体行为的改变,多种行为改变理论的综合运用能很好地提高干预效果,促进健康行为的养成。

社会认知理论认为人的行为的改变是个人、行为和环境三者之间相互作用和相互影响的结果,是从人际水平层面解释人类复杂行为的形成过程。按照这一理论,对员工食盐摄入行为的干预应从个人、行为和环境这三方面入手。健康信念模式认为健康信念的形成是人们接受劝导、改变不良行为、采纳健康行为的基础和动因。健康信念是个体行为的重要影响因素之一,多项研究表明,个人健康信念水平与个人食盐摄入量和限盐勺的使用等密切相关。

因此针对该企业员工的摄盐行为,综合运用社会认知理论和健康信念模式两种理论相结合的方式,选取本次干预项目可以实施的核心要素,对员工摄盐行为的改变进行分析和诠释,降低员工个人食盐摄入量,营造良好的减盐氛围,促进职业人群低盐饮食习惯的养成,降低高盐饮食的比例和高盐饮食对健康的影响(表 2-1)。

表 2-1 行为干预模型和干预措施分解表

干预层面及理论	核心要素	含义	干预措施
人际水平社会认知理论	交互决定机制	个体、行为和所处环境三者之间的动态相互作用	(1)向企业领导层宣传低盐饮食的重要性和好处,征得企业同意,对企业内部食堂的厨师开展科学膳食的培训 (2)每日在食堂醒目位置公布食盐用量和合理膳食的知识,提倡低盐饮食,逐步减少该食堂餐食中食盐使用量 (3)在企业食堂内增设低盐午餐供职工挑选,促进员工低盐行为的养成
	行为能力	通过技能培训,促进反复实践的行为学习	开展针对行为改变/习惯养成等方面的知识和技能培训,帮助其低盐饮食行为的养成,促进员工减盐行为形成
	自我控制	提供自我监测和与自己制定合约的机会	开展定期体检和健康评估调查,帮助员工动态了解自身健康指标和风险变化,以调整减盐目标和行为
	观察学习	提供特定行为的角色示范	(1)针对高血压高危人群,在企业成立自我学习小组,小组内学习高血压危害和低盐饮食的方式和技巧,设定减盐指标并互相监督; (2)邀请低盐饮食员工讲述自身健康变化,强化员工低盐行为
	集体效能	分阶段进行群体行为改变的干预实施,寻求有关行为改变的群体效应	(1)对员工开展合理膳食专家讲座或减盐膳食制作大赛等活动,告知员工每日食盐摄入标准和部分高盐食物,并推荐减盐小窍门,指导如何烹调低盐且美味的膳食; (2)邀请家属参与企业各类减盐培训和活动,营造减盐的家庭支持环境,增强员工减盐的自信

干预层面及理论	核心要素	含义	干预措施
个体水平健康信念模式	感知到疾病威胁	对疾病严重性和易感性的感知程度直接影响人们产生行为动机	(1)通过专家讲座、高血压防病宣传活动、宣传资料发放等形式,让员工了解高血压病的危害和严重性; (2)开展员工健康评估问卷调查,帮助了解目前健康状况、食盐摄入情况、高血压家族史、自身患高血压等心脑血管疾病的患病风险和高危情况
	行为评价	对采纳某种健康行为益处和障碍的感知,对健康行为益处的信念越强,采纳健康行为的障碍越小,采纳健康行为的可能性越大	(1)邀请卫生专家现场咨询或者专题讲座,告知员工高盐饮食与高血压的关系,减少食盐摄入的益处,可大大降低高血压的发生风险; (2)让员工了解习惯高盐饮食的人,刚开始低盐饮食或者减少摄入高盐食物,会有短暂不适应,告知员工各种可能的替代方式,鼓励员工逐渐采纳低盐饮食
	自我效能	提高个体对自己成功采纳健康行为的能力评价和判断,以及取得期望结果的信念	鼓励员工为个人减盐行为制定每周或每月完成的小目标,同事间或由家人监督,逐步增强自信,成功过渡至习惯低盐饮食
	行动线索	任何与健康问题有关的促进个体行为改变的关键事件和暗示	(1)邀请企业内已确诊高血压患者,讲述疾病对健康和生活的影响; (2)针对部分不愿意低盐饮食的人群,可以增加与家属联系,从家庭健康、孩子健康等角度诱导,促使其低盐饮食
	社会人口学因素	社会人口学因素对个体采纳健康行为的态度和采纳程度有影响	积极了解企业员工年龄、性别、文化程度、种族、家庭情况、日常饮食情况等信息,有针对性地开展干预

三、理论模型指导下的干预措施

(一)环境因素

干预项目:企业环境、家庭环境、工作环境。

干预目标:营造低盐饮食的企业、家庭和工作的支持性环境。

具体干预活动:

1. 营造低盐饮食的企业氛围

(1)向企业领导高层宣传低盐饮食的重要性和好处,征得领导层认可和支持。

(2)在餐厅和员工休息处等醒目位置,设置健康教育宣传栏和资料架,张贴健康宣传画和海报,发放防病宣传资料,提供合理膳食和减盐相关知识和技巧,并定期更换补充。

(3)在餐厅醒目位置公布每日食堂食盐总的用量。

(4)对餐厅厨师开展科学膳食和低盐饮食制作等相关培训,每月1次,提高厨师合理膳食的意识,掌握低盐且口感好的膳食制作技巧,逐步减少该餐厅烹饪餐食中食盐的使用量。

(5)将餐厅每日菜品按照用盐量多少分类,增设低盐午餐,用不同颜色标签标示高盐食品和低盐健康食品,供员工自己选择。

2. 营造低盐饮食的工作和学习环境

(1)针对基线调查中心脑血管病高风险的员工,成立健康小组,每组8~10人,小组内自我学习高血压危害和低盐饮食的方式和技巧,同时成员间设置各自减盐目标,自我监督和鼓励。

(2)邀请逐步形成低盐饮食的员工讲述自己的成功技巧和低盐对自身健康的影响,强化同伴间低盐行为的信念,促使低盐膳食习惯的养成。

(3)开展合理膳食专家讲座或减盐膳食制作大赛等活动,每季度1次,告知员工每日食盐摄入标准和部分高盐食物,并推荐减盐小窍门,指导如何烹调低盐且美味的膳食,提高防病意识和低盐技能。

3. 营造低盐饮食的家庭支持性环境

(1)邀请家属参与企业各类型减盐培训和活动,半年1次,提高家属减盐意识和低盐美味的烹饪技巧。

(2)请家属监督员工个人减盐行为,营造减盐的家庭支持环境,增强员工减盐的自信。

(二) 个人因素

干预项目:个人的期望、信念、自我认知、目标、行为意图和直接行为。

干预目标:提高个体减盐信念、期望和自我认知,树立减盐目标。

具体干预活动:

1. 基线调查 基于健康信念模式设计基线调查问卷,测量员工社会人口学特征(年龄、性别、文化程度、家庭情况、日常饮食、高血压家族史等)、摄盐行为、高血压知识、感知到的高血压易感性、感知到的高血压严重性、限盐的益处、限盐的主观障碍、限盐的客观障碍、自我效能、提示因素等。对企业内全体员工开展基线调查,根据调查结果分析该企业员工限盐行为的主要影响因素,开展针对性干预。

2. 针对性干预

(1)提高对高血压病威胁的认知:①感知疾病的易感性。针对基线调查中的高血压高危人群及心脑血管病高风险人群,邀请心脑血管专家开展专题讲座,讲授高血压病的病因及危险因素,分析员工患病的可能性;②感知疾病的严重性。通过健康宣传海报和防病资料,典型实例介绍,大型防病宣传活动开展,向全体员工宣传高盐饮食和高血压病的危害。

(2)提高员工对减盐行为的益处和障碍的认知:①感知到行为的益处。利用专家讲座和宣传栏知识宣传,通过科研数据和成功案例,向员工普及高盐饮食与高血压等心脑血管病的关系,并告知员工减少食盐摄入可大大降低高血压病患病风险,让员工了解减少食盐摄入给自身健康带来的益处;②感知到减盐行为的障碍。通过员工工间休息时间小组讨论及专题讨论等形式,比较低盐饮食和高盐饮食的口感风味等不同,让员工正视低盐膳食可能影响口感和食欲这一问题;告知员工刚开始低盐饮食或减少高盐快餐类食品,会有短暂的不适应,但可通过多种食盐替代物、风味增强剂等代替,改善口感,促进低盐行为养成。

(3)提高自我效能:鼓励员工为个人减盐行为制定每周或每月完成的小目标,同事间或由家人监督,每完成一个目标有所奖励,逐步增强自信,成功过渡至习惯低盐饮食。如刚开始限定每周只能吃一次快餐类食品或者每天有一道低盐的饭菜,坚持一段时间后再设定为每月吃一次快餐食品,逐渐过渡至习惯低盐膳食,少吃或不吃快餐食品。

(4)积极利用社会人口学特征:根据基线调查结果,针对不同人口特征的人群采纳不同的干预方式。如高学历高职称的企业内办公室白领员工,可能对疾病易感性和严重性认知已很高,可通过增强对减盐行为的益处和障碍的认知、提高自我效能的角度出发,促进低盐行为的形成;而普遍文化程度不高的线上工人,主要是普及疾病的易感性和严重性、减盐行为的益处和障碍认识等知识,促进其行为的形成。

(5)增加行为线索:将基线调查结果反馈给每个员工,让个人了解自身健康状况和高血压高危情况;邀请员工中已确诊的高血压患者,讲述患病体验及疾病对健康和生活的影响;在高血压日开展防病宣传活动,邀请高血压专家现场咨询指导,给出防病建议和意见;联系高危人群的家属,告知疾病风险和防病策略,让家属参与劝告,促使员工采纳低盐饮食的健康生活方式。

(三)行为因素

干预项目:行为能力,自我控制等。

干预目标:提供促进行为改变的影响因素,促进低盐饮食习惯养成。

具体干预措施:

1. 对员工开展针对行为改变/习惯养成等方面的知识和技能培训,帮助其低盐饮食行为的养成,促进员工减盐行为形成。

2. 向员工推荐减盐小窍门,指导如何烹调低盐且美味的膳食。

3. 开展定期体检和健康评估调查,为员工建立健康档案,帮助其动态了解自身健康指标和风险变化,调整个人减盐目标,增强减盐自信,促进个人减盐行为的形成。

(四)干预效果评估

干预结束后开展干预效果评估,通过问卷调查和访谈发现,员工自觉喜好高盐膳食的比例为12.3%,有所下降;食堂用盐量降低,员工低盐饮食的意识增强,食用高盐快餐类食物的频率下降,员工低盐行为初步形成。后续需重点增加行为线索,提高个体行为能力,促进员工低盐行为的巩固,帮助员工逐步减少食盐摄入量至推荐标准,降低该企业员工高血压等心脑血管病的发生。

四、总结和讨论

本案例将个体层面的健康信念模式和人际水平的社会认知理论两种理论有机结合,对职业人群低盐行为的形成进行干预,很好地提高了员工的减盐信念,并在企业和家庭范围营造了积极的减盐支持性环境,对员工低盐行为的形成起到了一定的促进作用。但也存在一些不足,比如缺少对行为形成过程的准确把握,对处于不同行为过程的人群未能匹配针对性的措施等。此外,实际工作中需注意选择已经有一定健康促进活动基础且配合度较高的企业开展干预,否则很难保障干预过程的顺利实施。此外,低盐饮食仅是高血压病防控的干预措施之一,除了促进企业员工养成低盐饮食行为,还应在身体活动、规律作息、限制饮酒等方面施以综合的行为干预。

第三节　行为分阶段改变理论在肥胖干预中的应用

一、项目背景

高血压、糖尿病等慢性病是我国当前面临的主要公共卫生问题。众所周知，超重和肥胖是多种慢性病共同的危险因素。2015年6月30日，原国家卫生计生委发布《中国居民营养与慢性病状况报告（2015年）》，我国国民超重肥胖问题凸显，18岁及以上成人超重率为30.1%，肥胖率为11.9%，比2002年上升了7.3和4.8个百分点；6~17岁儿童青少年超重率为9.6%，肥胖率为6.4%，比2002年上升了5.1和4.3个百分点。导致超重或肥胖的危险因素主要有膳食、运动、饮酒等行为因素，行为改变对于预防和治疗超重和肥胖至关重要，行为改变理论可以帮助我们更好地了解不良行为产生的原因、影响因素及关键控制点，从而采取干预措施帮助人们达到减重的目的。

行为分阶段改变理论（the transtheoretical model and stages of change，TTM）是由Prochaska和Diclemente于1982年提出的。该理论认为，人的行为改变必须经过几个阶段。处于不同的行为改变阶段，人们有不同的心理需要，健康教育应针对其需要提供不同的干预帮助，以促使教育对象向成功采纳健康行为的下一阶段转变。行为转变理论模式分为5个阶段：①无意图阶段；②意图阶段；③准备阶段；④行动阶段；⑤维持阶段。下面通过一个案例说明该理论在肥胖干预中的应用。

【案例】　　　　　　　　　微信减肥群

目标人群：15位青年女性，大多为年轻的妈妈或者准妈妈。

我们的微信减肥群成立于2013年初，成员全都来自群主Helen的同事、亲戚和朋友。虽然我们有些人真超重，有些人其实不超重，只是对自己的体型感觉不好，嫌自己"胖"，但我们对减肥的热情是非常高涨的。每一个加入群的人都要口头或书面回答群主3个问题：你有决心吗？你有目标吗？你有计划吗？这些回答群主基本满意了，才能获准入群。群主给我们定了一条规矩，就是不能借助药物来减肥，一切都要靠健康饮食和体育锻炼。在她搭好的这个大框架下，减肥行动开始了。

群主Helen采用一日五餐加体育锻炼的方法减肥。除此之外，就基本不吃零食了。假设她跑步了，她截下运动软件的图片给我们看，公里数、消耗热卡数和跑步路线历历在目；上午十点，她上传了一张装满葡萄的饭盒的图片，表示这是上午加餐；下午三点多，她又上传一张照片，是一瓶酸奶，这是下午加餐喽。如果她饱餐一顿，或者连续饱餐数顿，会在群内遭遇高度关注：你吃太多了！你这样要紧吗？但集体减肥要的就是这种相互监督和相互激励。每周五我们每人上传一张体重秤的图片，这叫"报体重"。群主会帮我们画折线图，柱状图来记录减肥成果。

决心要减肥的梅子妈等了好久才得到批准入群。梅子妈在国企做党务工作，平时的运动机会比较少，单位的午餐和家里的晚餐都很丰盛，加上单位地处美食遍地的吴江路附近，很难抵御零食诱惑。梅子妈加入减肥群，第一个改变就是下班步行取代公交车回家。但是坚持了一段时间后体重下降不太明显，消耗的能量刚好抵消了她吃下的零食。眼看减肥无望，梅子妈在家里用跑步机开始跑步。经过一段时间苦练，梅子妈的体重出现了可喜的变化。现在她对各种零食的所含热量非常熟悉,选择低热卡零食作为加餐。持续的五餐饮食和锻炼从根本上改变了梅子妈的生活方式。

群里有两位准妈妈 CC 和小凯。最近她们两位已经暂停了减肥行动,而孕期的健康观念也在慢慢建立中。群里很多成员当初怀孕时,对孕期的控糖控体重观念还不够了解,出现过猛增体重 20kg 以上的情况。现在我们知道了,健康的孕妇不应该对饮食毫不限制,要既吃得健康,又满足胎儿的营养需求,有目标地控制体重的增长速度。

经过两年左右的群体活动,绝大多数成员的 BMI 指数达到正常标准;有的在减轻体重的同时,降低了糖尿病的风险;两位孕早期体重增长过快的准妈妈达到正常水平,血糖筛查顺利过关;还有的从体检出高脂血症恢复到正常指标。我们的经验就是依靠集体的力量!虽然我们每个人的锻炼和饮食控制方式略有不同,减肥效果也不一样,有的人已经结束减重,开始塑形,有的还在向自己的目标体重迈进,但我们的目标是一致的,那就是通过减肥群减肥,我们要更加健美,更加自信。

二、理论模型与干预策略分析

行为分阶段改变理论将行为变化解释为一个连续的、动态的、由 5 个阶段逐步推进的过程,本案例中在不同阶段使用的干预策略如表 2-2。

表 2-2　使用行为分阶段改变理论的干预策略分析

变化阶段	干预策略
无意图(不打算改变)	评估目标人群对患肥胖或肥胖相关疾病严重性的看法,如肥胖引起的疾病或健康问题、在工作或晋升中受到的歧视、引起的自卑感、对家庭和生活质量的影响等
意图(打算改变)	利用虚拟社区中与肥胖(或超重)者的交流来了解妨碍每个个体减重的原因,针对不同个体不同的理由以及相同个体不同的阶段来设计相应的劝服信息;刺激人们尽快行动,让他们充分认识肥胖的危害及改变行为的必要性
准备(决定减肥)	要求群成员做出承诺,使他们的行动得到监督
行动(开始采取行动)	进行饮食、运动和心理方面的监督和管理。通过即时的互动交流来鼓励个体所做出的积极努力,制止消极行为;再次,减重者们可以通过虚拟社区的人际互动来交流有效的减重经验和失败的教训
维持(巩固强化新的行为)	不断增强干预对象的信心,依靠集体的力量,相互激励、相互监督、相互促进

该案例利用互联网建立一个网上的虚拟社区——微信减肥群,通过虚拟社区中人们之间的人际传播来达到共同减重的目的。

(一) 无意图阶段

在未来 6 个月中没有改变自己行为的考虑,或有意坚持不改,或试图多次改变但最终失败而心灰意冷。研究表明,目标人群是否会采取某种健康相关行为,很大程度上取决于他对疾病严重性的认知。在此阶段一般有几种做法:

1. 评估目标人群对患肥胖或肥胖相关疾病严重性的看法,如肥胖引起的疾病或健康问题、在工作或晋升中受到的歧视、引起的自卑感、对家庭和生活质量的影响等。

2. 让干预对象意识到如果不改变现状会产生很多社会适应问题,比如参加社交活动的便利性受到限制、周围社交圈有肥胖人群已经采取减肥行动并起到了很好的示范作用。如群主 Helen 在微信群里展示的减肥动态过程,给大家很好的提示。

（二）意图阶段

在未来(6 个月内)打算采取行动,改变危险行为。对象已经认识到肥胖问题的严重性,也已经清楚改变行为所带来的好处,但也很清楚要改变现状自己所要付出的代价。该案例中加入微信减肥群的人员有些人真超重,有些人其实不超重,只是对自己的体型感觉不好,嫌自己"胖"。但是她们已经认识到节食和运动的好处,以及他们具有倾向于减肥的意识。

（三）准备阶段

将于未来 1 个月内改变行为,目标对象已经完全意识到肥胖问题的严重性,已决定要改变它。在此阶段,人们已经完全放弃了不打算改变行为的想法,并作出承诺要进行行为改变,并且也已完全相信自己有能力改变当前行为。该案例中每一个加入群的人都要口头或书面回答群主 3 个问题:你有决心吗? 你有目标吗? 你有计划吗? 这些回答群主基本满意了,才能获准入群。由群成员作出承诺,使他们的行动得到监督。

（四）行动阶段

在过去的 6 个月中目标行为已经有所改变。干预对象已开始,采取全面的行为改变的行动:

1. 饮食行为的改变
(1)每日平衡膳食、不吃油炸食品,防止其出现反复;
(2)熟悉各种零食所含热量,如果必须要食用,尽量选择低热卡零食;
(3)每日三餐(包括加餐)情况上传微信群,接受成员监督;
(4)有目标地控制孕期体重增长速度;
(5)控制环境刺激物,抵制周边美食环境诱惑。

2. 运动行为的改变　有研究表明体力活动过少比摄食过多更易引起肥胖。因此运动行为的改变对于肥胖人群来说是非常重要的,每天坚持中等强度的运动并监测体重变化情况。
(1)下班步行回家;
(2)增加跑步机锻炼,最后为了练出马甲线,还增加了腹肌的局部运动;
(3)利用软件记录运动产生的公里数、消耗热卡数和跑步路线;借助软件详细记载做体操的时长和消耗热能,并上传微信与群成员分享。

3. 心理行为的改变　肥胖人群中的心理疾病是目前公众比较关注的问题。很多的研究都发现,肥胖症患者都伴有不同程度的心理健康问题,如抑郁症、自闭症、信心感差、自我评价差等。严重的心理问题不但能让他们陷入恶性循环中无法自拔,还会致使他们对社会产生逃避感,对社会也会造成不良的影响。本案例中采取以下方式:
(1)采取强化管理,对其行为改变的行动进行奖励和表彰,既可以是物质的,也可以是精神的;对不好的行为进行监督和提醒。
(2)帮助其建立关系,为干预对象建立社会支持,微信群成员之间互助、互相监督;
(3)采取减重行为后,观察能否有效降低患慢性病危险性或减轻心理压力,例如降低血糖、血脂、建立社会认同感、改善生活质量、更加健美和自信等。只有当目标人群认识到自己行为的有效性时,才能自觉采取有益健康的行为。

(五) 维持阶段

新行为状态已经维持长达 6 个月以上,已达到预期目的。通过持续半年以上的减肥行动已使肥胖者的体重开始有规律地下降,此阶段重点是不断增强干预对象的信心,依靠集体的力量,相互激励、相互监督、相互促进。案例中每周五每位成员上传一张体重秤的图片。由群主汇总、分析、画图,为这个团队记录减肥成果,使得新的行为状态得以巩固。

三、总结

肥胖症是由多种原因造成的,与生活方式密切相关的一种疾病。利用行为改变理论,对肥胖症人群进行不良生活方式的干预,促使其形成健康的生活方式,是非常必要和有效的。当然,在制定具体的行为干预方案的时候,还要根据个体的特点具体问题具体分析,从而使每个人都能得到有针对性的指导和干预。该案例取得了一定的成效,但是也存在一些不足之处,因干预人数较少,未能对其成果及有效性进行科学评价。也未能对人员的入组条件和如何防止人员退出进行深入探讨。

第四节　运用健康信念模式开展小学生彩虹五蔬果教育项目

一、项目背景介绍

《中国居民营养与慢性病状况报告(2015)》显示,6~17 岁儿童青少年超重率为 9.6%,肥胖率为 6.4%,比 2002 年上升了 5.1 和 4.3 个百分点;《2011 年中国儿童青少年营养与健康报告》指出,小学生早餐营养质量不足的比例为 78%,而食用新鲜水果蔬菜的比例不断下降。充足的营养、合理的膳食和适量的运动是保障儿童青少年健康生长发育的基石。《中国食物与营养发展纲要(2014－2020 年)》指出,"将食物与营养知识纳入中小学课程,加强对教师、家长的营养教育和对学生食堂及学生营养配餐单位的指导,引导学生养成科学的饮食习惯。"热量摄入过多是导致少年儿童超重肥胖的主要原因。改善儿童少年的饮食习惯,提高其对蔬果的认知,增加蔬果的摄入量是控制儿童体重过快增长的重要手段和有效措施。

二、目标人群

以小学生为对象,运用健康信念理论模型,采用"小手拉大手"的干预策略,通过对小学生的营养健康教育,改善小学生自己及整个家庭的饮食行为方式,提高蔬菜水果摄入量,进而建立良好的膳食习惯,预防慢性病的发生。

此年龄段的儿童,心理发展虽然具有了一定的逻辑性,但其思维活动仍局限于具体的事物及日常的活动,所以本项目以儿童熟知的蔬菜水果为切入点,以儿童常见的健康问题如超重/肥胖、便秘等为主要结局,开展小学生营养教育活动,以期建立儿童的健康饮食行为。

三、采取的干预措施

(一) 政策支持

在开展目标人群干预活动之前,首先向学校领导和管理人员、教师宣传有关国家政策,争取学校的理解和支持,将学生健康融入学校制度和日常工作。自 20 世纪 90 年代开始,我国政府出台了一系列关注学龄儿童青少年营养改善的政策。

1.《学校卫生工作条例》(1990) 规定将监测学生健康状况、对学生进行健康教育、办好学生膳食和加强营养指导纳入学校卫生工作中。

2.《全国学生常见病综合防治方案》(1992) 将营养不良和贫血列为重点防治工作。

3.《中国食物与营养发展纲要》(1996－2000 年) 提出要逐步建立中小学生营养餐制度，从中小学生起，增加营养科普教育。

4.《中国营养改善行动计划》(1997) 根据 1992 年世界营养大会通过的《世界营养行动计划》结合我国实际情况而制定，明确提出要普及学生营养午餐和将营养知识纳入中小学的教育内容。

5."两免一补"政策(2003) 全国农村义务教育阶段家庭经济困难学生都能免学杂费、免书本费、补助寄宿生生活费。这项补助措施对于改善农村寄宿制学生的膳食和营养状况起到了重要作用。

6.《关于加强青少年体育增强青少年体质的意见》(2007) 强调要"加强青少年营养指导，帮助学校普及合理营养、平衡膳食及预防与营养相关的慢性病的科学知识。配合学校推广"学生营养餐(早餐和午餐)""学生奶计划"。降低学生蛋白质营养不良和缺铁性贫血的发生。

一些有条件的省份，例如，北京市发布了《北京市中小学生健康膳食指引》，同时启动"营"在校园——北京市平衡膳食校园健康促进行动，建立了微信互动平台，促进中小学生建立健康的膳食行为。

(二) 对儿童的健康教育

1. 让小学生感知不吃蔬果的易感性 调查显示，即使在北京这样的大城市，仍有 46.4％的小学生不能天天吃水果；仅有 40.0％的小学生每天早餐都吃蔬菜；调查还显示小学生果蔬摄入的种类比较单一，近 20％基本上每顿饭只吃一种蔬菜。中国居民蔬菜摄入量不仅不足，且近年呈下降趋势，例如有报道显示我国居民新鲜蔬菜消费量由 1992 年的 310.3g/d 下降至 2010—2012 年的 269.4g/d。这些数据说明，学龄儿童蔬菜水果的摄入量不足。在项目实施之初，应该让小学生认识到他们对新鲜蔬菜水果的忽略。可设计问卷调查小学生对食物的喜爱程度、也可通过图片展示让其挑选自己喜欢的食物，引导他们分析和意识到他们遗忘或忽略了蔬菜水果。

2. 让小学生感知不吃蔬果的严重性 蔬菜水果摄入量不足除了与慢性病的发生有关外，和小学生健康密切相关的问题有两个：一是体重控制；二是肠道健康，便秘就是一种常见的肠道健康问题。一项全国性的调查显示，城市中小学生便秘的患病率平均为 25.92％ (95％CI：25.54～26.30)。便秘的危险因素很多，食物纤维含量低是重要的因素之一。蔬菜水果含有丰富的纤维素，增加蔬菜水果的摄入量可预防便秘的发生。

3. 感知增加蔬果摄入的好处 基于中国人群的研究发现，相比于那些没有或很少吃新鲜水果的人，每天吃新鲜水果的人血压低 4mmHg，血糖低 0.5mmol/L，因心血管疾病导致的死亡风险低 40％，缺血性心脏病的发病风险低 34％，缺血性脑卒中的发病风险低 25％，出血性脑卒中的发病风险低 36％；据估计，如果中国成年人都能够每天吃新鲜水果的话，将会每年减少 56 万人因心血管疾病导致的死亡。增加蔬菜水果的摄入量，可预防肥胖、超重、便秘、高血压、心脏病等多种疾病的发生。

4. 可能遇到的困难 在项目的实施过程中，首先遇到的困难就是学校的拒绝。健康教育是小学教育的重要内容,但文化教育毕竟是重中之重。在这种情况下,可先以讲座、营养知识征集等活动慢慢渗透,也可以从有条件的学校开始,以点带面。其次,由于小学生营养教育刚刚起步,教具缺乏,有些东西不能生动地展现,我们可以利用本门学科与实践紧密结合的特性,让小学生直接从家带蔬果,课堂结束后再带回家,生动而直观。

5. 感知自我效能 自我效能是指人们对达到某个目标或应付某种困难的信念,主要由信心和抵制诱惑力的信念组成。通过健康教育活动来加强学生的自我效能,以激励小学生坚持多吃果蔬。如,小学生对自己多吃果蔬的行为结果缺乏准确的判断,也没有明确要通过行为改变要达到的具体目标。可以身边的实例教学引导学生,以及家长多吃果蔬并鼓励孩子增加蔬果摄入量,让小学生明白其家长也支持他每天坚持摄入水果蔬菜。

(三) 项目实施计划——彩虹五蔬果知识传播

1. 知识凝练 将蔬菜水果的相关营养知识从"吃什么"和"吃多少"两个层面进行凝练,在"吃什么"方面,为了方便分类,以彩虹的颜色将蔬菜水果进行分类,分为红、澄、黄、绿、黑、紫、白 7 种颜色,倡导把不同颜色的果蔬搭配食用,每天都吃水果,餐餐都吃蔬菜。在"吃多少"方面,以个人的拳头大小定量为一份,小学生、爸爸和妈妈每天分别进食 5 份、7 份和9 份。

2. 政府发布彩虹五蔬果核心信息。

2011 年 8 月 8 日,全民健身日当天,卫生部门发布"果蔬营养与膳食平衡五点提示",具体内容为"天天吃水果,顿顿有蔬菜,多吃蔬果,促进代谢;果蔬 3+2,抗病又防癌,每天至少摄取 200g 水果与 300g 蔬菜,抗病防癌;果蔬变彩虹,健康添色彩,摄取不同颜色的蔬果;果蔬新鲜吃,营养更加分,新鲜蔬果的营养更易于人体吸收;膳食平衡,健康一生。"通过多家媒体的传播,彩虹五蔬果的理念迅速在人群中普及。

3. 重点人群重点干预 在小学生中开展彩虹五蔬果课后 1 小时课外教育,教会小朋友选择蔬菜水果,掌握进食量,建立良好的生活习惯;并通过课后作业、学生家庭营养膳食比赛等方式调动家长的积极性,共同参与,改善膳食习惯。在社区张贴彩虹五蔬果彩页画,强化居民相关知识,提高对疾病的认知度,了解到心血管疾病、癌症等的可防可控性,了解膳食和行为的重要性,改变家庭成员膳食行为。

四、案例总结

本项目利用小学生的学习和认知特点,利用颜色将果蔬分类,利用份的概念,教会他们建立多吃蔬果、知道吃多少适宜的基本健康行为,提升小学生的整体健康水平。该项目的不足之处是,项目的实施需要政府的政策支持,虽然有国家大政策的支持,但地方政府可能缺乏相应的具体措施,导致在部分学校的实施可能有阻力。

第五节 计划行为理论在改善婴幼儿
看护者喂养行为中的应用

一、背景

婴幼儿营养状况与喂养密不可分,食物转换的时间、如何喂养婴儿以及在不同月龄段为孩子提供的食物,将会对婴幼儿健康产生近期和远期的影响。目前,我国婴幼儿喂养行为存在一些误区,不适当的喂养行为会影响营养的摄入,导致发育上的偏差。因此,有必要对婴幼儿看护者开展科学喂养行为干预,改善喂养行为,从而改善婴幼儿的健康状况。

某城市在3个城区同时开展婴儿辅食添加的现状调查发现:0～6月龄婴幼儿纯母乳喂养率仅33%,8%的婴幼儿在4月龄前就开始添加辅食;7～12月龄婴幼儿多在6月龄左右断母乳,辅食开始加盐的月龄在(6.7±3.0)月,每周3次以上添加瘦肉的仅为26.7%,1周1次以上添加肝脏或血制品的仅34.9%,44.6%的婴幼儿常喝果汁。该城市决定开展以婴幼儿看护者为重点干预对象的喂养行为干预项目,提高0～6月龄婴幼儿母乳喂养率,延长母乳喂养时间,改善看护者添加辅食行为,使相应行为逐步与《儿童喂养与营养指导技术规范》(卫办妇社发〔2012〕49号)的内容保持一致,从而促进婴幼儿健康成长。

二、理论模型和干预策略

婴幼儿的饮食行为与成人的饮食行为不同,主要受到看护者喂养行为的影响。喂养行为的影响因素包括两类:一是不可或者不易干预的因素,如母亲的年龄、文化、生理状况、家庭经济状况等;二是可干预的因素,如母乳喂养信心、科学喂养知识态度、家人的支持和帮助等。促进科学的喂养行为的形成以及改变不恰当的喂养行为就是对母乳喂养信心、喂养态度、周围支持等可干预因素进行干预的循序渐进过程。

计划行为理论认为,人的大部分行为是在自己意志支配下、经过深思熟虑计划的结果,由态度、主观行为规范、知觉行为控制因素作用于行为意向,最终促使个体行为的产生。计划行为理论认为,态度、主观行为规范、知觉行为控制三者愈正向,其行为意向愈正向,就愈易促成其行为的产生。

根据计划行为理论,婴幼儿喂养作为一种行为,喂养意向是决定性影响因素。喂养意向则受到:①看护者对婴幼儿喂养所持的态度;②看护者周围重要成员对婴幼儿喂养(如母乳喂养、辅食添加)等所持的态度和看法以及看护者是否愿意遵从科学喂养原则;③看护者对自己实施科学喂养的条件以及对科学喂养作用的了解这三个方面所影响。分别从这些方面对婴幼儿喂养行为进行干预,就能够改变婴幼儿喂养方式,预防和控制儿童营养不良或者营养过剩情况发生。

婴幼儿喂养计划行为理论框架见图2-1。

1. 看护者对婴幼儿喂养所持的态度　即行为倾向性,是对婴幼儿科学喂养行为的总体评价,包括对科学喂养能够促进婴幼儿健康和生长发育的信心以及对科学喂养行为实际能产生结果的价值评价;对科学喂养越有信心,对科学喂养结果评价越好,越有助于采取科学喂养行为或者转变喂养方式。

2. 主观行为规范　看护者周围重要成员对看护者的婴幼儿喂养行为(如母乳喂养、辅食添加)等所持的态度和看法以及看护者是否愿意遵从科学喂养原则,是主观行为规范的两个方面;看护者如果了解到家人和看护者周围其他重要人员希望他们延长母乳喂养时间,改善喂养方式(改变辅食添加顺序、诱导婴幼儿吃饭等),个人也愿意遵循科学喂养指导开展喂养,有助于科学喂养。

3. 知觉行为控制　看护者对影响自己改变喂养行为的因素以及这些因素对改变喂养行为作用大小的了解,直接影响看护者感知现有喂养方式转变的难易程度。以延长母乳喂养时间为例,如果看护者了解科学喂养对婴幼儿生长发育和健康的正向作用,那么上班后如何喂养婴幼儿就成为看护者喂养行为转变的关键因素。

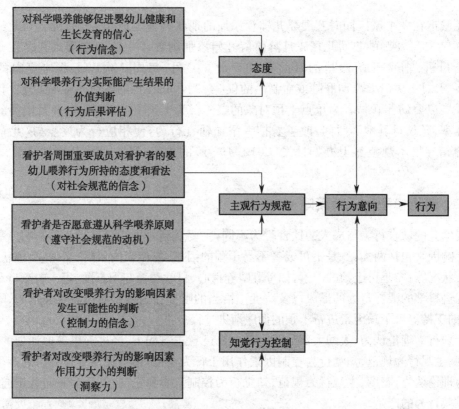

图 2-1　婴幼儿喂养计划行为理论框架图

三、理论模型指导下的干预措施

经过文献回顾、专家咨询等,将干预形式确定为专题讲座、个体指导,辅以各种形式的宣传资料。每项干预措施都对应计划行为理论中的相应行为变量。

(一) 作用于行为态度的干预

通过干预以期强化婴幼儿看护者科学喂养的知识,纠正一些传统的错误认知。

1. 建立行为信念

目的:帮助看护者确立改善喂养行为的打算。

内容和方法:

(1)由经过培训的健康教育人员向婴幼儿看护者提供专题讲座,授课内容包括母乳喂养、科学添加辅食对婴幼儿生长发育的益处;推荐科学读物并鼓励婴幼儿看护者相互沟通和交流。

(2)分月龄编制和发放宣传手册、折页、光盘,内容包括母乳喂养、儿童营养评价及喂养指导等。利用健康教育宣传栏,张贴宣传画和海报,提供科学喂养相关知识,并定期更换补充。

2. 开展行为后果评估

目的:帮助看护者对现有的喂养行为形成正确的判断。

内容和方法:

(1)由经过培训的健康教育人员向婴幼儿看护者提供专题讲座,主要内容是婴幼儿喂养常见误区及其对生长发育和健康的影响,开展科学喂养指导。

(2)分月龄编制和发放宣传手册、折页、光盘,内容主要针对常见的喂养问题解答等。

(3)对喂养行为进行指导,告知婴幼儿喂养技术规范的科学内容,并为看护人拟定适合看护婴儿的喂养方案。

(二) 作用于主体规范的干预

通过强化专题讲座老师和婴幼儿看护者家人、好友的正向作用,间接影响婴幼儿看护者对科学喂养的认知及行为。

1. 引导社会规范信念

目的:帮助看护者感受到周围重要成员对孩子科学辅食添加的支持。

内容和方法:

(1)项目实施者在干预培训过程中向讲座讲授人进一步强化科学喂养的目的意义,使其在集中授课过程中能够进一步强调科学喂养的重要性。

(2)组织看护者及其家人一起观看或者阅读提供的宣传资料,内容分月龄涵盖适龄阶段婴幼儿喂养的各个方面。

(3)每月举办集中授课或者讲座,请看护者邀请好友、家人等陪同看护者一起参加专题讲座,内容主要包括纯母乳喂养对母婴的益处、含铁辅食添加的重要性和注意事项、婴幼儿喂养营养要求等,并按婴幼儿月龄提供辅食添加参照标准和推荐食谱,提高看护者周围人对于科学喂养的认知水平。

(4)指导看护者及其家人共同了解婴儿喂养知识,讲解科学喂养的好处,帮助看护者分析喂养中的不足,指导家属或者周围重要人员学会帮助看护者喂养婴幼儿,使看护者感受到来自身边重要成员的支持和关注,同时督促看护者采纳被传授的科学喂养方法。

(5)通过个别交流了解看护者喂养行为的改善情况,给予评价并指导改进,使其感受到来自干预团队的支持和关注;与看护者家人共同讨论婴幼儿辅食添加,帮助看护者与周围重要成员就喂养理念和方式进行沟通,使长辈家属接受和信服科学喂养的内容。

(6)在个体指导环节中,当看护者不便向与其同住的长辈提出喂养意见时,经过专业培训的干预人员协助与其长辈家属沟通,使长辈家属接受和信服科学喂养的知识。

2. 建立遵从社会规范的动机

目的:使看护者愿意按照推荐的喂养方式喂养婴幼儿。

内容和方法:

(1)在个体指导过程中强调科学喂养对婴幼儿生长发育和健康的益处,指导乳母正确的母乳喂养姿势,确保其能独立哺乳;指导因工作原因而放弃哺乳的看护者做备奶妈妈,提供备奶、解冻等知识和方法,鼓励其继续母乳喂养;指导看护者婴幼儿喂养的辅食添加时间和顺序,确保看护者可以按照推荐的月龄食谱喂养婴幼儿;

(2)利用专家讲座和宣传栏知识宣传,请看护者邀请好友、家人等陪同看护者一起参加专题讲座,内容包括科学喂养案例以及不合理喂养方式造成的后果分析,通过科研数据和成功案例,让婴幼儿喂养者自愿使用推荐的科学喂养方式。

(三) 作用于知觉行为控制的干预

通过干预措施增加看护者在喂养过程中自我管理的能力和对成功做到科学喂养的信心。

1. 增强知觉行为控制的信心

目的：了解各种有利、不利条件，从而提高看护者对母乳喂养、科学添加辅食的信心。

内容和方法：

（1）由健康教育人员，指导其在实际喂养过程中对科学喂养知识的理解和运用，内容包括吮吸对母乳量的影响、婴幼儿的胃容量、婴幼儿的营养需求等，使看护人对自身母乳建立充足信心。

（2）指导看护者获取科学喂养信息并及时反馈，解决看护者在纯母乳喂养和辅食添加过程中出现的问题，增强母乳喂养的信心，强调合理添加辅食的重要性。

（3）帮助婴幼儿看护者及其周围人共同参与喂养，向喂养人反馈观察到的喂养行为，提高看护者的自我管理能力。

2. 提升知觉行为控制的洞察力

目的：使看护者能够对转变喂养行为的影响因素作用情况进行科学判断。

内容和方法：

（1）讨论并分析婴幼儿喂养过程中的不合理之处，帮助解决喂养过程中的问题和困难。

（2）与看护者讨论并认识到改变喂养行为的可能性。

（四）作用于行为意向的干预

目的：通过强化看护者的行为态度、科学喂养信心和喂养行为的改变，从而促进行为意向向行为转变。

内容和方法：

1. 由健康教育人员通过讲座、个体指导等促使行为转变，内容包括科学喂养的益处，世界卫生组织和国家权威机构推荐的喂养方式、时间和顺序，婴幼儿喂养常见误区及其对生长发育和健康的影响，开展科学喂养指导。

2. 分月龄编制和发放宣传资料，内容包括科学喂养知识、推荐辅食、常见的婴幼儿喂养问题解答等，鼓励看护者与其他重要家庭成员一同阅读或者观看。

3. 对喂养行为进行指导，推荐喂养小窍门，指导如何科学喂养。

四、总结和讨论

项目通过对城市婴幼儿看护人的喂养行为进行分月龄干预，取得了显著的改善。效果评估结果显示，0～6月龄儿童中纯母乳喂养比例提高，开始添加辅食的平均时间比干预前有所延后，添加的第一种辅食及喝果汁的情况与干预前比较有显著性差异；7～12月龄儿童断母乳的平均时间均有所延后，添加的第一种辅食、动物性食物的摄入、喝果汁的情况、诱导进食方式比干预前显著改善；13～30月龄儿童动物性食物的摄入、喝果汁的情况、诱导进食方式、进食技能的训练等也比干预前显著改善。

本案例以计划行为理论为指导，设计婴幼儿看护者喂养行为干预方案，通过形式多样的健康教育，帮助看护者建立了科学喂养的正确态度、鼓励了重要成员的支持和参与、加强了看护者及其周围重要成员的科学喂养知识和技能等，进而增强了母乳喂养和科学添加辅食的自信心，对婴幼儿喂养产生正向影响。但是案例也存在一些不足，例如对人口学因素和环境因素考虑不够，针对性材料和信息开发不足等。在实际工作中，还需要进一步分析看护者及其周围重要人员的人口学特征，同时结合地域社会特征进行健康教育需求评估，以取得更好的效果。

（顾沈兵　魏晓敏　王　静　黄晓兰　余焕玲）

参考文献

1. 郭齐雅,于冬梅,俞丹,等.1959、1982、1992、2002 及 2010—2013 年中国居民营养与健康状况调查/监测比较分析.卫生研究,2016,45(4):542-547.

2. 赵丽云,房玥晖,何宇纳,等.1992—2012 年中国城乡居民食物消费变化趋势.卫生研究,2016,45(4):522-526.

3. 马蕊,王超,赵耀,等.2010—2012 年北京市成年居民在外就餐现状.卫生研究,2017,46(2):251-255.

4. 王竹,向雪松,李晓琴,等.北京餐馆就餐者膳食营养消费调查.卫生研究,2015,44(2):232-236.

5. 任向楠,丁钢强,彭茂祥,等.大数据与营养健康研究.营养学报,2017,39(1):5-9.

6. 李丽萍.胆固醇测定技术的改进对居民膳食摄入量估算结果的偏倚性分析.中国疾病预防控制中心,2016.

7. 张昌颖,李玉瑞.黄帝内经所载的祖国古代完全膳食.营养学报,1956(1):1-5.

8. 李松.快乐健康的食育从彩虹五蔬果开始.中国食品报,2014-06-10(001).

9. 杨学礼.取消胆固醇摄入上限隐忧巨大.健康报,2017-04-24(008).

10. 荆冰.调查显示:儿童蔬果摄入不足 种类单一.保健时报,2012-06-07(002).

11. 陈佳,陆凯,陈冀,等.我国华北地区成人蔬菜水果摄入量对高血压患病率的影响.中国中西医结合学会营养学术会议论文.2015.

12. 赖建强,荫士安,马冠生,等.孕期妇女营养与健康状况调查.营养学报,2007,29(1):4-8.

13. 乔治娅·戈登.运用行为改变理论增加儿童蔬菜水果摄入量.达能营养中心第六届学术研讨会,2009.

14. 陈春明,何武,富振英,等.中国儿童营养状况 15 年变化分析——中国食物营养监测系统建立 15 年.卫生研究,2006,35(6):762-764.

15. 刘爱东.中国九省居民膳食模式及与高血压的关系研究(1997-2009).中国疾病预防控制中心,2011.

16. 许晓丽,赵丽云,房红芸,等.中国居民谷类食物摄入状况及变化.中国食物与营养,2017,23(1):44-46.

17. 马恋,陆智明,宋乃庆.中国居民果蔬消费与营养发展的趋势预测及战略思考.西南师范大学学报(自然科学版),2017,42(4):68-75.

18. 房红芸,何宇纳,于冬梅,等.中国居民食用油摄入状况及变化.中国食物与营养,2017,23(2):56-58.

19. 王卓群,张梅,赵艳芳,等.中国老年人群低体重营养不良发生率及 20 年变化趋势.疾病监测,2014,29(6):477-480.

20. 刘健敏.中国青年女性膳食能量参考摄入量的研究及日常体力活动能量消耗初探.中国疾病预防控制中心,2008.

21. 李爱东,邰隽,黄育北,等.中国人群食用蔬菜及水果与鼻咽癌关系 Meta 分析.中华肿瘤防治杂志,2014,21(23):1914-1919.

第三章

健康行为理论在促进身体活动中的应用

第一节　身体活动概述

一、身体活动在日常行为中的体现

本章节所描述的身体活动（physical activities），是指满足日常生活与运动需要而产生的人体肢体活动。人在生理、心理和社会适应各方面都处于良好状态时，表现出健康行为（health behavior），是理想的行为模式。在日常的行为当中，健康行为即表现为个人处于良好状态时的身体活动。

身体活动对于日常生活的意义体现在：帮助人体完成必要的动作，并为促进其他系统的生理活动提供帮助，如促进心肺功能加强、促进躯体活动协调等。对身体活动进行系统化的认识，是养成健康身心的必要前提。建立良好的身体活动体系，才能正确地引导健康行为在实际行动中展现。

二、身体活动的反馈系统

（一）正向反馈系统

身体活动对个体行为的影响包括正向反馈系统与负向反馈系统，健康行为在身体活动方面的表现有赖于促进其正向反馈系统的建立。身体活动的正向反馈指的是机体功能能够满足正常的身体活动的需要，使得"完成任务"成为积极的反馈信号，从而能够训练机体产生正反馈效应，促使机体功能向更有利于完成活动"任务"的目标发展。正向反馈系统是身体活动在完成日常功能过程中形成的"良性循环"，是健康行为得以不断养成的基本理论基础。

举例来说，以青少年在成长过程中的体育锻炼为例，处在身体结构发育旺盛时期的青少年，一方面，需要足够的体育锻炼以促进身体功能的发育，如心肺功能、肌肉力量、平衡力量等；另一方面，这一时期也是文化课程学习的重要时间段，能够专注在体育运动当中的时间是有限的。如何对青少年体育锻炼的管理既能够满足其身体发育的需要，又能够在有限的时间内达到良好的效果，是我们在实际工作中需要重点解决的问题。通过设计一些有针对性的锻炼项目，中长跑、实心球抛投、跳远、跳高，以及篮球、排球、足球等趣味性较强的实战项目，完成素质训练的任务，在团队合作中使其感受到运动的乐趣，使得青少年乐于运动、懂得运动。这种形式，可以理解为"诱导—参与—乐于参与"的行为模式，即是正向反馈作用的体现。

（二）负向反馈系统

机体处于不恰当的身体活动过程中，感受到不健康的信号，从而使机体对完成活动出现抵触效应。身体活动的结果与健康行为的理论相悖，形成"恶性循环"，即为负向反馈系统。负向反馈系统首先需要一定的错误的身体活动积累，当不良效应达到一定的程度后，机体即产生相应的后果，如出现不舒适的情感表现，在肢体上出现疾病的临床表现，最终阻碍健康行为的养成。

为了能够更好地解决身体活动中对健康行为养成的不利因素，需要重视负向反馈系统的各种表现。首先，负向反馈的出现表明不健康的身体活动已经累积到了一定的程度，必须及时加以处理，防止进一步影响身体活动；其次，负向反馈系统容易使身体活动产生抵触，为接下来纠正不良行为与健康行为的养成带来更大的困难。因此，当出现负向反馈系统的作用时，要能够及时认知，及时修正，引导身体活动进行正常的健康行为模式。

三、身体活动的健康效益

首先，适量运动是健康生活方式四大基石之一，是提高公民健康素质的重要途径。原国家卫生计生委编制、下发的《中国公民健康素养——基本知识与技能（2015 年版）》明确提出，健康生活方式主要包括合理膳食、适量运动、戒烟限酒、心理平衡四个方面，在第 33 条进一步提出，成年人每日应当进行 6～10 千步当量的身体活动，动则有益，贵在坚持。良好的身体活动习惯的养成，是诱导正向反馈系统发挥作用的第一个环节。通过系统化、有针对性的健康教育，使适量运动的健康理念和健康知识深入人心，成为促进人群身心健康的有效手段。

其次，适量身体活动是防控慢性病的有效对策。世界卫生组织（WHO）建议，成人应每周至少达到 150 分钟中等强度身体活动，或 75 分钟高强度身体活动，或中等强度和高强度两种活动的结合。受多种社会因素的影响，目前相当比例的成年人身体活动量没能达到推荐标准，身体活动不足已成为全球性公共卫生问题。WHO 报告显示，2008 年全球 15 岁及以上人群中，31％存在身体活动不足。国内研究显示，我国成年人总体身体活动水平和职业性身体活动水平逐年下降，成年人业余时间经常锻炼率仅为 11.9％，而 5 种主要慢性疾病（冠心病、脑卒中、高血压、肿瘤和 2 型糖尿病）归因于身体活动不足的比例为 12％～19％，且每年慢性病经济费用的 1/6 是由身体活动不足造成的。因此，倡导适量身体活动，对于促进人群身心健康，防控慢性病，提高国民健康素质具有重要战略意义。

四、身体活动指导的原则

健康行为理论在实际身体活动当中的运用，既是一个广义的概念，也是一个个体化的概念，这体现在了身体活动指导工作的不同层面（图 3-1）。因此，要全面理解健康行为理论指导的内容与原则，才能够更好地对目标人群的身体活动状况作出准确的判断，并进行相应的指导。

（一）易用性原则

根据易用性的原则，首先要对身体活动行为指导的内容从运动水平上进行区分。显而易见，经常参与运动的人群和平时基本没有运动的人群相比较，其最开始参与运动的水平基线是不同的。因此，对于这两类人群进行身体活动行为养成的指导模式，基础也不尽相同。针对一般群体而言，遵循易用性的原则，要做到浅显易懂、容易掌握、便于操作。

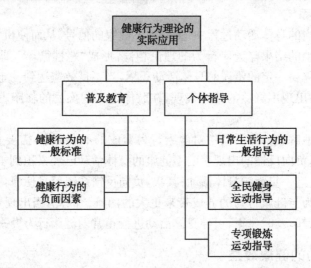

图 3-1 健康行为理论在不同层面运动指导中的实际运用

其次,是活动项目类别的易用性。大范围群体能够参与的活动,是普及程度比较高的项目,比如在欧美国家比较流行的橄榄球运动,近年来在我国各大城市逐渐为人们所接受,部分高校也开展了橄榄球运动的指导。但是,这一项运动对场地、基本技术、体能的需求较高,对于社会大众而言,难以在短时间内进行普及推广。因此,健康行为指导的锻炼项目,不能选择诸如此类的活动。而深受广大群众喜爱的足球、羽毛球和篮球运动,学习难度低,比较容易找到配套的场地,更加适合一般人群的身体活动项目。

第三,是活动项目强度的易用性。举例来说,长跑运动目前广为人们所爱好,各种各样的健身跑步锻炼在全国各地越来越流行,而随着人们参与跑步运动程度的提高,各地也逐渐开始举办形式各异的马拉松运动。但是,从大众健康角度来说,长距离跑步并不适合于所有人。相反,盲目地参与长距离跑步,还可能因为身体功能的不适应而出现一系列病症,如跑步运动导致的膝关节周围疼痛(股四头肌肌腱炎、髌腱炎等)。因此,在对大众群体进行健康教育和行为指导的时候,要突出强调"适时适量",不可将追求极限的运动作为一般行为指导的常规内容。

(二) 个体化原则

在运用健康行为理论进行普及教育的过程中,还要能够对具体的对象进行功能上的细分,做到身体活动行为养成的个体化指导。针对某一个体,其基本的行为模式比较容易判断,这要求指导人员能够在短时间内做出系统化的评估。然后,利用正向反馈与负向反馈的相互作用理论进行分析,找出指导身体活动行为的关键点,从而加以具体、有针对性的指导。

针对个体的身体活动行为指导在现实生活中的体现更为多见。例如,针对肥胖的青少年进行健康行为指导,要从分析导致其肥胖的原因入手,是热量摄入过高? 家族遗传性疾病? 还是运动量过少? 进行运动锻炼的指导,最开始选择何种运动,活动量的大小,一段时间之后如何调整运动量,这些问题都需要动态评估并进行及时调整,才能在不同的情况下都能够做到适合个体需求,培养真正有益健康的身体活动行为。

(三) 身体活动指导的具体原则

下面是在进行身体活动指导——锻炼活动开展过程中的一些必要原则。

1. 自觉积极性原则 体育锻炼不同于人们劳动和日常生活的一般躯体活动,是有意识的身体活动过程,因此要发挥自觉积极的主观能动性。自觉积极性是指要有明确的健身目标,树立锻炼有益于学习、工作和生活的信念,把个人的切身需要与身体锻炼的功效、民族体质、人口质量以及国家的兴旺发达结合起来,更好地激发自己的热情。在运用健康行为理论进行身体活动引导的过程中,要帮助群众选择适宜的身体锻炼内容和方法,合理安排适宜的运动方式,通过身体锻炼获得精神上的满足,感到有乐趣,心情舒畅。体育锻炼的效果、信心、兴趣三者是相辅相成的,应密切结合,才能做到自觉积极地从事体育锻炼。可通过定期检测锻炼效果,帮助人们看到锻炼的结果和进步,增强自信心,不断巩固和提高自觉锻炼的积极性。

2. 从实际出发原则 是指选择适合个体的体育锻炼目的、内容、方法以及适宜的运动负荷。由于每个参加锻炼者的性别、年龄、职业、体育基础、身体状况、生活条件、锻炼目的等主客观条件各不相同,在选择锻炼内容、方法和运动负荷时,要因人而异,量力而行,特别要注意选择适量的运动负荷。

决定运动负荷大小的主要因素是运动量和强度。运动量是指完成动作的次数、组数、时间、距离等;强度是指完成练习所用力量的大小和机体的紧张程度,包括动作的速度、练习的密度、间歇时间的长短、负重的大小、投掷的距离、跳跃的高度和长度等。量和强度要处理适当。强度越大,则量就要相应减少;强度适中,则量可以相应加大。要做到适量,以练习者能够承受并有一定的疲劳感为度。

具体而言,掌握适宜的运动量,一般可采用心率百分法,即采用的锻炼方法能使心率升高到本人最高心率的 70%～85%为宜。个人的最高心率直接测量比较困难,一般男女均可用“220－年龄”来估算每分钟的最高心率。例如某人 20 岁,其锻炼过程的运动强度应控制心率为:$(220-20) \times (70\%～85\%) = 140～170$(次/分)。这被称为有氧锻炼的适宜负荷量。或者用接近极限运动量的心率(一般假定每分钟 200 次)减去安静时的心率(这里假定每分钟 60 次)的 70%,再加上安静心率基数 60 次,即运动时的心率为:$(200-60) \times 70\% + 60 = 98 + 60 = 158$(次/分)。这是对身体影响最佳的运动强度。当然这两种计算方法也是相对的,适宜的运动负荷还要根据锻炼时和锻炼后的感觉来调整。

同时,要因地和因时制宜,根据外界环境的实际情况,如地理环境、气候条件、场地器材、环境卫生等,选择适合于自身的锻炼内容和方法。

3. 持之以恒原则 持之以恒原则是指体育锻炼必须坚持,使之成为作息制度和日常生活中不可缺少的重要内容。从生物学角度看,人的体质增强是一个不断积累、逐步提高的过程,不可能一劳永逸。人体功能水平的提高,各种运动素质的发展,运动技能的形成与巩固,有赖于较长时期的经常锻炼。人体结构和功能的变化,都是通过肌肉活动的反复强化来实现的,体育锻炼是对机体给予刺激的过程,每次刺激都产生作用痕迹。连续不断的刺激作用,在机体内产生痕迹的积累,这种积累使机体的结构和功能产生新的适应性,从而使体质不断增强。如果“三天打鱼,两天晒网”,间断地进行,前一次的作用痕迹已经消失,下一次作用的积累就小,机体的适应性变化就小,锻炼效果就不明显。如果长时间停止锻炼,各器官系统的功能还会慢慢减退,使得体质逐渐下降。

4. 循序渐进原则 循序渐进原则是指体育锻炼必须根据人体身心发展规律和个人的实际情况,在锻炼的内容、方法、运动负荷等方面逐步改变,使机体功能不断得到改善和提高。循序渐进是人体适应环境的基本规律。人体对内、外环境变化的适应,是一个缓慢的、由量变到质变的过程。只有遵循这个规律,才能取得良好的锻炼效果。否则,非但不能增强体质,相反,还会引起机体损伤和运动性疾患,损害身体的健康。坚持循序渐进原则要做到:在锻炼内容上,根据自己的身体状况合理选择,体质不同锻炼起点也不同。体质较好的人,可选择运动强度较大的活动方式,如各种竞技运动项目;体质较弱的人,开始锻炼时,可选择那些比较缓和的运动,如慢跑、徒手操、武术、乒乓球等。患慢性疾病的人应先咨询医生,可选择健步走、太极拳、健身气功等。当体质逐渐变好时,锻炼内容也可逐步由缓和变为有一定运动负荷的运动。运动量逐步加大。机体对运动量的承受能力有个缓慢的适应过程,锻炼时运动量要由小到大,待机体适应后再逐步加大。如果运动量长期停留在一个水平上,机体的反应就会越来越小。机体功能的提高,是按照刺激—适应—再刺激—再适应的规律有节奏地上升的,运动量也应随着这种节奏来安排。病后或中断锻炼后再进行锻炼,尤其要注意循序渐进,以免发生意外。每次锻炼过程也要循序渐进。每次锻炼要做准备活动,锻炼后要做好整理活动,如长跑前先做 5～10 分钟慢跑,跑完后也要进行适当的牵拉和放松活动。

5. 全面锻炼原则　全面锻炼原则是指体育锻炼应全面发展身体的各部位、各器官的功能,提高各种身体素质和基本活动能力,从而达到身心全面和谐地发展。人体是在大脑皮层调节下的有机统一的整体,人体各部位、各器官系统的功能,各种身体素质和基本活动能力之间是相互联系、相互制约的。身体素质是人体在运动过程中所表现出来的力量、速度、耐力、柔韧和灵敏等方面能力的综合体现,它们是通过肌肉活动表现出来,但同时反映着内脏器官的功能,肌肉工作的供能情况,以及运动器官与内脏器官活动配合的协调状况。

第二节　社会认知理论和行为分阶段改变理论在青少年"阳光运动1小时"项目中的应用

一、项目背景

2016 年 4 月,国务院办公厅发布的《关于强化学校体育促进学生身心健康全面发展的意见》的文件指出"学校体育仍是整个教育事业相对薄弱的环节——学生体质健康水平仍是学生素质的明显短板"。我国从 1985 年开始先后进行了四次青少年体质调查,调查结果显示:最近25 年以来,我国青少年体质在持续下降,直到 2010 年青少年体质健康水平下滑的趋势才得到初步遏制。有报道指出,与美国青少年相比,我国青少年不但缺乏体质健康的相关知识,更加缺乏健康的体育行为。2010 年全国学生体质与健康调研结果显示:9～18 岁中小学生中,仅有22.7% 的学生平均每天体育锻炼 1 小时以上,男、女生分别为 25.4% 和 20.1%,远远低于 2002年英国 2～15 岁儿童至少 1 小时体力活动的报告率(男生 70%,女生 61%)。因此,青少年体质健康问题引起国家和社会的广泛重视,促进学生身心健康、体魄强健工作任重道远。《中共中央国务院关于加强青少年体育增强青少年体质的意见》(中发[2007]7 号),把"阳光体育运动"作为落实青少年体育锻炼、增强青少年体质的主要措施,要求保证学生每天一小时体育锻炼,培养青少年良好的体育锻炼习惯和健康的生活方式,促进青少年学生身心健康发展。阳光体育运动的诞生是国家促进青少年健康水平提高的重大举措,是学校体育工作发展的里程碑。

"阳光运动 1 小时"作为新时期学校体育的一项新工作,不仅是个新术语,而且有其特定的内涵,其内容主要包括学生体育课、大课间体育活动和课外体育活动。特别要指出的是:①学生每天锻炼 1 小时是指学生在学校里的 1 小时,不包括学生离开学校进行锻炼的时间,即在上、下学路上的时间和在家里、社区体育活动的时间不列入学生每天锻炼 1 小时的时间；②学生每天锻炼 1 小时必须是由学校有计划组织的集体体育活动，学生自由的课间活动和个别学生自发的体育锻炼不列入阳光体育运动 1 小时的时间；③只有体育课、大课间体育活动和有组织的集体课外体育活动等才能算作是阳光体育运动 1 小时的时间。

S 市某区积极推动落实"阳光运动 1 小时"工作，组织中小学校结合本学校的特点，以全体在校学生为对象，综合应用社会认知理论和行为分阶段改变理论作为活动指导框架，通过学校的环境营造、技能培训、学生自我检测等措施，帮助学生改善自己的锻炼行为，建立良好的锻炼习惯，促进学校学生体质的强化，降低肥胖等发生率。

二、理论模型和干预策略

社会认知理论认为人的行为的改变是个人、行为和环境三者之间相互作用和相互影响的结果，是从人际水平层面解释人类复杂行为的形成过程。按照这一理论，对学生体育锻炼的干预可以从个人、行为和环境这三方面入手。行为分阶段改变理论认为人的行为改变必须经过几个阶段，处于不同的行为改变阶段，人们有不同的心理需要，健康教育应针对其需要提供不同的干预帮助，以促使教育对象向成功采纳健康行为的下一阶段转变。针对学生的体育锻炼行为，采取社会认知理论和阶段行为改变理论两种理论相结合的方式，选取本次干预项目可以实施的核心要素，对学生在校的锻炼行为的改变进行分析和诠释，确保学生的一小时锻炼时间和适宜的活动形式和程度，营造良好的锻炼氛围，促进学生自觉锻炼行为的养成，改善学生体质，从而促进学生健康成长（表 3-1）。

表 3-1　行为干预模型和干预措施分解表

干预理论	核心要素	内容	干预策略
人际水平 社会认知理论	交互决定机制	个体、行为和执行行为所处环境三者之间的动态的相互作用	(1)宣传加强体育锻炼的重要性和好处，强化领导对锻炼的重视，对学校体育老师、卫生老师开展体育锻炼相关的培训； (2)利用校园广播、课堂教学等传递科学体育锻炼的知识，提倡学生积极参加，每日锻炼 1 小时； (3)在校内增加体育锻炼的种类，丰富活动形式，促进学生锻炼行为的养成
	行为能力	通过技能培训，促进反复实践的行为学习	开展针对锻炼行为改变/习惯养成等方面的知识和技能培训，帮助学生体育锻炼行为的养成，促进锻炼行为形成
	自我控制	提供自我监测和与自己制定合约的机会	开展定期体检和健康评估调查，帮助学生定期了解自身健康指标，以调整锻炼目标和行为
	观察学习	提供特定行为的可信的角色示范	(1)加强孩子之间沟通交流，通过同伴教育方式鼓励大家积极参与运动。 (2)针对肥胖学生，在学校内成立"运动帮我瘦"活动小组，小组内学习肥胖危害和运动减重的方式和技巧，设定减重指标并互相监督；邀请体重恢复正常的小朋友分享运动减重的心得和自身健康变化，强化孩子们的减重行为

干预理论	核心要素	内容	干预策略
	集体效能	实施分阶段的行为改变群体干预,寻求有关行为改变的特定性	(1)在校内开展科学运动专题讲座或各种丰富多彩的体育活动,告知孩子们运动的好处,并推荐保持合理体重的小窍门,指导学生开展科学运动; (2)邀请家长参加学校举办的关于体育活动方面的培训和活动,帮助孩子家庭建立支持环境,增强孩子们运动的主动性,尤其增强肥胖儿童通过运动减重的自信
个体水平行为分阶段改变理论	无意图阶段(不打算改变)	评估学生对缺乏锻炼严重性的看法	(1)开展学生健康评估问卷调查和体质测评,帮助他们了解目前健康状况、体质状况; (2)通过培训、讲授运动的好处等帮助学生分析不锻炼的原因并了解体育锻炼的种类;引导学生了解体育锻炼和身体健康之间的知识,逐渐引导参与体育锻炼的意向; (3)针对超重肥胖学生引导其了解锻炼与科学减重的知识; (4)家校互动,告知家长学生健康状况和体质情况,以便动员学生多参与体育锻炼
	意图改变阶段(打算改变)	使学生认识到锻炼的益处,打算采取行动	(1)通过授课、校内宣传等使学生认识到缺乏体育锻炼带来的问题,也清楚加强体育锻炼的好处; (2)引导超重或者肥胖的学生了解锻炼帮助科学减重的变化,能够通过合理锻炼改变"小胖子"的现状
	准备阶段	计划在 30 天内开始参与锻炼	(1)通过各种手段进一步强化锻炼的重要性,引导减重的"小胖子"自我加压的意识及减重承诺; (2)学校内设计丰富的、适宜学生开展的体育锻炼形式,吸引学生参与; (3)利用学校积极参与锻炼的学生间的相互影响加强对准备参与锻炼学生的引导
	行动阶段	已经开展锻炼行为但尚未坚持满 6 个月	(1)加强对学生锻炼的指导,帮助他们开展自我锻炼行为的监控,通过校园社团集中活动激发学生参与度; (2)加强对"小胖子"的锻炼强度和设定目标的指导,帮助选择适合的运动项目,引导建立良好的活动伙伴关系,并积极肯定减重效果
	保持阶段	养成自觉参与锻炼的良好习惯	不间断进行锻炼指导和鼓励,并给予不同形式的奖励,激励学生坚持锻炼

三、理论模型指导下的干预措施

(一)环境因素

干预项目:校园环境,家庭环境。

干预目标:营造积极锻炼的校园支持性环境和鼓励孩子锻炼的家庭环境。

具体干预活动:

1. 营造支持锻炼的学校氛围

(1)帮助学校领导认识到学生锻炼的重要性,在校内持续宣传"阳光运动1小时"的重要性和好处;帮助学校全体老师认识到"阳光运动1小时"的重要性,确保必要活动时间;同时对课后阳光运动时间做出明确规定;同时将"阳光运动1小时"活动参与情况与学生校内表现相结合。

(2)在学校宣传栏的醒目位置,设置健康教育宣传栏和资料架,张贴健康宣传画和海报,提供体育运动的知识和技巧,并围绕学生喜爱的内容展开;利用校园广播宣传"阳光运动1小时"作用和益处,宣传校园活动的内容,吸引学生参与。

(3)对班主任、学校卫生和体育老师开展科学运动等相关培训每月1次,提高老师们对锻炼重要性的认识,帮助体育老师掌握科学运动的技巧,丰富并完善适宜不同年龄段学生的"阳光运动1小时"的形式和内容。

(4)科学设置学校课程表,有计划地组织集体体育活动,确保每日校内1小时集中体育运动时间;开展丰富多彩"阳光运动1小时"活动,通过活动形式激发孩子们参与的兴趣。

(5)组织设计适宜的活动形式和运动社团,将适宜不同年龄段学生的"阳光运动1小时"的形式和内容利用各种方式让学生了解,帮助学生选择。

(6)开展学生健康评估问卷调查和体质测评,帮助学生了解目前健康状况、体质状况;针对肥胖或者超重的学生,成立"运动帮我瘦"活动小组,小组内强化学习肥胖危害和科学运动的方式和技巧。

2. 营造积极鼓励孩子锻炼的家庭支持性环境

(1)邀请家长参与学校的阳光体育运动观摩,对家长开展科学运动的相关讲座和培训,提高家长对阳光体育锻炼的支持力度,增强孩子们运动的积极性,同时增强肥胖超重学生通过运动减重的自信。

(2)利用多种形式鼓励和支持家长在日常通过自身锻炼行为影响学生,营造热爱运动的家庭支持环境。

(3)对于超重或者肥胖孩子的家长开展专题锻炼培训指导,帮助家长在家中强化孩子自觉参与锻炼的意识和行为。

(二)个人因素

干预项目:个人的期望、信念、自我认知、目标、行为意图和直接行为。

干预目标:提高学生自觉参与"阳光运动1小时"活动的信念、期望和自我认知,养成锻炼习惯。

具体干预活动:

1. 基线调查　基于行为阶段改变理论设计基线调查问卷,测量学生社会人口学特征(年龄、性别、文化程度、家庭情况)、身高体重、锻炼习惯、健康知识、健康评价、体形自我评价、缺乏锻炼对个体健康影响、锻炼的益处、坚持锻炼的障碍、喜欢的运动形式等。对全体学生开展基线调查,根据调查结果分析学生锻炼行为的主要影响因素,开展针对性干预。

2. 针对性干预

(1)无意图阶段:此阶段,学生是否自觉按学校要求参与"阳光运动1小时"活动很大程度上取决于个人对锻炼的认识以及对规章制度的认同,因此,学校采取以下措施:

1)按照全区统一布置,在校内组织开展学生健康评估和体质测评,帮助学校掌握了解本区内学生目前健康状况、体质状况,并要求学校将学生健康状况和体质状况反馈给学生本人,让学生了解。

2)开展科学运动专题培训,向学生们讲授运动的好处,帮助学生分析目前缺乏锻炼的原因并了解体育锻炼的种类;引导学生了解体育锻炼和身体健康相关的知识,逐渐引导自觉参与体育锻炼的意向。

3)通过讲座、卫生课、体育课等让学生意识到如果不改变现状会产生很多健康问题,比如近视、肥胖、体质监测不达标等。

4)组织超重、肥胖和体质测量不达标的学生开展专题培训,告诉他们健康的重要性以及运动能够给他们带来的变化,引导其了解锻炼、科学减重以及运动能够带来的体质变化等方面知识,同时通过"运动帮我瘦"活动小组让"小胖子"们认识到有同学能够通过运动减重并且起到了很好的示范作用。

5)家校互动,通过给家长一封信、家长群微信平台,以点对点或面对面沟通等多种手段告知家长学生健康状况和体质情况,动员家长支持学生多参与体育锻炼。

(2)计划改变阶段:这个阶段,学生基本能够认识到参与"阳光运动1小时"活动的益处,但是对主动参与存在犹豫,因此,学校采取以下干预措施:

1)利用健康教育课、体育课等,通过授课使学生认识到不主动参与锻炼或者缺乏锻炼带来的健康问题和加强体育锻炼所带来的好处。

2)开展校内宣传,利用校园广播、校园集中活动等,积极吸引学生参与"阳光运动1小时"活动。

3)强化学生对校园规定的遵守意识,告知其"'阳光运动1小时'活动是学校规定必须参加的",使他们具有主动参与阳光运动的意识。

4)通过活动小组和专门的指导培训,引导超重或者肥胖的学生了解锻炼帮助科学减重的知识,树立通过合理锻炼改变"小胖子"的现状的信念。

5)向体质状况不理想的学生开展专题指导,让他们清楚了解锻炼将给他们带来的好处,同时认识到所需要付出的努力。

(3)准备阶段:此阶段,学生们已经认识到参加"阳光运动1小时"活动的好处,同时也意识到自己参与活动的困难或者障碍,因此,主要采取以下干预措施:

1)在学校内积极动员各方资源,群策群力,结合学校特色设计丰富的、适宜学生开展的体育锻炼形式,吸引学生参与,例如乒乓、绳操、运力操、足球等多种体育社团活动或者体育活动兴趣小组。

2)组织开展"我运动、我快乐、我健康"主题分享会或者其他形式活动,让学校内积极参与锻炼的学生向其他同学分享运动、锻炼的体会和感受,利用学生间的相互影响加强对准备参与锻炼学生的引导。

3)通过同学分享,尤其是"小胖子"同学运动减重的分享案例向同学们进一步强化锻炼的重要性,引导"小胖子"们自我加压的意识及减重承诺。

(4)行动阶段:学生已完全意识到每日运动的重要性,"小胖子们"认识到肥胖问题的严重性,体质不佳的学生意识到健康的重要性,都基本能够参与到"阳光运动1小时"活动中,此时主要予以各种激励措施:

1)加强对学生锻炼的指导,帮助他们开展自我锻炼行为的监控,通过每日集点卡等方式吸引孩子们参与。

2）校园社团每日集中活动期间播放音乐、口号等,激发学生参与度。

3）加强对"小胖子"的锻炼强度和设定目标的指导,体育老师和卫生老师联合支持帮助他们选择适合的运动项目,同时重点关注进展程度,帮助他们适应并参与;在同学间和"运动帮我瘦"活动小组中,引导孩子们建立良好的活动伙伴关系,对于小胖子体重的每一点变化均积极肯定效果。

4）对体质不佳的同学积极帮扶,帮助他们逐步恢复体能,参与运动。

5）对运动表现好的学生进行表扬和鼓励,对不好的行为进行监督和提醒;同时利用学校社团促进学生间的相互提醒。

（5）维持阶段:该阶段,同学们的锻炼意识和每日参与运动的行为已经基本形成,主要通过激励机制予以强化,因此,要不间断进行锻炼指导和鼓励:

1）采取集点卡换小奖品、口头表扬等多种形式给予孩子们鼓励和奖励,激励学生坚持锻炼。

2）利用体质监测结果和健康调查结果,向学生及其家长反馈学生健康状况及体质变化情况,激励学生及其家长对"阳光运动1小时"活动的支持和参与。

（三）行为因素

干预项目:学生的行为能力,自我控制等。

干预目标:提供促进行为改变的影响因素,促进锻炼习惯养成。

具体干预措施:

1. 对学生开展针对行为改变/习惯养成等方面的知识和技能培训,帮助其锻炼行为的养成。

2. 向学生推荐运动社团,指导如何参与运动。

3. 开展定期体检和健康评估调查,建立学生体质健康档案,帮助其动态了解自身健康指标和体质情况,促进个人锻炼行为的形成。

（四）效果

S市某区以社会认知理论和阶段行为改变理论为指导,有组织地开展中小学校"阳光运动1小时"活动。几年来,通过青少年学生体质健康促进工作,在一定程度上减缓了全区青少年体质健康连续下降的总体趋势,肥胖比例有所下降,学生的体质达标率有所提升,实现了阳光体育运动对健康行为理论的实践。

四、总结和讨论

本案例将个体层面的阶段行为改变模式和人际水平的社会认知理论两种理论有机结合,对中小学校学生"阳光运动1小时"行为的形成进行干预,很好地提高了学生们的锻炼信念,并在学校和家庭范围营造了积极的运动支持性环境,对学生锻炼行为的形成起到了一定的促进作用,但也存在一些不足,比如以校为单位对处于不同行为阶段的学生的针对性措施指导不足等,需要在实践中进一步细化。

第三节　行为分阶段改变理论和社会网络支持理论
在职业人群身体活动干预中的应用

一、项目背景

身体活动是指任何由骨骼肌收缩引起的导致能量消耗的身体运动,身体活动水平与人的健康息息相关。职业人群是成年人的主体，由于科技进步和工业现代化进展，目前非体力劳动者所占比例显著增加，职业人群身体活动量明显减少，因此针对职业人群身体活动的健康干预非常重要。由于职业人群大部分时间是在工作场所度过，工作场所身体活动干预较一般的社区干预具有更多的优势，比如更具有可操作性、可持续性，员工之间沟通更便利，组织层面也更容易建立相关的规章制度等。

　　某企业正式员工 300 多人，男性为主，平均年龄为 38 岁，15％的员工为管理者和技术人员，其余为线上工人。员工健康状况和相关危险因素调查发现，高血压和糖尿病高危人群分别占 70％以上，且 69％的员工目前身体活动不足。因此选择该企业开展职业人群身体活动干预，提高员工的身体活动水平，降低未来各类慢性病的发生。

二、理论模型和干预策略

　　身体活动包括与工作相关的体力活动、家务性的体力活动、交通往来体力活动和运动锻炼的体力活动。成人的身体活动水平还受活动类型、强度、频率和持续时间，活动的倾向因素、促成因素和强化因素等影响。

　　人的行为形成是复杂、多变的，并且是反复实践的结果。针对职业人群的身体活动，需综合考量活动组成和各种影响因素，选择多个行为干预理论和策略开展综合干预。本案例参考目前国内外关于身体活动行为干预策略的研究结果，选择个体水平的行为分阶段改变理论和群体人际水平的社会网络和社会支持理论，开展综合干预，促使目标人群增加身体活动水平，减少或延缓身体活动不足所带来的健康影响。

　　行为分阶段改变理论认为，人的行为变化不是一次性事件，而是一个渐进的和连续的过程。因此针对职业人群身体活动的干预，需根据其身体活动所处的不同阶段，匹配针对性干预，最终促成适度身体活动行为的形成。根据行为变化过程的五个阶段，具体的干预策略和措施如下（表 3-2）：

表 3-2　职业人群身体活动的分阶段改变理论框架和干预措施

	行为变化阶段				
	无意图阶段	意图阶段	准备阶段	行动阶段	维持阶段
行为变化过程	提高认识 情感唤起 环境再评价				
		自我再评价			
			自我解放 社会解放		
				反思习惯 强化管理 控制刺激 求助关系	

续表

	行为变化阶段				
	无意图阶段	意图阶段	准备阶段	行动阶段	维持阶段
干预策略	普及适度身体活动对健康益处的知识;提高身体活动不足可能带来的健康损害认识	帮助参与者完成个人身体活动情况评价,并制定运动计划和目标	营造有利于运动的企业环境和家庭氛围,缓解紧张焦虑情绪,树立信心,并做出规律运动承诺	及时了解参与者的困难和阻碍,给予肯定和帮助	建立支持适度身体活动的社会网络,对参与者进行鼓励
具体措施	健康咨询活动,知识讲座和企业媒体宣传、支持性环境创建等	成功者经验分享、个性化提醒信息发送	企业和家庭支持性环境,家人和同伴协同参与和支持	家人和同伴支持,各种激励政策等	营造社区、企业、家庭等多方支持环境,适时给予奖励等

人与人之间所结成的社会关系称为社会网络,提供社会支持是社会网络的一个重要功能。社会网络和社会支持对人的生理健康和心理健康都有着相当重要的影响,其作用途径既有直接作用,也有通过增加压力应对资源、减少紧张性刺激的健康危害,以及改善健康行为从而促进和保护健康的间接作用。职业人群,除外来自家庭的关系网络和支持外,工作场所是其社会关系的重要来源,工作过程中的相互联系和网络是其社会网络的重要组成部分。因此选择社会网络和社会支持理论,增加职业人群的社会网络关系,提高其社会支持水平,最终可促进适度身体活动行为的养成。具体的理论框架、干预策略和措施如下(图 3-2,表 3-3):

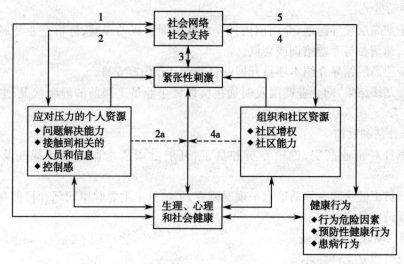

图 3-2　社会网络和社会支持与健康关系的概念框架

表 3-3　职业人群身体活动的社会网络和社会支持干预措施

干预策略	具体措施
增进现有网络成员之间的社会支持	企业内开展有效沟通课程培训、团队建设、小组活动、家庭日活动等
建立新的社会网络联系	企业内跨部门建立线上爱运动微信群组,比步数话健康;组织线下各类运动小组,定时活动,互相监督鼓励;定期评选运动达人,交流经验
发挥企业核心人物的支持作用	与企业领导、健康专员、运动达人或者很有声望的员工代表定期交流沟通,了解需求和问题及时提供知识和帮助,由他们传授给其他员工
通过企业能力建设增强社会网络支持	开发领导,鼓励企业领导者和员工,积极参与各种干预措施的制订和实施,组建涵盖企业领导、健康专员和普通员工共同参与的企业健康促进工作小组,定时召集会议和培训,在参与中提高企业社会支持力度

三、理论模型指导下的干预措施

根据行为干预的理论依据,按照干预策略开展的时间先后顺序,不同阶段的干预目标和措施如下:

(一) 第一阶段:基线调查,发现问题,增强意识

干预目标:通过领导开发,开展企业健康基线调查了解现况,提高企业和个人对健康的认识和关心程度。

干预内容:动员企业高层领导,开展人群需求评估。

具体干预活动:

1. 领导动员

(1)与企业高层领导沟通,介绍国内外企业健康促进成功经验、分析企业开展健康促进项目的利弊,邀请参与专题培训或会议。

(2)向企业高层领导介绍本项目开展的目的意义和内容安排。

(3)根据基线结果,向企业高层及时通报反馈该企业员工当前的健康状况、主要健康问题和健康需求。

2. 需求评估和反馈

(1)分别针对企业高层、健康专员和员工,开展健康需求调查和访谈并及时反馈至企业。

(2)开展员工健康和身体活动水平现况调查,了解员工主要健康问题和目前身体活动水平,并及时反馈至员工。

(二) 第二阶段:干预准备

干预目标:建立支持性环境。

干预内容:为全面干预提供多方支持准备。

具体干预活动:

1. 企业健康工作小组建立　由企业高层领导牵头,建立企业内由健康专员、部门负责人和健康志愿者等组建的健康工作小组,每季度召开小组会议1次,同时对小组成员举办健康讲座1次,提高小组成员的健康技能。

2. 健康支持性环境建设　在企业内设置健康食堂(设置健康宣传栏,公布餐食热量和营养素含量),建立健康步道(涵盖健康提醒的楼梯步道等),设置小型运动场所(涵盖基础健身器材,每日定时开放,邀请教练指导等),在电梯等处张贴提示标语,鼓励大家多运动,营造企业整体积极运动的支持性环境。

(三) 第三阶段:基于行为改变理论的个性化干预

干预目标:逐步提高干预对象的身体活动水平至推荐标准。

干预内容:从个体、企业和家庭不同层面开展针对性干预。

具体干预活动:

1. 个体层面　对基线调查结果中身体活动未达推荐标准或者无身体活动者、慢性病高危人群等开展身体活动行为分阶段问卷调查,判定各干预对象所处的行为阶段给予针对性干预,并定时开展复测并重新分组提供针对性干预。

各阶段针对性干预措施如下:

(1)无意图阶段:通过健康咨询活动、知识讲座、防病宣传活动和角色扮演等形式,普及适度身体活动对健康益处的知识,提高对身体活动不足可能带来的健康损害的认识。

(2)意图阶段:邀请身体活动充分且身心健康或者运动减肥成功者分享运动经验;帮助参与者根据个人情况,制定运动计划和目标;利用短信或者微信平台,每天定时发送运动健康知识和提示。

(3)准备阶段:组建企业各类运动小组,每周至少活动1次;与家人达成运动约定(每周快走、骑自行车、太极或者瑜伽的活动时间超过150分钟);积极营造企业和家庭运动健身的支持性环境,缓解紧张焦虑情绪,树立信心,并做出规律运动承诺。

(4)行动阶段:针对活动计划,企业和家庭设立各种激励政策;增加家人间和同事间的沟通支持,及时了解困难和阻碍,给予有效建议和帮助。

(5)维持阶段:继续营造社区、企业、家庭等多方位运动支持性环境,同伴间互相监督鼓励身体活动行为,适时给予奖励等。

2. 企业和家庭层面

(1)增进现有网络成员之间的社会支持:针对干预对象,企业内开展1次有效沟通系统化课程培训;企业运动小组每周活动1次,部门团队建设每月开展1次,企业家庭日活动每季度开展1次等。

(2)建立新的社会网络联系:建立跨部门线上爱运动微信群组,邀请干预对象加入群组,比步数话健康,每周适时奖励;组织线下各类运动小组,每周活动1次,互相监督鼓励;定期评选线上线下运动达人,给予奖励并鼓励交流经验。

(3)发挥企业核心人物的支持作用:与企业领导、健康专员、运动达人或者有声望的职员代表定期交流沟通,了解健康需求和问题并及时提供知识和帮助,由他们传授给其他员工的能力。

(4)通过企业能力建设增强社会网络支持:鼓励企业领导者、健康专员和普通员工积极参与身体活动干预措施的制订和实施,企业健康促进工作小组定期组织会议和培训,在参与中提高企业社会支持的能力。

（5）开展健康专题活动：结合卫生日、企业家庭日、企业文化活动日等开展身体活动咨询宣传活动，邀请营养和运动专家，现场指导员工科学合理就餐，提供员工适宜锻炼的方式方法和时间建议。

（四）第四阶段：评估反馈，调整干预方案

干预中期开展过程评估，评估干预对象参与情况等指标；干预结束，开展干预对象健康和身体活动情况终末调查，针对干预效果调整干预策略。问卷调查结果显示，该企业员工身体活动不足的比例有所下降，且多数员工愿意增加自身身体活动水平并逐渐形成规律的运动行为，企业社会支持水平有所提高。后续需持续开展身体活动水平的行为分阶段干预，继续增加企业组织层面的支持，促使更多的员工形成规律的身体活动，延缓或降低各类慢性病的发生发展。

四、总结和讨论

本案例运用个体和群体两个层面的行为干预理论，针对职业人群身体活动行为促进开展针对性干预，最终提高了员工对身体活动健康影响的认识和员工规律运动的比例，对职业人群适度身体活动行为的形成起到了一定的促进作用。但是关于身体活动水平的评价和测定，除了身体活动不足和达标以外，还存在身体活动充足和过度，针对身体活动过度人群应如何指导和干预本案例未作实践。此外，职业人群身体活动干预可以考虑从企业工作制度和政策改变上开展干预，将行之有效的干预措施制度化，这是当前工作场所健康促进工作的瓶颈和缺憾，也是今后干预研究的重点方向。

第四节　健康信念模式在社区老年人身体活动干预中的应用

一、项目背景

进入 21 世纪，人口老龄化已成为全球面临的重要公共卫生问题和重大社会问题。据联合国统计，从 20 世纪 50 年代到 90 年代末，世界老人数量增长 176％，中国的老人数量增长了 217％；而在 21 世纪初叶的 25 年中，世界老人将增加 90％，中国的老人则将增加 111％。中国人口老龄化的快速增长趋势，过多的人口总量，"未富先老"的人口环境，加上医疗资源的有限、社会福利及社会保障体系的不完善，使得人口老龄化所带来的一系列问题如社会费用支出的增加、医疗护理服务需求的增加等亟待解决。而健康老龄化是针对人口老龄化提出的战略对策，其目的是让老年人保持躯体、精神和社会的完美状态，延长其健康寿命。而实现健康老龄化的钥匙掌握在老人自己手中，其良好的生活习惯和行为方式是健康的决定因素。Leisa R Easom 建立的老年人健康概念模型把其解释为个体为了保持健康和功能状态而参与的积极的健康行为，包括规律锻炼、适当饮食、足够的休息和放松、减少压力和定期的健康检查。其中身体锻炼是很重要的一个方面。

科研和实践证明，体育锻炼是促进人体发展的重要手段和方法，是维持、加强生命活动，延缓人体衰老，提高健康水平的有效手段。规律锻炼可以提高消化系统的功能，改善呼吸系统的功能，保持身体活动的能力，控制体重与改变体型，减缓心理应激。因此，老年人坚持身体活动对于维护其健康和提高生活质量非常重要。

缺乏运动是导致老年人患慢性病的主要风险因素之一,如心脑血管疾病、高血压、肥胖、精神障碍等。但是,如果所有老年人按照 ACSM 建议标准进行积极的锻炼,那么,用于健康支出的仅髋骨骨折这一项将降低 50％的费用(Nicholl 等,1994)。积极的身体活动和运动对增强老年人肌肉力量、增加有氧耐力水平、减少骨折风险的价值已被研究证实。促使老年人坚持有规律的身体活动和运动是目前国际老年人健康促进研究中的热点问题,身体活动干预是提高老年人身体活动水平和坚持率的有效手段。

本案例中,某城市以建设健康自我管理小组项目为依托,选择老年人比较集中的社区,通过入户宣传、重点引导等方式招募核心组员,重点为心脑血管疾病、呼吸道疾病、Ⅱ型糖尿病、骨关节病变、抑郁症等慢性病患者,以及肥胖、骨质疏松、高血压、脂肪肝、高脂血症、肌肉无力、心理障碍等慢性病高危人群,实行核心组员和外围组员相结合的模式组建"身体活动自我管理小组",实现了居民的自我教育、自我管理、自我服务,努力打造老年友好社区,探索适合老年人健康促进的措施和策略。本项目以 58 名年龄在 60～85 岁之间,自愿参加"身体活动自我管理小组"的老年人作为干预对象,在健康信念模式的指导下,开展社区老年人身体活动的行为干预。

二、理论模型和干预策略

健康信念模式(health belief model)是心理动力学理论在健康相关行为干预和改变中的应用。本干预项目针对社区老年人的身体活动行为,运用健康信念模式,选取可以实施的核心要素,对老年人缺乏锻炼的行为进行分析和诠释,增强老年人参加锻炼的自信心,促进该人群养成身体活动的习惯,降低因缺乏运动而导致老年人患慢性疾病的风险和对其健康的影响(表 3-4)。

表 3-4　基于健康信念模式的干预策略分析

核心要素	含义	干预措施
感知到疾病威胁	对疾病严重性和易感性的感知程度直接影响人们产生行为动机	(1)在社区老年人年度体检后,通过邀请专家到现场开展义诊、咨询、讲座、宣传资料发放等形式的防病宣传活动,让组员们了解心血管、呼吸、骨关节等一系列慢性疾病所引起的危害和对自身及家庭造成负担的严重性; (2)开展组员健康评估问卷调查,帮助了解目前健康状况、慢性病患病状况和易患病高危情况、平时身体活动情况
行为评价	对采纳某种健康行为益处和障碍的感知,对健康行为益处的信念越强,采纳健康行为的障碍越小,采纳健康行为的可能性越大	(1)通过现场义诊、咨询、讲座、宣传资料发放等形式,告知组员积极的日常身体活动和运动对有效降低患病风险,缓解病情以及增强肌力、体力、免疫力都有很多益处; (2)为老人制定个性化的运动方案(包括运动项目、运动时间、运动量等)让老人逐步克服由于规律身体带来的短暂不适应,鼓励他们养成经常性运动锻炼的习惯

核心要素	含义	干预措施
自我效能	提高个体对自己成功采纳健康行为的能力的评价和判断,以及取得期望结果的信念	鼓励组员为个人身体活动制定每周或每月完成的小目标,组员间或由家人监督,逐步增强自信成功过渡至习惯于经常性锻炼。同时,就医次数的减少和医药费使用的降低也在一定程度增加锻炼的自信心
行动线索	任何与健康问题有关的促进个体行为改变的关键事件和暗示	(1)邀请一些能坚持锻炼的老人分享其成功经验,起到树立榜样的作用,以提供间接性经验; (2)针对组员所患的各类慢性病特征,介绍本次健康行为干预项目的目的及重要意义
社会人口学因素	社会人口学因素对个体采纳健康行为的态度和采纳程度有影响	积极了解各组员年龄、性别、文化程度、种族、家庭情况、日常身体活动情况等信息,有针对性地开展干预

三、理论模型指导下的干预措施

干预项目:个人的期望、信念、自我认知、目标、行为意图和直接行为。

干预目标:提高个体身体活动的自信心、期望和自我认知,实现老年人经常性身体活动目标。

具体干预活动:

1. 基线调查 基于健康信念模式设计基线调查问卷,测量自我管理小组成员的社会人口学特征(年龄、性别、文化程度、家庭情况、一般健康状况、慢性病患病情况等)、日常身体活动和运动行为、慢性病防治相关知识、感知到的患病易感性、感知到的患病严重性、身体活动益处、参加锻炼的主观障碍和客观障碍、自我效能、提示因素等。对"身体活动自我管理小组"全体组员开展基线调查,根据调查结果分析老年人身体活动行为的主要影响因素,开展针对性干预。

2. 针对性干预

(1)提高对慢性病威胁的认知:

1)感知疾病的易感性。针对基线调查中发现的慢性病高危因素,结合政府对社区老年人实施的年度健康体检,通过邀请专家到现场开展义诊、咨询、讲座、宣传资料发放等形式的互动活动,向组员们传授慢性病的病因及高危因素等相关知识,帮助老年人分析患病的可能性,使他们明白其自身可能面临的疾病威胁,促使其提高警惕,认清疾病威胁,唤起防病意识。

2)感知疾病的严重性。张贴健康宣传海报,发放防病资料,播放慢性病电视教育视频,典型实例介绍,开展慢性病危害相关专题讲座活动。如通过介绍慢性病的临床表现,幻灯片展示在临床收集的脑卒中所致的痴呆、偏瘫、失语,糖尿病所致的失明、截肢,骨关节病的骨骼变形等图片,使组员意识到一旦患上了这些慢性病,生活质量将受到严重的影响。

还可以与老人共同讨论疾病产生的社会影响，如家人可能会成为糖尿病的"后备军"，疾病并发症的发生会增加医疗费用以及子女的照顾负担等。这些活动开展的目的是让组员们逐步认清心血管、呼吸、骨关节等一系列慢性疾病所引起的危害和对自身及家庭造成负担的严重性。

（2）提高组员对身体活动行为益处和障碍的认知：

1）感知到行为的益处。通过现场义诊、咨询、讲座、宣传资料发放等形式，利用一些成功案例和相关数据，告知组员坚持身体锻炼对于维护其健康和提高生活质量非常重要，是维持、加强生命活动，延缓人体衰老的有效手段。同时，让组员了解积极的日常身体活动对有效降低患病风险，缓解病情以及增强肌力、体力、免疫力都有很多益处。同时，定期为组员测血糖和血压，使其了解健康行为有助于将血糖和血压控制在平稳的范围内，从而让老人们更加切身体会到运动锻炼的益处。

2）感知到锻炼行为的障碍。主要是帮助组员感知并克服行为改变过程中的障碍，让老人们感知到通过长期努力可以改变不良行为，最终达到建立并坚持健康行为的目标。如通过自我管理小组讨论等形式，及时了解组员在参加日常身体活动中所遇到的各种障碍。告知组员刚开始参加有计划的身体活动，会短暂带来对身体和生活习惯不适应的影响，但可以想办法帮助其尽量克服困难，使他们理解到实施健康行为所获得的收益远远大于所付出的代价。克服障碍的方法如可通过为不同年龄、性别、体质的老人制定详细、切合实际的个性化运动方案并指导实施（包括运动项目、运动时间、运动量等）。让老人逐步克服由于规律身体锻炼带来的短暂不适应，鼓励他们养成经常性运动的习惯。

（3）提高自我效能：国内外很多研究认为，表现出高度的运动自我效能的个体和确定锻炼目标的个体通常能够实现他们的目标。运动自我效能可强烈地预测锻炼行为，那些充满自信并坚信自己能够成功坚持体育锻炼项目的个体通常都取得了成功。高自我效能的老年人在体育活动过程中和活动后比低自我效能的老年人有更积极的感觉状态。前者表现为在体育活动过程中始终保持充沛的精力和活力，并在活动后更加感到精神振作，活动后积极参与感显著提高，后者在体育活动后的积极参与感则显著降低。

为了帮助组员树立信心、提高自我效能，促成锻炼行为的维持，采用鼓励组员为个人身体锻炼制定每周或每天完成的小目标，组员间或由家人监督，每完成一个目标给予物质或精神奖励的方法，帮助组员逐步增强自信并成功过渡至经常性锻炼。如刚开始小组设定每周完成 3~4 天的一定运动量的快步走锻炼，坚持一段时间后再设定为每天进行身体锻炼。当老人们真正体会到锻炼的好处（体重正常、精力充沛、身体变得灵活、心情舒畅等）后，就逐渐养成了经常性、规律性锻炼的习惯。另外，让身体健康状况相似的组员进行组合，共同参加小组行为干预活动，同伴间的交流和支持有利于减轻各自维持行为的焦虑和疑惑，增强其坚持锻炼行为的信心。同时，让组员在参加一段时间的干预活动后统计就医次数的减少和医药费使用的降低也能在一定程度上增加坚持锻炼的自信心。

（4）积极利用社会人口学特征：性别、年龄、文化水平、所处的社会阶层、社会文化背景等诸多社会人口学因素不仅影响个体的健康观、价值观，也决定了个体对疾病威胁、健康行为益处和障碍的感知程度。因此，健康教育活动必须针对目标人群的社会人口学特点，因人而异、因时而别地传递他们所需要的信息。本项目根据基线调查结果，针对不同人口特征的个体采取不同的干预方式。如文化程度较高的组员，对疾病易感性和严重性认知已很高，可通过增强行为益处和障碍、提高自我效能角度出发，促进身体锻炼行为的形成；而文化程度较低的组员,主要是普及疾病的易感性和严重性、行为益处等知识,促进其行为的形成。年龄较大的老年人侧重于对锻炼障碍的认知,找出行之有效的替代方法,帮助其克服行为形成带来的短暂的不适应。

(5)增加行为线索:很多情况下,有了动机或意图不一定产生行为,还需要权威的媒介宣传、专业人员的建议、周围熟人的患病或行为改变的成功效果等作为采纳健康行为的激发因素。本项目利用内在和外在两方面促进个体行为改变的各种事件和暗示,引导组员们对坚持锻炼行为的重视。内在线索包括将基线调查结果反馈给每个组员,让个人了解自身健康状况和慢性病高危情况;外在线索包括邀请一些能坚持锻炼的老人分享其成功经验,起到树立榜样的作用,以提供间接性经验;针对组员所患的各类慢性病特征,介绍本次健康行为干预项目的目的及重要意义,使其做到积极参与本项目的开展。

四、总结和讨论

本案例运用健康信念模式的理论模型,以信念改变为前提条件,较好地利用了资源和时机,创造了各类有利的信息事件,对健康自我管理小组成员的身体锻炼行为的形成进行干预。通过项目的实施,帮助老年人树立了正确的健康观和价值观,提高了他们对身体锻炼行为的信念,促使其养成健康的生活方式,对预防慢性病和延缓疾病进程,改善其健康状况起到了积极作用。但也存在一些不足,比如参加干预的对象仅限于健康自我管理小组的成员,其参与性和积极性都较高,而未能将其他老年人群纳入该项目。由于开展该项目干预人数较少,使其成果的代表性受到一定影响。

(刘 心 魏晓敏 王 静 金 伟)

参 考 文 献

1. 戈莎.生态因素对我国城市青少年身体活动行为影响的研究.北京体育大学,2012.

2. Department of Health, Physical Activity, Health Improvement and Prevention. At least five a week: evidence on the impact of physical activity and its relationship to health [2012-03-20]. http://webarchive.nationalarchives.gov.uk/20130105001829/http://www.dh.gov.uk/prod_consum_dh/groups/dh_digitalassets/@dh/@en/documents/digitalasset/dh_4080981.pdf.

3. Hallal P C, Andersen L B, Bull F C, et al. Global physical activity levels: Surveillance progress, pitfalls, and prospects. Lancet, 2012, 380(9838):247-257.

4. 陈晓荣,姜勇,王丽敏,等.2010 年中国成年人业余锻炼和业余静态行为情况分析.中华预防医学杂志,2012,46(5):399-403.

5. Zhang J, Chaban J. The economic cost of physical inactivity in China. Preventive Medicine, 2013, 56(1):75-78.

6. 郑频频,史慧静.健康促进理论与实践.第 2 版.上海:复旦大学出版社,2011:55-65.

第四章

健康行为理论在儿童早期发展促进中的应用

第一节　儿童早期发展概述

儿童早期发展是指从胎儿期到入学前(0~6岁)儿童的生理、心理和社会能力等的全面发展,是儿童健康的重要组成部分,更是人一生健康和发展能力的基础。儿童早期发展强调其综合性,内容涉及儿童的营养、健康、教育、养育环境和保护等诸多领域,因此又称儿童早期综合发展(integrated early childhood development,IECD)。2002年5月,联合国大会儿童问题特别会议正式提出"让每个儿童拥有最佳的人生开端",并制定了促进儿童早期发展的一系列目标。目的在于充分实现儿童的权利,让每个儿童都拥有最佳的人生开端,发育潜能得到充分的发展。

一、儿童早期发展促进的重要性

据保守估计,全球至少还有2.49亿儿童没能充分发挥他们成长的潜能。近年来,儿童早期发展愈来愈受到全世界的重视,许多国家都把保障和促进儿童早期发展列为发展人力资源,增强国家综合实力和竞争力的重要战略措施。2015年,儿童早期发展也被正式纳入联合国可持续发展目标2030。诺贝经济学奖获得者美国芝加哥大学James Heckman教授通过多年研究证实:儿童早期的投入回报率将远高于对成年期的投入回报率;研究同时也指出,一旦错过儿童早期干预的关键时期,受到发育迟缓影响的儿童成年后的年收入可能比平均水平少26%。此外,研究显示,投资儿童早期发展将有助于提升儿童学业成绩及未来的职业发展,减少用于补偿教育、卫生及社会犯罪等成本,这将带来高达7%~10%的回报率。这一投入还将有助于促进社会公平以及消除贫困的代际传递。

我国政府高度重视儿童早期发展工作,2013年11月在中美儿童早期发展战略对话会议上,刘延东副总理提到"儿童早期发展是回报率最高的人力资本,应当早投入、多投入,制定法律政策和配置公共资源优先考虑儿童需要。"目前中国政府已经将儿童早期发展纳入《"健康中国2030"规划纲要》,上升为国家战略,中国儿童早期发展促进工作迎来难得的战略机遇期。但总体上看,中国儿童早期发展仍面临着资源投入有限,覆盖面不够广,农村特别是贫困地区儿童机会不足等问题,促进儿童早期全面发展任重而道远。

二、儿童早期发展干预策略与措施

近午来,围绕儿童早期发展阶段椡出的生命1 000天(胎儿期至2周岁)和人类健康与疾

病的胎儿起源(DoHad)理论,正在越来越多地被应用于各国儿童早期发展干预实践中。2016年10月正式发布的《柳叶刀》新系列《促进儿童早期发展:从科学理论到推广普及》提供了一系列有力证据,使国际社会愈加清晰地认识到0~3岁这一发展时期开展儿童早期干预的重要性。

各国政府不断认识到制定支持儿童早期发展的相关社会政策的重要性。目前已有超过30个国家政府部门为儿童早期发展制定了国家政策,超过70个国家针对儿童早期发展建立了国家委员会或工作小组,协助各政府部门与组织间的儿童早期发展干预。

2005年,联合国儿童基金会与原国家卫生部、教育部在我国中西部农村地区联合启动了为期3年的"儿童早期综合发展项目",重点通过农村地区儿童保健医生和幼教老师的能力建设,成立儿童早期发展中心,指导婴幼儿家长科学育儿、开展丰富多样的亲子交流和游戏,促进和支持贫困地区儿童的早期全面健康发展。

通过促进亲子交流与互动,大大提高抚养者对年幼儿童各种需求的及时应答水平,从而改善儿童营养及健康水平,对降低儿童死亡率有重要的促进作用。同时,儿童早期发展干预项目可以更好地促进社会公平性,对于解决国家贫困问题以及社会不平等问题具有重要作用。

近些年来,国家卫生和计划生育委员会、教育部、民政部、中华全国妇女联合会、国务院扶贫开发领导小组办公室等政府部门、社会团体与联合国儿童基金会携手合作,通过在卫生、营养、早期启蒙、儿童保护以及社会保护等领域加强循证干预,努力促进儿童早期发展。主要包括以下4个领域:

1. 鼓励在儿童出生后6个月内进行纯母乳喂养,为儿童提供营养补充剂,以及根据当地情况指导家长适当给孩子添加辅食,为儿童早期发展奠定基础。

2. 对儿童的生长发育状况进行监测,以更有效地促进其健康发展。

3. 植根于社区开展游戏活动、家庭养育指导,提供促进回应式保育和儿童早期学习的服务,能够为儿童创造有利的成长环境、促进亲子关系并提高其认知与社会情感发展水平。

4. 建议儿童的照料者实行积极的养育,杜绝对儿童的暴力管教,并帮助家庭消除阻碍他们获得社会服务的经济障碍。

三、儿童早期发展相关影响因素

儿童营养、健康状况,父母文化水平、家庭经济水平,以及社区和家庭的养育支持环境等因素,都可能影响儿童早期发展及其未来的发展潜能。

(一)儿童营养状况

早期营养是保障儿童健康发展的重要物质基础,对儿童未来发展潜能有着重要影响。儿童早期发育的关键时期,一旦出现营养不良(包括出生低体重、低体重、瘦小和发育迟缓),将对儿童一生的发展都产生不良影响。因此,为早期儿童提供适时、科学、合理的喂养(包括母乳喂养和辅食添加),提高儿童营养状况,是促进儿童早期发展的重要干预措施之一。

(二)儿童健康状况

儿童健康状况直接影响儿童的发展潜能,因此,高危儿一直被视为儿童早期发展干预的重点目标人群之一。高危儿是指在胎儿期、分娩时、新生儿期受到各种高危因素的危害,已发生或可能发生健康问题的新生儿。包括早产儿、低出生体重儿、新生儿窒息和脑瘫等。虽然大多数高危儿可以健康成长,但部分高危儿可能出现运动障碍、智力低下等情况,对儿童未来的发展潜能产生明显的影响。因此,高危儿也是儿童早期发展的重点干预对象。

(三) 养育者

儿童父母的文化水平、养育知识经验和技能直接影响儿童早期的日常照护质量。农村地区,尤其是农村贫困地区的家长由于文化水平相对较低,普遍缺乏儿童喂养知识与技能以及科学育儿基本知识与理念,因此,提高养育者照护质量是儿童早期发展干预的重要措施之一。

(四) 家庭经济水平

贫困不仅造成儿童早期发展所需的物质环境匮乏,而且由于养育者忙于生计,疏于照护,家庭照护质量受到明显影响。多年以来,贫困人口一直是儿童早期发展的首要干预对象。

(五) 安全与保护环境

儿童早期发展有赖于安全依恋关系的建立和安全保护环境,这包括亲子互动交流和情感安全温暖的养育环境。同时,预防虐待和忽视也是儿童早期发展的重要内容之一。

(六) 社区养育支持环境

儿童早期发展不仅与自身营养和健康状况以及家庭养育照护支持环境密切相关,其所生活的社区养育支持环境也非常重要。社区儿童活动设施、社区对家庭的养育支持活动等,都将影响儿童的早期发展和未来的发展潜能。

第二节　知信行理论和计划行为理论在促进儿童情感健康发展中的应用

一、项目背景

儿童的发展是一个自身神经系统逐步发育,同时与外界环境互动作用中慢慢成熟的过程。在儿童发展过程中,良好的情感情绪是儿童健康成长最重要的基础之一。在后工业经济中,劳动力市场所需要的人力资本技能,将不只是阅读、书写和计算;其他一些能力,如批判性思维、有效的交往能力、团队工作能力和灵活性都是十分关键的特征,而这些能力的形成,均与儿童期的情绪情感发展的健康程度相关联。因此在与儿童早期健康成长相关的健康教育与健康促进中,儿童情感发展是重要的议题。当儿童得到的情绪照顾不够,或者照顾质量过低,会给他(她)带来潜在而长期的影响。有研究表明,中低收入国家多达2.19亿的5岁以下儿童因为得到的照顾不够,面临无法实现其发展潜能的风险,从而导致成年后收入平均减少19.8%。

由儿童情绪和情感的发展历程可知,新生儿时期的情绪主要是愉快与不愉快,无目的的兴趣、微笑和烦恼;4～6周呈现社交性微笑;3～4个月呈现愤怒、惊奇和悲伤;5～7个月呈现恐惧;6～8个月呈现怯生,与主要照顾者呈现保持密切依恋倾向(安全感);依恋和与依恋对象分离时表现出的焦虑是儿童早期情绪发展的主要成分。1岁时惊喜、愤怒、高兴、快乐、恐惧、厌恶、喜好等情绪都可表现出来。2～3岁,在外界环境的影响下,各种情绪活动进一步分化,其特点是不稳定、短暂、强烈、易变、外显而真实。随着年龄增长,儿童能有意识地控制自己,情绪趋向稳定,逐渐发展出来的高级情绪活动开始萌发,焦虑和恐惧是此阶段的主要不良情绪体验。简单的情绪情感发展历程可以看到,在儿童情绪早期发展中,依恋安全感的健康教育干预是最重要的内容。

所谓儿童的安全感,是指儿童在与照顾者互动过程中产生的对照顾者的情感反应,形成于儿童的发展早期(9~36个月之间)。大量研究表明,随着发展,儿童的安全感会逐渐内化成为儿童面对人际关系和未知环境条件下的内在生理-心理-作为反应模式,儿童早期的安全感质量会影响到儿童的人际关系、认知发展、成年后的亲密关系,甚至会影响个体对自我形象的判断(积极自我或消极自我)。安全感质量很低与成年以后的心身健康问题有直接的关系,超过60%的成年人心身健康问题可部分归结为安全感的质量低下,所以早期健康发展过程中,应该重点关注于帮助儿童形成质量较高的安全感。

研究表明,儿童安全感的形成与早期经验密切联系,其中的早期经验主要是孕期母亲所提供的环境因素、儿童出生时期的身体状况、出生后的父母教养方式以及是否接受学前教育等。从早期健康促进的角度来说,主要关注在怎样让照顾者形成良好的教养方式。在中国的现实生活中,照顾者可能是父母,也可能是祖父母,甚至是保姆,主要以父母为主。

二、理论模型和干预策略

本项目以知信行理论和计划行为理论为依托,制定科学干预策略,以帮助照顾者形成良好的教养方式,从而使0~3岁婴幼儿安全感水平提高,进而促进婴幼儿的健康成长。

知信行理论是指人们的行为改变可以分为获取知识、产生信念以及形成行为3个连续的过程。知识是行为改变的必要条件,通过学习健康相关知识和技能,能够帮助人们对自己的行为进一步积极思考,而信念就是人们对自己的思考后所形成的态度,当知识上升为信念和态度时,人们就可以将已经掌握而且相信的知识付诸行动,从而达到健康教育的目的。

提高婴幼儿安全感的行为方式,本质上都来自于照顾者形成良好的教养方式,通常表现为对婴幼儿情感的关注、把婴幼儿作为独立个体对待、能尽量理解婴幼儿的情感需要并做出恰当反应等的行为。根据计划行为理论,照顾者教养方式受到3方面的影响:①照顾者对婴幼儿情感发展和照顾所持有的态度;②照顾者对周围重要成员对婴幼儿情感促进所持有的态度和看法以及照顾者是否愿意遵从科学照顾原则;③照顾者对自己实施科学照顾的条件以及对科学照顾作用的了解。

1. 照顾者对婴幼儿情感发展所持有的态度即行为倾向性,是婴幼儿情感发展照顾行为的总体评价,照顾者越清楚认识到婴幼儿是一个独立的个体,自身有独特的情感需求,就越理解婴幼儿早期的情感健康水平对未来身心健康所起到的重要作用,对科学照顾就越有信心,对情感促进的结果评价也会越好,越有助于采取科学的情感促进方式来促进儿童情感发展或者转变照顾方式。

2. 照顾者周围重要成员对照顾者的婴幼儿情感发展所持的态度和看法以及照顾者是否愿意遵从科学教养原则,是主观行为规范的两个方面;照顾者如果了解到家人和其他婴幼儿周围重要人员希望他们关注婴幼儿情感健康,期望提升婴幼儿安全感,个人也愿意遵循科学教养方式,他们教养婴幼儿的行为将随之向着有助于科学教养的方向改变。现实生活中,很多祖父母协助父母照顾婴幼儿,他们的态度和看法存在相互影响,因此这些重要照顾者彼此之间对科学教育的一致理解非常重要。

3. 照顾者对影响自己改变教养行为的因素发生可能性的判断、这些因素对改变教养行为作用的评价等,都直接影响照顾者感知现有教养方式转变的难易程度(知觉行为控制);以将婴幼儿作为独立个体对待为例,如果照顾者了解情感发展对婴幼儿生长发育和健康的正向作用,那么当面对婴幼儿情感需求时,如何正确地表达情感反应,关注于婴幼儿情感发育质量就成为照顾者教养行为转变的关键因素。

婴幼儿安全感促进行为的计划行为理论框架如图 4-1。

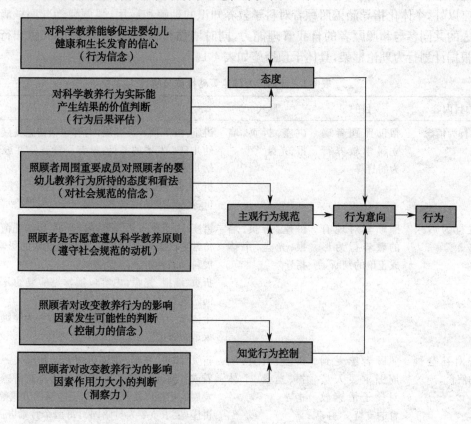

图 4-1 婴幼儿教养行为促进的计划行为理论框架图

三、理论依据与干预措施

(一) 依据知信行理论确定干预策略

根据健康教育知信行理论,当知识上升为信念和态度时,人们就可以将已经掌握而且相信的知识付诸行动,从而达到健康教育和健康促进的目的。因为知识、信念和行动之间并不存在简单的线性逻辑关系,所以健康知识的传播和健康行为的促进中,要关注在知识传播过程中的沟通和评估,为了保证从知识到行动的一致性,所以要特别留意在哪些环节需要多做交流沟通的工作,进一步思考通过采取什么样的措施才能使人们的行为发生变化。

　　经过文献回顾、专家咨询等,将干预形式确定为专题讲座、个体指导,辅以宣传资料。根据知信行理论,在促进安全感行为过程中,首先应该帮助照顾者充分认识有关安全感的重要性,这是促进安全感提升计划的重要基础和前提;其次要在具体宣传和促进过程中确立关键信息,帮助照顾者将与早期儿童成长相关联的知识和感受转化成为照顾者的具体知识,同时还要帮助所有照顾者对儿童情感发展有相同的理解,帮助建构适合儿童发展的家庭教养环境,最终促进其健康行为的产生。

（二）运用计划行为理论框架制订干预措施

　　在干预过程中,要注意到对儿童早期情绪情感质量的重要性的认识,在不同文化背景下的家庭中重视程度不同,因此要特别注意家庭成员对这个问题的理解。除了团体宣传和专题讲座以外,个体化指导涵盖照顾者对科学教养知识的理解和运用,强调婴幼儿照顾者及其周围人的共同参与和照顾者的自我管理能力,同时增强行为态度、主体规范和感知行为控制。根据计划行为理论框架,具体干预措施如表 4-1。

表 4-1　计划行为理论策略措施分解表

项目内容	目的	形式	干预措施
建立行为信念	帮助照顾者确立科学教养行为的打算	讲座、折页、墙报、光盘	讲座:由干预人员开展,内容包括情感发展对婴幼儿身心发展的益处;推荐科学读物并鼓励婴幼儿照顾者相互交流和讨论; 折页、墙报、光盘:内容包括儿童情感发展评价等
开展行为后果评估	照顾者对现有的教养行为形成正确的判断	讲座、折页、墙报、光盘、个体指导	讲座:由干预人员开展,内容包括婴幼儿情感评价常见误区及其对生长发育和健康的影响,开展科学教养指导; 折页、墙报、光盘:内容包括常见的婴幼儿喂养问题解答等; 个体指导:对教养行为进行指导,并为照顾者建议适合方案
引导对社会规范的信念	照顾者感受到周围重要人员对孩子情感教育的支持	讲座、折页、墙报、光盘、个体指导	折页、墙报、光盘:建议照顾者及其家人一起观看或者阅读宣传资料,内容包括儿童情感健康发展的指标以及表现,促进安全感的方式等; 讲座(要求重要人员陪同):每两个月举办一次,强调儿童情感发展的重要性,指导照顾者及其家人共同了解儿童情感发展知识,指导家属或者周围重要人员学会对儿童情感发展的关注,使照顾者感受到来自身边重要人员的支持和关注,同时督促照顾者采取被传授的科学教养行为; 个体指导:通过个别交流了解照顾者教养行为的改善情况,给予评价并指导改进,使其感受到来自干预团队的支持和关注;与照顾者家人共同讨论儿童情感发展问题,帮助照顾者与周围重要人员就儿童教养理念和方式进行沟通,使长辈家属接受和信服科学教养的内容

项目内容	目的	形式	干预措施
建立遵从社会规范的动机	使照顾者愿意采纳推荐的教养行为	个体指导、讲座	个体指导:强调科学教养对婴幼儿情感发展的益处,指导照顾者能够关注儿童情感发展,科学评价儿童情感发展水平,设置合适的教养环境,并且就儿童情感发展问题进行讨论; 讲座:由干预人员开展,内容包括科学教养案例以及不合理教养方式造成的后果分析
增强知觉行为控制的信心	提高照顾者对科学教养的信心	讲座、个体指导	讲座:由干预人员开展,内容包括婴幼儿的发展状况等,使照顾者建立信心; 个体指导:指导照顾者获取科学教养信息并反馈,解决教养过程中出现的问题,增强信心
提升知觉行为控制的洞察力	使照顾者能够对转变教养行为的影响因素的作用情况进行科学判断	个体指导	个体指导:讨论并分析教养过程中的不合理之处,帮助解决教养过程中的问题和困难
促进行为意向向行为转变	使照顾者的健康行为发生转变	讲座、折页、墙报、光盘、个体指导	讲座:由干预人员开展,内容包括科学教养的益处,婴幼儿教养常见误区及其对身心生长发育和健康的影响,开展科学教养指导; 折页、墙报、光盘:内容包括科学教养知识、常见问题解答等等,鼓励照顾者与其重要人员一同阅读或者观看; 个体指导:对教养行为进行针对性指导

四、项目效果评价

本案例以知信行理论和计划行为理论为指导,设计照顾者促进婴幼儿情绪发展的健康行为干预方案,通过讲座和宣传资料强化照顾者对儿童情绪健康的观念,理解"良好的情绪情感为儿童终生幸福提供基础"的观念,通过个体化指导,让照顾者学习怎样正确和合理地与儿童进行情绪交流,鼓励家属参与和支持,以增强科学教养的信心。干预过程中,还通过个性化指导及时了解和解答儿童情绪情感发展方面遇到的相关问题,给予照顾者持续的支持与鼓励,最终收到良好的效果。在照顾者的照顾行为中,确定"将儿童作为一个独立的个体来对待,是培养安全感的重要行为",在家长提供的照顾环境中,确定"给儿童提供有知识又快乐的环境"。

针对儿童的情绪情感健康水平的促进效果,可以从多个方面进行效果评价:

通过儿童健康筛查来进行评价。儿童情绪问题和心理不健康时常伴随儿童的生理不健康,因此可通过儿童疾病或情绪问题的流行病调查来进行效果评价,如通过儿童虐待的报警率来检验等。

通过照顾者的科学教养相关知识、态度、技能、行为改变来进行评价。整个干预方案通过形式多样的健康教育,帮助照顾者建立科学教养的正确态度、鼓励重要人员参与及获得他们的支持、加强照顾者及其周围重要人员的科学教养技能的培训和知识的更新等,进而增强和促进儿童情绪健康发展。

第三节　社会认知理论和健康信念模式在促进
儿童认知健康发展中的应用

一、项目背景

儿童的早期发展深刻地影响着大脑结构与功能的发展,儿童早期的认知发育涉及人终生的健康(体格上的和精神的)、学习和行为发展。幼年期脑的发展会影响以后的读写和认知,如果能从儿童出生时就开始实施早期儿童发展和教养干预可以大大地降低由于早期儿童不良发展而导致的个人和社会的巨大耗费。

除了儿童自身的脑发育所导致的认知发育以外,社会因素对脑发育也存在巨大的影响,从而影响到个体的认知水平。研究表明,童年时期的不良境遇会影响一个人在生命全程中的发展,尤其当儿童同时遭遇贫困、营养缺乏、高犯罪社区、劣质资源等多种不良环境时,情况更为恶劣。认知神经科学的研究结果表明,低的社会经济地位与儿童脑内海马灰质体的大小有直接关系。低的社会经济地位会通过影响儿童脑内额叶和颞叶体积的大小从而影响到认知、学业和行为表现;在境遇不好的环境下成长会通过减弱部分脑区活动如语言、认知控制和记忆能力相关的脑区从而影响儿童的潜能发育。这些研究结果都说明了在家庭和社区等环境中如果保证了儿童早期良好脑发育,就能够很好地保证儿童健康成长和发展。

此外,儿童早期对促进发展的各种经历特别敏感,并且存在可以扩大儿童早期发展干预效果的关键时间窗。也就是说,要促进儿童早期的认知发育,要根据儿童发展的自身规律进行合适的时间窗口干预,错后和提前的干预均效果不佳。这意味着健康教育和健康行为的促进应该针对儿童的不同发展阶段给出不同的健康行为指导。基于这样的理念,在健康促进领域提出了全生命周期干预的思想。

全生命周期干预思想关注于儿童早期发展时间以及相应的干预手段。儿童发展是儿童与外界相互作用中逐步发育成熟,从而促进感知觉、动作、认知、语言、社会情感和自我调节能力的有序发展过程,所以在干预过程中应该根据儿童发展的证据来进行合理干预。虽然已有研究告诉我们,在不同文化条件下儿童的发展过程大致相似,但由于存在个体差异,而且文化条件不同,儿童学习的技能可能存在差异,所以发展速度可能也有个体差异,干预方式以及干预时间也应随之有所不同,因此提倡以证据为基础的全生命周期的干预方式(图 4-2)。

二、理论模型和干预策略

本项目以社会认知理论和健康信念模式为依托,制定科学干预策略,以帮助儿童照顾者形成良好的认知促进理念,理解和认同良好认知发展对儿童发展的重要性,以形成良好的教养方式以及教养行为,最终实现促进儿童认知的健康发展。

社会认知理论认为人的行为的改变是个人、行为和环境三者之间相互作用和相互影响的结果,是从人际水平层面解释人类复杂行为的形成过程。按照这一理论,对儿童认知发展促进的干预应从个人、行为和环境这三方面入手。健康信念模式认为健康信念的形成是人们接受劝导、改变不良行为、采纳健康行为的基础和动因,健康信念是个体水平的重要影响

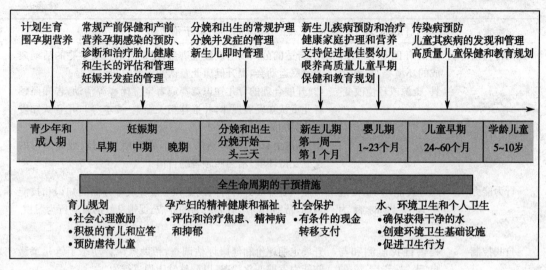

图 4-2　全生命周期的干预措施

引自：http://dx.doi.org/10.1016/S0140-6736（16）31390-3 Pia R Britto，Stephen J Lye，Kerrie Proulx，Aisha K Yousafzai，Stephen G Matthews，Tyler Vaivada，Rafael Perez-Escamilla，Nirmala Rao，Patrick Ip，Lia C H Fernald，Harriet MacMillan，Mark Hanson，Theodore D Wachs，Haogen Yao，Hirokazu Yoshikawa，Adrian Cerezo，James F Leckman，Zulfi qar A Bhutta，and the Early Childhood Development Interventions Review Group，for the Lancet Early Childhood Development Series Steering Committee＊． (2016).Advancing Early Childhood Development：from Science to Scale 2 Nurturing care：promoting early childhood development.Lancet Series on Child Development，October 4，2016

因素之一。该理论已被成功用于预测和干预多种健康行为,适用于促进照顾者对儿童认知发展理念的理解以及纠正不良好的教养行为,是改善儿童认知发展,促进良好行为的重要理论基础。

综合运用社会认知理论和健康信念模式两种理论,对照顾者的科学教养行为进行分析和诠释,提升照顾者对教养行为的理解,营造良好的教养氛围,促进良好教养行为习惯的养成(表 4-2 和图 4-3)。

表 4-2　社会认知理论在儿童认知促进项目中的应用

概念	干预含义	干预活动
交互决定论	环境因素影响个体和人群,但个体和人群也能影响环境并调节自己的行为	向家长和所有照顾者宣传科学教养和儿童认知健康发展的重要性和好处,展开相关教养知识和儿童早期认知发展评价的知识介绍以及培训,赠送儿童认知发展以及科学教养的海报和光盘,鼓励照顾者学习、沟通以及分享,纠正不正确的教养观念(比如不要输在起跑线上,棍棒底下出孝子等落后观念),促进照顾者科学教养行为的养成
观察学习	通过参与人际交流、活动或媒体展示,尤其是通过同伴模式,来学习形成新的行为	(1)针对缺乏良好教养知识的照顾者,组成各种分享小组,小组内自我学习以及相互讨论彼此育儿知识、方式和技巧,设定良好行为目标并互相帮助,彼此监督; (2)邀请有良好育儿知识和经验的照顾者讲述自身做法与体会,强化照顾者良好教养行为

续表

概念	干预含义	干预活动
提供行为条件	提供有助于行为形成的环境条件，如工具、资源或环境改变	(1)合适的公共场所设置宣讲台，定期组织相关主题的活动或者家庭运动会，提升健康儿童认知发展的知识掌握； (2)开展合理的育儿知识竞赛或者宝宝比赛等活动，告知照顾者儿童认知发展规律，并推荐相关绘本、读本等与儿童认知发展相关的阅读材料； (3)邀请全家共同参与智力活动，营造相互支持、彼此学习的家庭支持环境，增强照顾者的自信
行为能力	通过技能培训，促进反复实践的行为学习	对照顾者开展针对行为改变和习惯养成等方面的知识和技能培训，帮助其科学教养行为的养成，促进良好的教养行为习惯
自我控制	提供自我监测和与自己制定合约的机会	开展定期评价和健康评估调查，帮助照顾者动态了解儿童认知能力发展变化状况，以调整健康促进行为

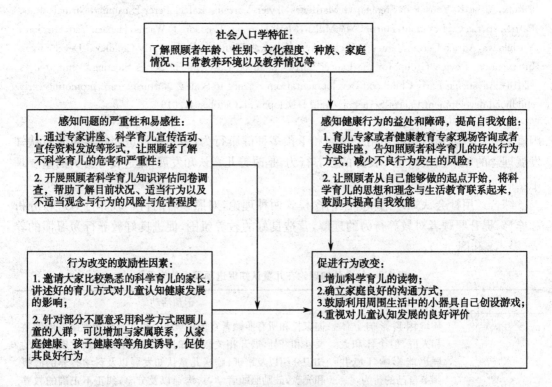

图 4-3 儿童认知促进行为的健康信念模型

改编自：Lancet Series on Child Development. http://dx. doi. org/10. 1016/ S0140-6736（16）31389-7,2016 年 10 月 6 日

三、干预策略与措施

根据社会认知理论和健康信念模式，要促进儿童早期的认知发育，需要有明确的计划和

行动框架,而且这些计划和行动框架需要联合政府、社区、社会组织以及家庭共同努力,才能最终达到相应的目的。

1. 明确项目目的　儿童的认知促进是中国家庭非常看重的内容,无论是照着书来养孩子,还是广泛存在人们概念中的"不要输在起跑线上",都关注着儿童的认知发育,但是很多照顾者对该怎样科学促进儿童认知发展并不清楚,所以项目目的在于改善照顾者对儿童认知发育的促进行为。

2. 分析和定位目标人群　儿童认知促进的主要来源是直接提供照顾的人群,所以项目目标人群是提供儿童照顾的家人、保姆、社会保育养育机构以及社会组织的工作人员。

3. 确定关键信息　针对儿童认知发育的促进活动可以分为3种类型:针对性(针对具有遗传性病因或者出生时期发生意外的儿童,比如自闭症儿童、脑瘫儿等)、选择性(针对面临风险的亚群,比如面向教育环境不良的儿童)和普及性(全面覆盖所有儿童)。对于儿童认知发育促进行为来说,这3类都是健康教育和健康促进需要面对的人群。

在开展儿童认知发育促进项目中,针对性的健康干预主要关注具有遗传或者某种智力不足儿童的照顾者,需要鼓励他们了解儿童智力发展的特征,以及如何面对这种智力问题,应该采用的适当方式,确定的关键信息就是"不要让任何一个孩子掉队,每一个孩子都有自己的发展";面对那些处境不良的儿童,比如留守儿童、失亲(单亲或双亲)儿童、福利院儿童的照顾者等进行选择性健康干预,主要针对他们所能接受到的智力刺激不足,确定的关键信息是"鼓励孩子的全方位发展";针对所有儿童的照顾者进行普及性健康教育,确定的关键信息是"发挥每个孩子的长处,让他成为最好的自己"。

4. 传播渠道　结合中国不同民族不同地区的儿童照顾行为,可以选择的传播渠道很多,主要包括电视、广播、视频、社区宣传、面对面宣传等方式。可以采用举办儿童运动会,亲子趣味活动,儿童话剧等方式来传播相关的知识和概念。

一般情况下,在儿童早期发展中,父母、家庭和社区对儿童的影响至关重要,所以鼓励家长采用低成本的活动,比如讲故事、唱歌、使用日常生活的器具作为智力活动的玩具等都是对儿童认知促进的重要手段。因此,鼓励家长跟儿童多沟通,把儿童当作一个独立个体去讨论,给儿童提供多样化丰富的环境是保证儿童认知发展的基础;在社区或者居委会所提供的儿童活动场所中,适宜宣传和组织相关活动,指导家长采用适宜的行为是重要的手段。

借助非政府的手段来促进和保障健康教育的质量也是重要的措施。儿童早期教育的平台越来越多元化,从家访、临床接触、基于社区的小组活动到目前比较盛行的生态小环境塑造、媒体引导等,都是可以使用的传播渠道,但是需要关注于参与者的知识背景,着重于质量保证和干预效果。

5. 开发材料和预试验　根据不同目标人群和传播方式开发相应的教育材料,包括各种宣传册、宣传画、录像带、视频短片、指导手册等。

还可以采用编制相关的歌曲、运动活动、亲子互动游戏等方式传播健康的照顾行为,提升照顾者对儿童认知发育的关注程度。

6. 制定活动实施方案　当教育材料和宣传材料研发出来以后,还需要有一揽子的计划来指导活动的开展,针对每一种教育材料都应该有相关联的活动计划。可以通过全程免费的儿童教育教养节目,促进儿童照顾者对认知发展的理解,聘请有影响的人物进行演讲,组织宣传车到社区宣传,鼓励各种创新性方法来强调儿童认知发育的重要性,针对不同地区不同民族和不同语言的地区开发针对性的宣传材料,结合不同地区的民俗和养育行为进行宣传教育。

7. 设计综合项目　针对儿童认知发育促进的活动,比较适合于与其他项目合并开展,例如可以与针对儿童情绪安全感促进计划等活动同时进行;与此同时,也要关注留守儿童、孤儿等不同境遇儿童,对他们开展阅读促进活动,提供免费教学活动,及时进行人员培训等,提升儿童健康教育工作效能。

四、项目效果评价

针对儿童的认知发育健康水平的促进效果,可以从多个方面进行评价。

儿童情绪和心理不健康时常伴随儿童的生理不健康,因此可通过儿童疾病或智力问题的流行病调查进行效果评价,如通过对学习不良儿童的检测率、智力迟滞儿童的医院检出率等进行检验。

整个干预项目期望通过多种途径,根据不同需求来进行针对性的干预,目的都在于通过改善照顾者的教养方式和科学育儿的教育理念,最终达到促进儿童认知健康发展的目的。

第四节　倡导促动理论在促进母乳喂养中的应用

婴幼儿时期的喂养和营养是儿童早期发展的重要内容,并且对儿童终生的健康发展发挥着至关重要的作用。母乳喂养作为保障儿童营养与健康的重要措施之一,不仅可以降低儿童的死亡率,而且对儿童健康带来的益处可以延续到成人期。

母乳作为婴儿的第一天然食品,为婴儿出生后最初6个月提供了所需的全部能量和营养素,在婴儿1岁前的后半年(6～11月龄),母乳也满足了婴儿50%及以上的营养需要,在婴儿1～2岁时,母乳仍可满足婴幼儿1/3的营养需要。

为支持、促进和保护母乳喂养,我国政府将"生后6个月纯母乳喂养率达到50%"作为重要指标,先后纳入《中国儿童发展纲要(2000—2010)》和《中国儿童发展纲要(2011—2020)》。2007年,原卫生部正式颁布实施我国《婴幼儿喂养策略》,明确推荐"生后6个月进行纯母乳喂养,并继续母乳喂养到2岁及以上"。为了促进"最初6个月纯母乳喂养"策略的落地实施,世界卫生组织和联合国儿童基金会建议,所有医疗机构产科应该在婴儿出生的头一个小时内就开始母乳喂养。

然而,实现这一国家目标仍面临严峻挑战。根据国家卫计委2014年公布的数据显示,我国的母乳喂养率呈持续下降趋势,其中纯母乳喂养率在16年间下降了近40%,0～6月龄婴儿纯母乳喂养率为27.8%,其中农村为30.3%,城市仅为16.8%,远低于国际平均水平(38%)。同时,很多调查研究发现,由于年轻家长对母乳喂养优越性的认识不足,1～2岁儿童继续母乳喂养率也出现逐年下降的趋势。因此,继续加强母乳喂养的健康教育与健康促进工作已经迫在眉睫。

一、母乳喂养的相关影响因素

影响母乳喂养的因素包括3类:倾向因素、促成因素和强化因素,每一类因素都对母乳喂养的行为产生不同影响。①倾向因素:即产妇、乳母的个人素质,存在于母乳喂养行为之前,是产妇、乳母之所以采取母乳喂养行为的原因和动机,包括产妇自信心、价值观、母乳喂养知识的掌握、母乳喂养技能的掌握、分娩方式和奶量等。②促成因素:也存在于母乳喂养行为之前,是使母乳喂养行为动机或愿望变成现实的必要技术和条件,包括医疗保健人员对母乳喂养的信心和态度、对产妇的同情心和鼓励、母乳喂养技能掌握情况、产科尽早开奶、母婴同室和喂养指导的服务能力、母乳喂养情况列入医院考核指标、上级对母乳喂养的监督指导、社会对母乳喂养的舆论支持、大众传播媒介对母乳喂养的宣传提倡、代乳品的大量且片面的宣传、哺乳地点离家近或工作场所是否有哺乳室等。③强化因素:存在于母乳喂养行为发生之后,它对母乳喂养行为有持续的支持、鼓励或抑制作用,使母乳喂养行为得以坚持或放弃,包括家庭成员的母乳喂养知识水平、婆婆/母亲、丈夫的支持(重视乳母的营养、休息、心情愉快及适当减少劳累,并督促乳母坚持母乳喂养)、同事、同伴、邻居的影响(其母乳喂养的成功与否)、亲友支持(不用高档代乳品作为新生儿礼品)、单位领导的支持(切实落实有关有利于母乳喂养的政策)、保健工作者及时提供帮助与支持等因素。

　　将这3类因素在母乳喂养健康教育中对促进母乳喂养行为的重要性程度和经健康教育的可变潜力,按照高、中、低级进行分类,详见表4-3。

表4-3　影响我国母乳喂养的倾向因素、促成因素、强化因素及可变潜力

影响母乳喂养的因素	对促进母乳喂养的重要性	经健康教育可变潜力
倾向因素		
自信心(坚信有能力用自己的乳汁喂哺自己的孩子)	高	高
价值观(孩子的健康比暂时的经济收入、自己的健康或体型重要)	高	高
母乳喂养知识的掌握	高	高
母乳喂养技能的掌握	高	高
健康状况	中	中
分娩方式	中	中
奶量	高	高
促成因素		
医疗保健人员对母乳喂养的信心和态度	高	低
医疗保健人员对产妇、乳母的同情心和鼓励	高	低
医疗保健人员熟悉母乳喂养的知识和具体技能	高	低
产科服务能力(尽早开奶、母婴同堂、指导产妇喂哺等产房制度)	高	低
妇幼保健人员服务能力(产后访视时的母乳喂养技术指导)	高	低
母乳喂养情况列入医院考核指标	高	低
上级对母乳喂养的监督指导	高	低
社会对母乳喂养的舆论支持	高	高
大众传播媒介对母乳喂养的宣传提倡	高	低
代乳品的大量且片面的宣传	高	低
社会支持:产假3个月工资、奖金全发	高	低
哺乳假1个月工资、奖金全发	高	低
哺乳期喂奶时间有保证	高	低
哺乳地点离家近或工作场所有哺乳室	高	低
强化因素		
家庭成员的母乳喂养知识水平	高	高

续表

影响母乳喂养的因素	对促进母乳喂养的重要性	经健康教育可变潜力
婆婆/母亲、丈夫的支持(重视乳母的营养、休息、心情愉快及适当减少劳累,并督促乳母坚持母乳喂养)	高	高
同事、同伴、邻居的影响(其母乳喂养的成功与否)	中	高
亲友支持(不用高档代乳品作为新生儿礼品)	中	高
单位领导的支持(切实落实有关有利于母乳喂养的政策)	高	高
保健工作者及时提供帮助与支持	高	高

引自:周黎明.蔡文玮.浅议我国促进母乳喂养健康教育的重要性及其策略.中国妇幼保健,1993(1):32-34.

由表 4-3 可见,促进母乳喂养健康教育的对象广泛,既有社会群体教育,又有重点目标人群的教育。同时,由于母乳喂养受心理、精神情绪及家庭、社会环境等多方面影响,是一种脆弱易变的行为,更加需要应用健康行为理论,为促进母乳喂养行为的建立、促成和强化提供更为有效和持久的健康促进策略与方法。

二、应用倡导促动理论推动母乳喂养健康教育

针对母乳喂养的影响因素广泛、行为脆弱易变特点,在母乳喂养的健康教育工作中应用较为广泛的一个健康行为理论是倡导促动理论。倡导促动理论的核心是社会动员,包括政策倡导促动(policy advocacy)和大众倡导促动(public advocacy)两方面。

母乳喂养的诸多影响因素中,既包括对医疗保健机构母乳喂养的监督指导、将母乳喂养情况列入医院考核指标,也包括专业人员的母乳喂养知识和技能掌握情况,以及单位领导的支持(切实落实有关有利于母乳喂养的政策)、保健工作者及时提供帮助与支持等因素,这些因素都涉及需要政府制定有利于母乳喂养的政策和相关立法来推动。为此国家通过创建爱婴医院和颁布实施《母乳代用品销售管理办法》进行政策倡导促动,在推动母乳喂养和提高母乳喂养率方面发挥了重要作用。

大众倡导促动系指任何形式的宣传鼓动和舆论倡导活动。将母乳喂养作为一场启蒙运动,唤起民众意识,靠人们自觉的行动来改变自己的行为。对母乳喂养进行大众倡导促动,实际上是一个大众教育的过程。大众倡导促动方法在改变人们对母乳喂养的态度和行为方面比单纯采用面对面的健康教育更具有优势。健康教育通过教育的手段来增加人们的知识,提高人们的意识,从而达到改变人们态度和行为的目的。健康教育的重点在于改变人们的认识层面,而事实上认识的提高并不意味着行为的必然改变。如果从大众倡导促动的视角来改变人们的健康行为,针对行为目标进行一系列的社会活动,能够获得更好的社会效果。对于母乳喂养这样长期存在的问题,在人们已具备了基本知识的情况下,方能采用倡导促动的策略。

三、计划框架与干预策略

根据倡导促动理论,要保证儿童早期的母乳喂养,需要有明确的计划和框架,而且这些计划和框架需要联合政府、社区、社会组织以及家庭共同作用,最终才能达到相应

的目的。

1. 设立项目目标 母乳喂养是对母子健康都非常重要的喂养措施,但由于受市场上配方奶商业营销的影响,同时母乳喂养的过程中,因为产假时间短、单位支持力度不足以及自身奶量少、乳腺疾病以及缺乏母乳喂养正确技巧与方法指导等多种因素,导致真正能够做到纯母乳喂养坚持到 6 个月的比例不高。所以项目目的在于促进母亲及家人对母乳喂养优越性的了解,并通过世界母乳喂养周活动等大众倡导促动,让母乳喂养成为一种社会"时尚"。

2. 分析和定位目标人群 为限制针对两岁以下婴幼儿的食品营销,1981 年召开的世界卫生大会批准了一项全球性守则,即《国际母乳代用品销售守则》(以下简称《守则》);中国已于 1995 年通过了一项法规,然而,婴幼儿食品公司运用各种精明老道的营销手段,而该守则往往对此无法有效约束。

实际上,用作健康教育的预算根本无法与婴幼儿奶粉营销的巨额花费相比较,并且宣传母乳喂养多是零散的、面对面交流的方式,缺少有吸引力的多媒体传播手段,面对这一局面,首要工作应该是加强《守则》的实施和监管。

因此,项目目标人群首先是提供母乳喂养专业咨询指导的卫生专业技术人员,其次是提供母乳喂养的孕妇、乳母及其家人。最后是促进母乳喂养的社会支持环境,包括在医院内禁止婴儿奶粉的广告营销、公共场所和工作场所中设置哺乳室,以及有规模的母乳喂养倡导行动等。

3. 确定关键信息 母乳喂养是一个自然行为,同时也需要学习。母亲和其他照护者在开始和持续进行适宜的母乳喂养时需要得到积极的支持。首先,为加强医疗机构产科制度建设,确定的关键信息就是"母乳喂养十项措施",通过培训医疗保健人员,最终营造保护和支持母乳喂养的适宜环境。

WHO《促进母乳喂养成功的十点措施》具体包括:

(1)有书面的母乳喂养政策,常规地传达到所有保健人员。

(2)对所有保健人员进行必要的技术培训,使其能实施这一政策。

(3)要把有关母乳喂养的好处及处理方法告诉所有的孕妇。

(4)帮助母亲在产后半小时内开始母乳喂养。

(5)指导母亲如何喂奶,以及在需要与其婴儿分开的情况下如何保持泌乳。

(6)除母乳外,禁止给婴儿吃任何食物及饮料,除非有医学指征。

(7)实行母婴同室,让婴儿和母亲一天 24 小时在一起。

(8)鼓励按需哺乳。

(9)不要给母乳喂养的婴儿吸橡皮奶头,或使用奶头作为安慰物。

(10)传达母乳喂养支持组织已建立的信息,并将出院母亲转给这些组织。

4. 确定传播渠道 母乳喂养健康教育可以选择的传播渠道很多,传统渠道包括电视、广播、视频、社区宣传、面对面宣传等方式。为支持和促进母乳喂养,国际母乳喂养行动联盟(WABA)确定每年 8 月 1 日至 7 日为"世界母乳喂养周",旨在促进社会和公众对母乳喂养重要性的正确认识和支持母乳喂养。目前在全球已有 120 个国家参与此项活动。

"世界母乳喂养周"期间,全国各地将围绕当年的主题,采取多种形式,广泛开展母乳喂养、儿童营养与喂养知识传播活动,达到全社会积极参与和支持母乳喂养,拓宽母乳喂养内涵,创造爱婴、爱母社会氛围的良好效果。以2013年8月1～7日第22个世界母乳喂养周为例,当年的主题是"支持母乳喂养:贴近母亲",活动的主要目标包括:一是提高群众对母乳喂养和持续哺乳相关知识的认识;二是开展同伴咨询活动;三是对母乳喂养支持者进行培训,使其更好地服务母亲和婴儿;四是让分娩后的妇女在社区仍然能够获得支持和帮助;五是落实《促进成功母乳喂养十项措施》,促进纯母乳喂养。

5. 开展综合干预项目 典型例子为母爱10平方行动。这是由中国疾病预防控制中心妇幼保健中心与联合国儿童基金会于2013年共同发起,旨在以侧重实践和鼓励参与的方式推广母乳喂养。该活动号召全社会共同参与并提供支持,为母亲们提供一个安全洁净、私密性好的空间,方便她们进行母乳喂养,无论是在商场等公共场所还是办公室里。人们还可以下载"母爱10平方"移动客户端应用软件,该软件可以显示出全国各地加入"母爱10平方"活动的母乳喂养室的具体方位,这样妈妈们就能够很方便、快捷地找到就近的母乳喂养室。

来自各行各业的活动参与者在为母亲们提供母乳喂养空间的同时,也为促进母乳喂养的推广做出了贡献。这项活动的成功举办以及企业参与公益事业的合作模式获得了国际认可。"母爱10平方"活动在全球最大创意设计盛会——戛纳广告节上荣获健康类"铜狮奖"。

虽然扭转母乳喂养的下滑趋势依然任重而道远,但这项创意推广活动有了来自包括企业在内的社会各界共同参与,这项大众倡导促动活动的成功推广还得益于在社交媒体平台上的广泛传播。目前该活动已覆盖了全中国超过90个城市,让母乳喂养正在成为一种社会"时尚"。

6. 效果评价 针对母乳喂养现状改善的促进效果,可以从多个方面进行效果评价。如通过6月龄内纯母乳喂养率来进行现场评价:6月龄纯母乳喂养率一般通过24小时回顾方式来获得;通过对卫生专业技术人员进行母乳喂养十项措施的抽测调查,了解医疗机构母乳喂养促进和保护的改善程度。另外,还可以通过大众对母乳喂养的观念和态度来反映社会对母乳喂养的支持氛围情况。

第五节 强化理论与群体心理理论在提高农村婴幼儿养育照护质量中的应用

一、项目背景

(一)我国农村地区养育照护质量现状

作为婴幼儿的主要养护人,家长在养育照护中的作用毋庸置疑。而我国农村地区主要养护人对于婴幼儿的养育照护质量却令人担忧。由于针对家长的儿童早期发展教育工作的不足,造成了我国农村婴幼儿家长的3个实际问题:养育知识缺乏、养育支持环境亟待改善、留守儿童持续存在。

在养育知识层面,主要表现为:家长文化程度偏低;养育意识不强、早期喂养和营养知识缺乏,健康素养有待加强;家长对于儿童的回应性照护和有效亲子互动十分缺乏。许多家长难以辨识儿童实际需求与情感表达,忽视儿童的情感表达可导致儿童难以积极成长,甚至出现发育迟缓的现象。农村地区婴幼儿家长还存在养育环境支持严重不足的问题。科普材料不足,且现有材料重理论轻实操。和城市儿童堆积如山的玩具和绘本相比,农村儿童的玩具、书籍严重缺乏。

在农村地区,另一个严峻的问题就是留守儿童。调查显示,我国农村地区婴幼儿祖辈看护现象十分普遍,高达 89.3％之多。据全国妇联 2011 年调查显示:我国小于 5 岁的留守儿童(将父母其中一方或者双方均不在身边的农村儿童定义为留守儿童)高达 2 300 万之多。而在 2016 年由民政部、教育部、公安部共同进行的留守儿童调查显示,我国存在 902 万留守儿童(将父母双方均不在身边的农村儿童定义为留守儿童)。由此可见,在农村地区祖父母和外祖父母同样是十分重要的养护人群。然而,多年来养成的养育经验和传统习惯难以改变。

(二) 养育照护质量的重要性

《柳叶刀》杂志于 2016 年发布的儿童早期发展工作最新研究提示,从母亲怀孕前期到儿童 3 岁之间是儿童生长发育中至关重要的阶段。在此阶段中,儿童脑神经突触形成最为迅速,感知觉及语言能力习得最为敏感,认知能力发育逐步开始。此时,家长如果不能给予儿童适宜的引导与相应照顾,所造成的儿童未能充分发展其潜能,甚至出现发育迟滞问题,将对儿童终生发展造成危害,并且难以弥补。由此可见,高质量的养育照护对于儿童早期发展工作的重要性。

为此,联合国儿童基金会于 2016 年提出,养育照护(nurturing care)应当包含儿童生理、心理和社会发展的所有重要元素,即健康保健与营养(如产前保健、母乳喂养、充足的营养等)、回应性照护(及时、传递爱与安全感)、安全保障,远离危险(儿童保护、预防意外伤害)与学习和探索世界的机会(阅读、讲故事、探索的机会)等各个层面,如图 4-4 所示。

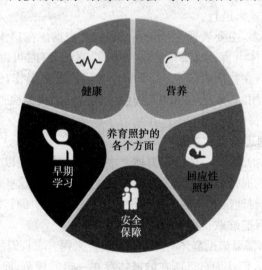

图 4-4 养育照护涵盖范围

依据"养育照护"这一定义,儿童早期发展工作者所需要做的就是加强健康指导和行为干预不断提高儿童家长对于自己作为看护人这一重要角色的认识,进而提高儿童养育质量。由于婴幼儿自出生伊始,绝大多数时间是和自己的父母和/或祖辈共同度过的,想要改变养育过程中所存在的问题,提高养育质量,就必须改变儿童看护人的行为。

二、强化理论与群体心理理论模型分析

本项目主要借助强化理论与群体心理理论，通过在农村儿童家长中组建养育照护小组，开展群体活动来达到最终目的，具体模型分析如下。

（一）借助强化理论增强养育照护者养育能力

在我国农村地区家长养育知识缺乏的问题上，需要借助强化理论来对症下药。首先，需要针对农村地区家长对养育重要性的认知进行强化干预。在干预项目已经普遍采纳宣讲、咨询等教育形式的基础上，进而采用更加生动、直接的信息传递和技能训练方式。例如，让家长亲自参与、尝试，采取切身体验感的形式。需要注意的是：当家长能够真正体会到某种育儿方式能够为自己和孩子带来好处的时候，并不一定代表他们就会做出改变。长期形成的养育习惯会因为习以为常而很快替代家长刚刚尝试过的更加科学的育儿行为，此时健康教育工作者就需要借助强化理论对家长进行持续的行为强化，使其逐步养成新的育儿习惯，直至旧的习惯被新行为代替为止。

正强化，即鼓励积极行为、忽略消极行为，有助于帮助塑造新的行为习惯。因此在实际操作过程中，引导员需要明确正强化这一法则，将其视为行为塑造的核心所在。在指导家长积极养育行为、邀请家长实际操练的过程中，不仅需要强调相关知识与技巧的正确性，同时应当着眼于家长表现良好的一面，大到家长们所呈现出的优良养育行为、短期内的明显态度变化、在某一养育问题上的显著转变等，小到家长们的一次积极提问、按时出席活动、专心参与操练环节等，引导员都应当及时、明确指出并予以大力表扬。相反地，当家长呈现出消极行为时，引导员应当尽量避免批评，尤其是当众批评，因为这会大大伤害到家长的自尊心，进而导致加大后续行为塑造的困难。如果遇到必须指出的问题，可以通过表扬他人积极行为或者私下委婉劝导的方式来进行。

正强化的方式有很多，主要表现为口头表扬和物质表扬。在口头表扬时，引导员应当注意自己的口头语言和肢体语言。口头语言应当中肯、真切，有时可以使用一些幽默的言语，而语调应当温暖，真诚。在物质表扬上，需要综合实际情况来操作，例如给行为改变较为明显的家长赠送基本生活用品，或是为婴幼儿提供免费的健康状况检查，以达到促进主要养育者养育行为改善的最终目的。

（二）借助群体心理理论强化效果

群体心理理论明确指出，当个体处于群体之中时，其情绪感受以及对于事物的反应都会有所增强，这是因为人们通常知晓外界是如何评价他们的，并且这些评价会对人们的行为造成或多或少的影响。农村地区儿童的主要养护者重视在群体中的认同感，因此，对于他们来说，在群体中实施该项目能够取得更加显著的效果。

在项目实际实施中，需要借助群体心理的4个特征来提升家长们的养育照护质量。4个主要特征为：①认同意识：人们认为自己所在的群体存在一定的规范，而自己也愿意遵从这些规范，和大家保持共同的意识与评价；②归属意识：个体对于一个群体会存在一定的依赖感，希望在该群体中获得归属感；③整体意识：每个群体都存在其整体性，一般说来整体意识越强，维护群体的意识也越强，行为就越具有和群体其他成员的一致性，反之亦然；④排外意识：排斥其他群体的意识，这也是整体意识的一个体现。在建立养育照护小组之初，应该明确强调家长们需要遵守的规则和需要完成的任务，同时还需要建立一些小组特有的活动或标志来建立小组的独特性，让家长们形成归属意识和整体意识。特别需要注意的是，尽量降低家长们的排外意识，因

为这对于新加入小组的家长和孩子们来说是极大的挑战。综上所述,养育照护小组需要依据以上要求为小组成员设立规则与任务。

三、小组活动实施要点

(一) 项目优势分析

养育照护小组无论是对于妈妈/婆婆,亦或是对于孩子而言,都可谓是受益匪浅。养育照护小组最重要的目的在于教会看护人们如何通过学习相关知识、实操相关技能来为宝宝创建一个利于成长的适宜环境。对于看护人而言,养育照护小组的意义在于为他们创建一个安全港湾来分享养育中的问题、经验与想法,从而帮其解决养育中出现的诸多困难。对于婴幼儿而言,养育照护小组的意义在于帮助他们去探索外在世界,并且发展语言/交流、社会情绪、精细动作与大动作等技能,此外还可以为他们提供一个稳定的环境来帮助他们和自己的家长及其他同龄人不断互动。

相较于传统说教方式而言,养育照护小组借鉴了健康行为理论,深入剖析农村地区主要养育照护者的实际养育水平和行为塑造机制,更加有助于看护人的技能提高和行为塑造。此外,借助强化理论与群体心理理论设计的相关活动更加适宜于农村地区主要养护者与婴幼儿行为规律,在符合他们生活规律和行为规则的状况下进行活动设置,无疑会对农村地区主要养育照护人的养育照护行为起到积极作用。

(二) 设立活动规则

组织实施养育照护小组活动,需首先制订出引导员和小组参与者共同遵守的活动规则。

1. 尽量参加每一次活动。如果不能参加,请提前告知引导员。

2. 请提前到场并且和组员有所互动。

3. 如果其他组员提到十分敏感的话题,请倾听并且帮助他们。任何关于人性问题的谈话都需要被保密,不要私下传播。

4. 请尊重其他人的观点。

5. 和他人共同分享小组时间不要独自掌控整个讨论。

6. 当有任何想法、建议、提议时,请及时反馈给引导员。

7. 参与自愿性。无需做那些自己不愿做的事情,只要分享那些让自己觉得舒适的事情即可。

(三) 婴儿喂养小组活动的组织实施

下面,通过一个婴儿喂养小组活动的具体示例,展示小组活动的组织实施过程与步骤。

1. 欢迎并签到

(1)分发点心与饮品,播放音乐,为儿童提供玩具,等待未到人员;

(2)强调小组规则,当有新的成员加入时,重新介绍小组规则;

(3)预热问题:

● 宝宝这一周心情怎么样?(开心、玩闹、安静?)

● 回顾上次活动(选择一个问题)

2. 育儿课堂:如何喂养宝宝

(1)讨论:你的宝宝是怎么吃东西的呢?请描述一下你是怎么喂养自己孩子的,或者描述一下你观察到的其他人是怎么喂养孩子的?你会不会担心孩子的营养?

(2)关于积极喂养方法的建议:

● 面对面直接喂孩子;

● 慢慢地有耐心地喂孩子,需鼓励而非强迫他;

● 尝试用不同食物的组合、口味、质地和方法,鼓励孩子进食;

● 在喂食过程中尽量避免干扰;

● 请记住喂食是一个充满学习与爱的过程——请和孩子说话,并保持眼神交流;

● 当宝宝可以独自坐起来的时候,把他放在靠近桌子或者你的腿上,这样他就可以和家人一同分享进食时光;

● 当宝宝开始吃固体食物的时候,需要慢慢来(大约 3～4 勺),等待 3～5 天看看宝宝对吃这种食物有没有什么问题,比如过敏。在确定没问题之后,就可以给宝宝增添新的食物了;

● 你的目标是教孩子自己进食。

(3)关于食物准备的一些建议:

● 在准备食物之前用香皂和清水清洗双手和餐具;

● 蔬果需要用大量的清水洗净;

● 为了保留食物里的维生素和微量元素,果泥、粥和辅食里的水也应该保留;

● 在确定温度和口味都没问题之后再给宝宝吃;

● 随着宝宝逐步长大,慢慢可以在食物里添一些盐、糖和调料;

● 肉(如鸡肉和牛肉)和鸡蛋必须确保熟食。

3. 示教与练习:如何喂养你的宝宝

(1)材料:盘子或小号的深碗、餐勺、一种或两种蔬菜(胡萝卜、土豆、西葫芦、绿叶蔬菜或者菠菜)以及水果(苹果或者香蕉)。示教时最好使用富铁食物,例如绿叶蔬菜等。

(2)指导语:

● 目前为止,宝宝的饮食依然是母乳喂养。母乳依然是保证宝宝健康的最重要的食物,但现在他正在长大,引进新的辅食变得很重要。在喂宝宝进食时注意跟你的宝宝说话,在他探索新食物的时候教他新的知识。

● 小组引导员会与妈妈进行一次互动示教。让我们用蔬菜(例如,西葫芦、胡萝卜、绿色蔬菜或菠菜)准备一份非常简单的蔬菜泥。用少量干净的水将食物煮软。将食物从水中捞出,用餐勺将食物压碎至没有大块。如果你需要更多水分,可以加一点白开水。现在你可以喂给宝宝了。

● 同样可以使用水果(例如,香蕉、苹果、梨或芒果)做辅食。记得开始时缓慢添加。

● 用餐时是很好的机会来和宝宝练习说话和一起学习。用餐时,你可以向宝宝展示如何使用碗和勺子,告诉宝宝他正在吃什么,甚至可以教他一些新的东西!比如说,当你喂他香蕉的时候,可以说:"这是你的香蕉。小猴子吃香蕉。香蕉是黄色的。"

4. 小讲座:婴儿营养

● 给小组引导员的提醒:向小组成员强调富铁食物的重要性。向小组成员解释宝宝出生时从母体获得了足够的铁,这种状态会一直持续到 6 月龄。到这个月龄的宝宝则需要开始进食含有丰富铁元素的食物了。富铁食物包括:豆子、谷物、绿叶蔬菜(例如,油菜、豌豆和绿豆)以及肉类(例如,牛肉、鸡肉和鱼)。宝宝 6～8 月龄时,每日提供 2～3 次辅食,当宝宝 9～11 月龄时,增加至每日 3～4 次。

5. 宝宝合唱(5 分钟):妈妈和宝宝们一起唱儿歌、互动。

6. 道别并安排下次活动。

(关宏岩 胡 平 许梦雪)

参考文献

1. 戴耀华,关宏岩.儿童早期综合发展.中国儿童保健杂志,2004,13(4):327-329.

2. Black M. M, Walker S. P, Fernald L. H et al. Advancing Early Childhood Development: From Science to Scale. The Lancet, 2016.

3. 用一代人的时间弥补健康差距(中文版).世界卫生组织:人类健康社会决定因素工作委员会,2009.

4. Lonstein J S, Lévy F, Fleming A S. Common and divergent psychobiological mechanisms underlying maternal behaviors in non-human and human mammals. Hormones & Behavior, 2015, 73: 156-185.

5. Grantham-McGregor S, Cheung YB, Cueto S, et al. Developmental potential in the first 5 years for children in developing countries. Lancet 2007; 369: 60-70.

6. Condeagudelo A, Díazrossello J L. Kangaroo mother care to reduce morbidity and mortality in low birthweight infants. Birth, 2003, 30(2): 133-134.

7. Gordon RS. An operational classification of disease prevention. Public Health Rep 1983; 98: 107-109.

8. 田向阳,程玉兰.健康教育与健康促进基本理论与实践.北京:人民卫生出版社,2016.

9. Campbell F, Conti G, Heckman J J, et al. Early childhood investments substantially boost adult health. Science, 2014, 343(6178): 1478-1485.

10. Britto P R, Perez-Escamilla R. No second chances? Early critical periods in human development. Introduction. Social Science & Medicine, 2013, 97(4): 238-240.

11. Wachs T D, Rahman A. The nature and impact of risk and protective in fiuences on children's development in low-income countries. In: Britto PR, Engle PL, Super CM, eds. Handbook of early childhood development research and its impact on global policy. New York, NY: Oxford University Press, 2013: 85-122

12. Kolb B, Whishaw IQ. Fundamentals of human neuropsychology, 5th edn. New York, NY: Worth Publishers, 2003.

13. Huttenlocher P. Neural plasticity: the effects of the environment on the development of the cerebral cortex. Cambridge, MA: Harvard University Press, 2002.

14. Victora C G, Bahl R, Barros A J, et al. Breastfeeding in the 21st century: epidemiology, mechanisms, and lifelong effect. Lancet 2016; 387(10017): 475-490.

15. Britto P R, Lye S J, et al. Nurturing care: promoting early childhood development. Lancet, 2016, 389 (10064): 91-102.

16. 郑频频.健康促进理论与实践.上海:复旦大学出版社,2011.

17. 马骁.健康教育学.北京:人民卫生出版社,2012.

18. 周黎明,蔡文玮.浅议我国促进母乳喂养健康教育的重要性及其策略.中国妇幼保健,1993(1):32-34.

19. 母爱10平方.联合国儿童基金会,中国疾病预防控制中心妇幼保健中心.http://10m2.unicef.cn/

20. 彭冉龄.普通心理学.第4版.北京:北京师范大学出版社,2012.

21. Domek G J, Cunningham M, Jimenezzambrano A, et al. Designing and Implementing an Early Childhood Health and Development Program in Rural, Southwest Guatemala: Lessons Learned and Future Directions. Advances in Pediatrics, 2017, 64(1): 381.

第五章

健康行为理论在传染病防治中的应用

第一节　传染病相关行为概述

随着社会经济的快速发展,医药卫生科学技术也取得了突破性进展。人类已经消灭了天花,基本消除了鼠疫,同时有效地控制了脊髓灰质炎、新生儿破伤风、病毒性肝炎(甲型、乙型、丙型和戊型)、流行性乙型脑炎、流行性脑膜炎等传染性疾病。然而,新发和再发传染病流行的隐患依然存在,结核病、艾滋病、性传播疾病等传染病疫情未见减少,部分疾病出现死灰复燃的现象。因此,传染病的流行仍旧严重威胁着人类健康,在偏远贫困地区更是如此。

一、传染病流行三环节与防控措施

传染病是由细菌、病毒、寄生虫等病原体引起的,能在人与人、动物与动物、人与动物之间相互传播的一类疾病。传染病有明确的病原体、有传染性,并可在一定条件下造成流行。传染病的流行需要3个环节,即传染源、传播途径和易感人群,缺乏任何一个环节,都难以造成传染病的流行。针对传染病发生、发展及流行的3个环节,预防控制传染病的主要措施包括管理传染源、切断传播途径和保护易感人群。

预防与控制传染病离不开健康教育与健康促进。通过健康教育与健康促进活动,提高人们的健康意识,逐步使人们纠正其健康负向行为,形成和巩固良好健康正向行为。针对传染病防控的3个环节开展健康教育与健康促进,主要有:一是保护易感人群,通过健康教育,提高大众的传染病防控意识和预防传染病的责任意识,帮助公众养成良好的卫生习惯,掌握必要的自我防护技能,科学合理地利用预防接种服务;二是切断传播途径,通过健康教育来帮助公众主动避免接触病原体或传染源,采取必要的个人防护措施,进行疫源地的"消杀灭"等;三是隔离传染源,通过健康教育来增强传染病患者避免病原体传播的责任意识,自觉配合专业部门或机构,切实做到传染源隔离各项措施,减少二代或三代病例的发生或流行。通过健康教育,普及传染病防治知识,还能够使人们及时发现、识别病原体和传染源,及时采取有效措施、避免其传播扩散。

二、传染病防控的影响因素

传染病传播或流行,除了与3个环节密切相关外,还受自然因素和社会因素的影响。自然因素如温度、湿度、植被、土质、降雨量等能影响病原体生存繁殖,促进或抑制动物传染源

与媒介节肢动物的活动,但对人群易感性的影响不明显。社会因素如文化水平、风俗习惯、宗教信仰、社会制度等,对传染病传播与防控的影响复杂,有些因素有利于传染病的防控,有些因素则不利于传染病的防控,如下所述。

(一) 有利于传染病防控的社会因素

1. 学习掌握传染病防控基本知识　掌握并遵守传染病防控及相关领域法律法规的要求,基本能辨别出呼吸道、消化道、疫源性及性传播传染病预防控制要点和基本技能,做到早发现、早诊断、早报告、早隔离及早治疗;能按照传染病 3 个环节来应对常见传染病。在应对突发传染病或新发传染病中,能积极配合与协助医疗卫生部门做好传染病防控,消除公众的恐慌心理等;树立健康道德,按要求做好职业防护和定期体格检查,积极主动配合防疫部门采取针对传染病防控的措施,配合做好医学观察或检疫。如在禽流感流行期间,避免前往鸟类公园及禽类聚集区;不要主动触碰各种禽类;若发现周边有违规养禽的现象,应立即前往居委会等相关部门或拨打相关热线进行举报。

2. 培养个人卫生习惯　培养良好卫生习惯,主要包括科学洗手、文明咳嗽、充足睡眠、增强体质、杜绝吸毒等。养成饭前便后勤洗手习惯。打喷嚏或咳嗽时用清洁的手绢或纸巾遮掩口鼻,不能用手遮掩口鼻,若一时来不及拿纸巾遮掩,可用手肘弯的衣服遮挡口鼻等。保证充足睡眠,儿童每天要保证 9～10 小时的睡眠时间;成年人每天要保证 7～8 小时的睡眠时间;老年人每天要保证 5～6 小时的睡眠时间。做到不吃不洁的、生的或半生的食物,生熟分开;做到不喝生水、饮用自然水源前要消毒。按要求严格处理消化道传染病患者的呕吐物和排泄物。

3. 保持居家健康环境　促使人们搞好室内外卫生,搞好粪便管理,清除垃圾,疏通污水沟,消灭蚊蝇滋生地,消灭苍蝇、蚊子、老鼠、蟑螂等四害。促使在自然疫源区域生活的人们保持居住周边的环境卫生,及时消毒圈舍,规范放牧,改变屠宰患病牲畜和随意抛弃患病牲畜尸体等不良习惯;及时给牲畜接种疫苗。

4. 及时开展预防接种　预防接种是预防、控制传染病的有效措施,通过疫苗和被动免疫制剂的使用,使个体和群体产生自动或被动免疫力,保护个体和群体不受病原微生物的感染和发病。通过宣传教育活动,增强公众预防接种基本知识和可信度,树立预防接种意识,促使人们自觉参与到预防接种活动中来,自觉接种国家一类疫苗和二类疫苗,形成有效的免疫屏障,有效控制疫苗可预防传染病的流行。

5. 采纳健康的生活方式　采纳有益健康的生活方式,如合理膳食、均衡营养、坚持锻炼身体,可提高机体的免疫力,增强身体素质,提高个人防控传染病的能力。

(二) 不利于传染病防控的社会因素

1. 人口流动频繁　随着社会经济快速发展,公众生产生活方式发生很大转变,人口流动频繁,对传染病的传播和流行带来不利影响。首先,城市流动人口居住密集,工作压力大,健康卫生意识淡薄,生活习惯和文化存在差异,预防接种情况不清楚等,均给传染病防控带来诸多难题。其次,由于外出务工多是青壮年,农村留守儿童、留守老人的卫生健康问题也不可忽视,主要表现有个人卫生及周边环境卫生差,缺乏健康意识,健康知识获取少,预防接种不全或无,不良的生活卫生习惯等。

2. 为获取经济利益猎杀销售野生动物　为了获取一定的经济利益,进入疫源区捕杀旱獭、野鼠等野生动物或禽类,或将患病牲畜屠宰后销售等行为,易造成鼠疫、禽流感等传染病在人群中传播或流行。

3. 不健康的生活卫生习惯　不健康的饮食卫生习惯主要有：饭前便后不洗手，饮用生水、生吃海鲜、生熟用具不分，购买三无产品或过期熟食品，喜欢吃野生动物等；其他不良的个人行为习惯包括：膳食营养结构失衡，运动和睡眠不足等；不节性欲，性伴侣多、不安全性行为或注射吸毒等；不健康的环境因素包括：居住环境周边卫生差，乱抛垃圾倒污水，随地便溺或吐痰，或人畜禽混杂，圈舍消毒不彻底等。

4. 抗生素滥用　抗生素是治疗感染性疾病的常用药物，可分为抗细菌作用、抗病毒作用及抗真菌作用抗生素等。抗生素滥用的后果主要有：对人体产生毒副作用，病原微生物产生耐药性，加重病情造成二重感染和延误病情等。

5. 社会对传染病偏见或歧视行为　由于人们对某些传染病防控知识认识不足，易引起对乙型肝炎、艾滋病、性病等传染性疾病患者或隐性感染者产生偏见或歧视等。社会偏见或歧视，不仅影响了患者或隐性感染者入托、入学、就业及升迁等，也会造成他们就医不及时或不配合相关部门做好传染病防控工作等，既影响了患者病情痊愈，也影响了传染病的预防与控制。

第二节　格林模式和行为分阶段改变理论在艾滋病抗病毒治疗中的应用

一、项目背景

艾滋病是由艾滋病病毒（human immunodeficiency virus，HIV）感染引起的一种严重危害人类健康的传染病。自 20 世纪 80 年代初被发现以来，艾滋病已夺去上千万人的生命，还有上千万被 HIV 感染的人在遭受病痛的折磨。中国艾滋病防治形势不容乐观，疫情每年上升趋势没有改变，且传播模式更加多元化，宣传与干预效果不一。艾滋病抗病毒治疗已成为国际组织和中国政府深入开展艾滋病防治工作的重要措施。中国艾滋病防治十三五规划明确将"3 个 90％"作为今后一个时期艾滋病防治的工作目标，其中两个为抗病毒治疗的指标（①90％HIV 感染者接受抗病毒治疗；②在接受抗病毒治疗的人群中，90％病毒得到抑制）。推广抗病毒治疗工作的困难和障碍主要来源于 HIV 感染者、环境和社会等方面。

（一）艾滋病传播与流行特点

艾滋病属于慢性传染病，防控必须从传染源、传播途径和易感人群 3 个环节入手，即消灭或控制传染源、切断传播途径和保护易感人群。引起艾滋病传播流行的传染源是人，其感染 HIV 后可数年没有任何症状和体征，可以与正常人一样工作、生活，且很多 HIV 感染者本人也不知晓自己感染 HIV 的事实，从而造成了长时间、不加限制地传播。因此，艾滋病防治从传染源入手，难度非常大。目前我国艾滋病主要通过性接触传播，虽采取了多种干预手段但收效甚微。近年来，在新发现 HIV 感染者中，≥90％的是经性接触传播，预防控制更加困难。人们普遍易感 HIV，人感染 HIV 后可产生相应抗体，但不能彻底清除体内 HIV，将终生携带 HIV，并成为 HIV 传染源。

鉴于艾滋病的特点，抗 HIV 治疗工作成为艾滋病防治核心工作之一。这项工作的实施，不仅延长了患者生命，提高了其生存质量，同时在很大程度上减少了 HIV 进一步传播的风险。

（二）艾滋病抗病毒治疗工作面临的问题

美籍华人何大一教授在 1996 年提出了多种抗病毒药物联合应用的高效抗逆转录病毒疗法（highly active antiretroviral therapy，HAART），又称鸡尾酒疗法，虽然不能治愈艾滋病，但可以有效地控制病情，使患者恢复基本的生活和生产活动，延长了艾滋病患者的生命，同时提高了患者的生活质量。

2003 年，为减少艾滋病患者死亡，延长其寿命，提高其生存质量，我国政府出台了免费艾滋病抗病毒治疗措施，采取了临床医生开药，疾控人员发药和随访管理患者以及家庭治疗的工作机制，得到了艾滋病患者和 HIV 感染者积极响应，并从此迅速铺开了我国艾滋病抗病毒治疗工作。但抗 HIV 治疗工作实施不久，问题就接踵而来，如一些晚期患者免疫力极度衰弱，出现并发症，服药后不久便死亡；一些患者对药物疗效产生怀疑，很多患者在服药早期出现呕吐等严重的药物不良反应，部分长期服药患者心理压力大并产生了厌倦情绪；疾控人员难以处置抗病毒治疗过程中出现的一些临床问题也影响了这种疗法的推广。另外，少数长期服药患者出现了肝肾损害、脂肪重新分布等现象；有的患者服药时担心被同事、熟人知道自己感染 HIV 的事实；有的患者在异地工作生活，获取药物不便，还有很多没有临床症状的 HIV 感染者不愿意接受抗病毒治疗；同时抗病毒治疗工作的运行机制给患者带来诸多不便，而免费抗病毒治疗又使得部分患者不珍惜治疗；这些问题导致了许多患者在服药过程中出现漏服、难以接受长期治疗或治疗不够规范等现象，严重影响了艾滋病抗病毒治疗工作的实施。

面对诸多的问题，除大力开展艾滋病抗病毒治疗宣传动员活动外，国家又出台了一系列促进抗 HIV 治疗工作开展的政策措施。在艾滋病抗病毒治疗工作中，如何让患者正确认识、了解和规范接受治疗是难点和重点，也是艾滋病防治工作面临的富有挑战性的问题。为此，我们运用格林模式中关于行为影响因素的理论和行为分阶段改变理论指导干预实践，在艾滋病抗病毒治疗工作中取得了预期的成效。

二、格林模式在艾滋病抗病毒治疗工作中的应用

人的行为是人的认知、思维、情感、意志等心理活动对内外环境的反应。格林模式（precede-proceed）把影响行为的因素归纳为 3 种，即将为改变行为提供理由或动机的先行因素称之为倾向因素（predisposing factors）、将行为动机或现象得以实现的条件，即实施某种行为所必需的技术和资源称之为促成因素（enabling factors）、将实施某种行为后所得到的加强或减弱性因素称之为强化因素（reinforcing factors）。

在抗病毒治疗的推广过程中，我们认真分析上述 3 种因素，使该理论在艾滋病抗病毒治疗推广工作中得到充分运用和发挥，促使这项工作得到患者的认可。

（一）倾向因素

倾向因素是目标行为发生发展的主要内在基础，包括个人的知识、态度、信念、自我效能以及行为动机和意向等内在因素。对于没有服药的感染者，要针对其不接受抗病毒治疗的倾向因素开展工作，通过丰富目标人群知识、改变其拒绝态度、增强接受治疗并坚持规范抗病毒治疗的信心和决心。

艾滋病抗病毒治疗工作是一件新兴事物，很多患者都不了解艾滋病抗病毒治疗的有关知识和信息或了解信息不全面，只知道艾滋病不能治愈，对药物的疗效产生怀疑。看到一些

患者服药后短时间死亡,认为抗病毒治疗有可能加速患者死亡。因此要想法设法对其进行健康教育,传播抗病毒治疗的相关信息,通过印制发放抗病毒治疗宣传手册、折页、专家讲座、咨询等形式,让他们了解抗 HIV 治疗的疗效,让患者了解和掌握抗病毒治疗的相关知识。

一些 HIV 感染者知道抗病毒治疗,但不确切了解其疗效,看到一些患者服用药物后有严重的毒副反应,担心自己无法承受;有一些 HIV 感染者处在潜伏期,没有出现临床症状,认为自己没有必要服用抗病毒药物。一些人认为自己天天吃药难以坚持。由于抗病毒治疗药物是国家免费提供,一些患者从心理上不敢接受“天上掉馅饼”的现实。因此,要想办法让患者增强信心,充分认识到这种治疗作用和效果(信念)。可以采用同伴教育的方法,请当地已经服药且疗效显著有一定影响力的“关键人物”讲述自己服药的成功经验体会、请医务人员介绍如何应对艾滋病抗病毒治疗早期出现的问题。对接受抗病毒治疗的人,及时跟进,定期检测 CD4 淋巴细胞和病毒载量,使其及时看到抗病毒治疗的效果,促使原来不相信的人转变态度,从而支持和参与抗 HIV 治疗行动。

让 HIV 感染者知道抗病毒治疗有延长患者生命、提高生活质量的作用。他们可能了解艾滋病是一种潜伏期长达 7～10 年的慢性传染病,认为自己没有到服用抗病毒药物时机,坚持推迟服药。一些无症状的患者人认为天天服药会影响自己的生活质量。一些患者担心服药被同事、熟人发现,暴露自己感染 HIV 的事实。针对这种情况,对目标人群及时告知接受抗病毒治疗的好处和延误治疗时机的问题及不良后果。还要让其了解艾滋病的潜伏期是针对群体的概念,潜伏期短的有可能只有两年左右。同时请同伴教育员,讲述坚持服药方法和技巧,发放携带方便、无药物标签的药品盒,减少同事猜疑,还可以动员家庭成员鼓励接受并坚持规范服药,改变其对抗病毒药物抵制的态度和疑虑心理。

譬如,让患者知道,药物的毒副作用主要发生在治疗早期,一个半月之后症状会慢慢减轻并逐步消失;治疗后短时间死亡的病例是由于治疗不及时,患者到发病晚期极度虚弱造成的,而不是药物造成的。同时要注意改善患者的自我效能。要对已开始服药的患者采用不同方式不断给予鼓励和表扬;对于未服药、有疑虑的患者,也要对其以往取得过的各种成绩表示赞赏,鼓励其尝试抗病毒治疗。

针对一些目标人群对国家免费提供抗病毒药物持半信半疑态度,并出现不珍惜药物、攀比次二线药物的现象,要让目标人群明白,党和政府为减少艾滋病对人民健康的危害,在资源有限的情况下,付出了很大努力才免费提供了药品,要珍惜这来之不易的药品。同时吃哪种药由医务人员根据不同人员不同情况确定,患者不能随意选择。让目标人群明白,有效的药就是好药,服用二线药物是耐药或个体差异造成的无奈之举,千万不可攀比。

(二) 促成因素

为了控制艾滋病流行、减少艾滋病对人类健康的危害,我国政府对艾滋病防治工作的投入是史无前例的,最初所提出的艾滋病防治“四免一关怀”政策受到了国内外的广泛赞誉,在推动艾滋病抗病毒治疗工作中开展了大量卓有成效的工作。

一是 2003 年在艾滋病流行较严重的地区,建立艾滋病综合防治示范区。广泛宣传和推广艾滋病抗病毒治疗工作,营造艾滋病防治工作良好氛围,减少歧视。让患者现身说法,宣传抗病毒治疗的作用、效果,解除患者心中的疑虑。做好患者服药前的依从性教育,让患者有心理准备和方法应对在接受抗病毒治疗过程中可能出现的问题。

二是国家和有关省市各级卫生行政部门、医疗卫生机构,及时采取了有效措施积极应对。首先针对医务人群进行业务培训,选派重点地区基层医务人员,到北京、上海、广州等早期开展艾滋病抗病毒治疗工作的医院进行为期 3～6 个月的专业培训,同时通过国家专家现场诊疗、传授技艺,提高专业技术人员的业务能力和技术水平,使专业人员尽快了解、掌握艾滋病抗病毒治疗工作和工作中出现的问题处理和应对措施。为抗病毒治疗工作的开展提供了技术保障。各级医疗、疾控机构开展艾滋病咨询检测,出版《国家免费艾滋病抗病毒药物治疗手册》,建立艾滋病抗病毒治疗定点医院(解决部分患者家庭治疗不能解决的问题),建立对艾滋病感染者随访制度(及时发现解决抗病毒治疗中出现的问题,评价抗病毒治疗效果)。在有针对性出台一系列政策措施的同时,教育患者正确认识及时、规范接受抗病毒治疗的重要性,定期检测服药者 CD4 水平,让患者及时了解自己免疫功能恢复情况,帮助患者建立坚持接受抗病毒治疗的信心。

在各级疾控机构和开展抗病毒治疗的医疗机构建立咨询电话,支持鼓励感染者组织、志愿者组织、社区组织广泛参与目标人群关怀、咨询、救助工作。更方便的就医、保护隐私、服务水平和技术的提高、接收信息的方便,这些促成因素的实施,增加了服务的可及性,有效地缓解和解除了目标人群的顾虑和疑惑,有力地促进了抗病毒治疗工作的开展。

对已同意并接受抗病毒治疗的患者,各地特别注意做好心理辅导和支持,疾控机构、医生、村医、患者家属、同伴教育员(早期接受抗病毒治疗患者)共同努力,鼓励和帮助患者度过服药早期毒副反应关。有的疾控机构在抗病毒治疗过程中,向患者提供方便携带的药盒,为患者提供药品邮寄服务,有的采取异地服药等方法。这些做法为患者提供了方便,增加了抗病毒治疗工作的可及性。

(三) 强化因素

强化因素是指在行为发生之后为行为的维持和重复提供的激励等,以维持行为的改变,包括正强化和负强化。艾滋病抗病毒治疗要求终生服药,所以强化因素显得尤为重要。

人的某种行为如果得到家人、朋友和领导的鼓励和支持,他的行为就有可能保持下去,这就是正强化。目前艾滋病抗病毒治疗绝大多数是在家庭完成的,所以家人、朋友、同伴、医务人员的支持鼓励是患者坚持服药的正强化;及时通报患者 CD4 细胞和病毒载量的变化也是使患者长期坚持的动力来源。

在服药过程中,一些无症状不服药的患者对服药人员的冷嘲热讽,缺少有效的心理疏导或依从性教育则会成为患者服药的负强化,要及时加以更正。

三、行为分阶段改变理论在艾滋病抗病毒治疗工作中的应用

知识、信念和行为之间并不是简单的线性逻辑关系。行为分阶段改变理论认为,人的行为变化是渐进、分阶段、螺旋式的复杂发展过程,这种改变可能从一个阶段向下一个新阶段发展,但也可能出现复返问题,行为依此螺旋式特点不断发展直至完成所有的改变过程。HIV 感染者从认识抗病毒治疗、接受抗病毒治疗到长期坚持规范抗病毒治疗也是一个循序渐进的过程。疾控机构、相关医疗机构、社会组织参与到目标人群行为改变的不同阶段,应用行为分阶段改变理论指导目标人群在接受艾滋病抗病毒治疗的不同阶段实施干预,以促

进和巩固其行为变化(表 5-1)。行为主体(人)、行为客体(行为目标)、行为环境(主体和客体发生联系的客观环境)、行为手段(主体作用于客体所应用的工具或实用的方法)和行为结果(整体预期的行为与实际完成行为之间的符合程度)是构成人的行为五要素。作为抗病毒治疗对象艾滋病患者来讲,通过接受规范抗病毒治疗延长生命提高生活质量是其追求的目标。在行为主体采取行为之前,让其明确了解规范接受抗病毒治疗的意义及其有效性,通过健康教育、行为干预、说服、劝说等手段,实现让患者服药到患者主动要求并接受规范治疗的目标。在无意图阶段(不打算服药),要通过各种手段传播抗病毒治疗的信息,包括其作用、方法、相关政策等,让患者明白,不及时接受抗病毒治疗,其结果只有一个,即发病、死亡以及死亡后对家庭及其成员造成的影响。让患者知道及时接受抗病毒的益处,如果错过最佳治疗时机拖到发病晚期,很有可能无力回天,出现治疗失败的现象。同时消除社会上对抗病毒治疗工作的一些误解和谣言。在意图和准备阶段(打算服药时),要将工作重点转为告知更为具体的治疗时间、费用、服务机构相关信息、保密措施等等。做好服药前的服药依从性教育,在此基础上与患者签订"艾滋病抗病毒治疗知情同意书",使其了解接受抗病毒治疗过程中可能出现的问题及其应对方法。在行动阶段(服药早期),要注意针对服药早期出现的问题,及时提供咨询、鼓励坚持、按时服药,帮助度过服药早期可能出现的"阶段症状"。在维持阶段(接受抗病毒治疗后),要注意定期随访,了解患者的身体和心理情况,分析治疗效果(结合CD4 和病毒载量检测结果的变化)、鼓励患者按时规范服药(图 5-1)。

表 5-1　行为分阶段改变理论框架与干预措施

行为阶段	行为特点	干预措施
无意图阶段	该阶段人们没有改变行为的想法,属于无动机群体。例如,本案例中无症状 HIV 感染者认为没有必要服药,且服药可能遇到毒副反应,同时给自己生活带来很多不便	提高需要改变的意识;使患者明白接受抗病毒治疗的重要性和必要性。如不治疗,一旦到发病晚期、失去最佳治疗时机,面对的只有死亡。在此阶段要积极宣传和倡导艾滋病抗病毒治疗的知识信息和及时接受艾滋病抗病毒治疗的好处。让目标人群知道不及时治疗给自己和家人可能带来的危害和伤害
意图阶段	患者获取到抗病毒治疗的相关信息,观察到周围和自己一样感染 HIV 者,服药后情况良好,且生活质量较服药前非但没有下降,还有所提高,产生接受抗病毒治疗的想法	动员、鼓励目标人群制定服药计划,并与目标人群一起分析讨论计划的可实施性
准备阶段	制定具体服药计划,包括取药计划、监督服药计划(可以是闹钟提醒、手机提醒、家庭成员提醒)药品的保存、外出携带等	帮助患者分析计划实施过程中可能出现的毒副反应及其应对方法,让其知道规范治疗的好处和漏服药物可能带来的不良后果
行动阶段	开始服用抗病毒药物	协助应对可能出现的问题(服药过程中出现的药物毒副反应、得到家庭成员的支持等)、设置提醒物(闹钟、手机)发挥提醒服药的作用,指导目标人群做到按时规范服药

续表

行为阶段	行为特点	干预措施
维持阶段	按医嘱坚持每天按时按量终生服药	做好服药初期相关检测，及时做好信息反馈，让目标人群及其家属了解服药后产生的效果，是鼓励目标人群坚持规范服药最有效的措施。定期组织目标人群，交流服药过程中出现问题的应对方法和技巧。定期进行心理疏导，缓解目标人群的心理压力

引自：Prochaska JO，DiClemente CC，Norcross JC. In search of how people change：application to the Addictive behaviors. American Psychologist，1992，47：1102-1114.

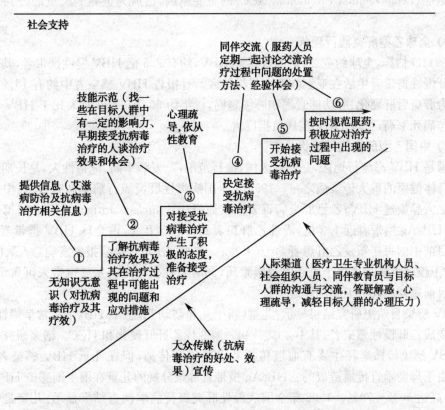

图 5-1　促进接受艾滋病抗病毒治疗人员行为改变过程

四、取得的成效

国内外资料已证明，艾滋病抗病毒治疗对缓解患者病情、恢复已损伤的免疫功能、提高患者生活质量、延长患者生命是有效的，也是唯一的方法。艾滋病抗病毒治疗是一项十分特殊复杂的工作，目标人群有一个从不了解到了解、认识、接受和巩固强化的过程。将格林模式和行为分阶段改变理论从不同角度、不同阶段应用到目标人群行为改变过程中，各级政府、医疗卫生机构、宣传部门、社会组织各自发挥了不可替代的作用，并取得良好效果。近年来，我国艾滋病免费抗病毒治疗规模、治疗率和治疗效果均走在了全球前列。健康促进等相关理论得到了充分运用,并发挥了积极有效的作用,有效地降低了艾滋病的病死率,延长了患者生命、提高了患者的生活质量,有效减少了 HIV 进一步传播、扩散的风险。

第三节　社会营销理论在儿童乙肝疫苗预防接种项目中的应用

一、项目背景

乙型病毒性肝炎(简称乙肝),是由乙肝病毒(hepatitis B virus,HBV)感染导致的一种急、慢性传染性疾病,也是引起慢性乙肝、乙肝后肝硬化(hepatitis B virus-related cirrhosis)和肝细胞癌(hepatocellular carcinoma,HCC)的主要原因,已成为世界上严重的公共卫生问题之一。

(一)全球乙型肝炎流行现状

据 WHO 估算,全球约有 20 亿人曾感染 HBV,约有 3.5 亿 HBV 慢性携带者,其中约有 75％乙肝慢性携带者生活在亚洲和西太平洋地区。有报告 HBV 感染者中约有 15％～40％将发展为肝炎后肝硬化、肝功能衰竭和肝细胞癌,每年约 50 万～120 万人死于 HBV。HBV 发病率与病死率高,全球 HBV 疾病负担巨大。

(二)中国乙型肝炎流行现状

中国是 HBV 高流行地区,是乙肝大国,流行范围广、发病率高、危害性大,是长期危害中国人民身体健康的重大传染病之一。1992 年全国病毒性肝炎流行病学调查显示:中国人群中约 7 亿人感染过 HBV;乙型肝炎病毒表面抗原(HBV surface antigen,HBsAg)携带率为 9.75％,HBsAg 携带者近 1.2 亿,慢性乙肝患者约 2 000 万人,占全球 HBV 携带者的 1/3 以上。目前中国每年新发乙肝患者 50 万人左右,占中国法定传染病报告发病总人数的 1/4。因此,它不仅严重影响了整个民族的健康素质,同时给社会与经济发展也带来沉重负担,成为中国目前重要的公共卫生问题之一。

HBV 感染自然史研究结果显示:儿童(新生儿和婴幼儿)感染 HBV 后,常呈隐性感染,90％演变成乙肝慢性感染者,其中 30％～40％演变成乙肝肝硬化和 HCC。诸多研究也表明中国 HBV 感染传播途径主要有血液传播和母婴垂直传播,但在儿童 HBV 感染者中,约 30％是由于母婴垂直传播造成的。HBsAg 携带者母亲分娩的儿童在围生期感染 HBV 的机会更大,高达 50％～70％。1992 年全国病毒性肝炎流行病学调查结果显示:儿童是中国感染 HBV 高危险人群,其中 5～9 岁儿童 HBsAg 携带率高达 11％～12％。中国有关研究表明,在 HBsAg 单阳性母亲分娩的儿童中宫内感染 HBV 约占 3.7％～9.9％,而在 HBsAg 和乙型肝炎病毒e抗原(HBV e antigen,HBeAg)双阳性的母亲中约占 9.8％～17.39％,由此可见中国乙型肝炎高危人群和重要防控人群主要是婴幼儿和新生儿。

二、理论基础与干预对策

社会营销理论是采用市场营销的理念和方法来影响目标受众的行为,使他们为了个人、群体或社会整体的利益而自愿接受、拒绝、调整或者摒弃某种行为。社会营销是以社会价值为出发点作为目的,以观念或行为的变革为营销内容,以目标市场的目前行为及这种行为带来被感知的利益为竞争对手,以政府投入或捐献为资金来源,以对公众负责为效果衡量以及以长期行为为目标。在卫生服务领域,社会营销的目的在于倡导可持续的和稳定的行为改变,并努力提高公众健康水平,特别是协助解决贫困和低收入人群的问题。社会营销的管理过程主要包括分析社会营销环境、调查目标人群、设计社会营销策略、计划社会营销组合方案,以及组织、实施和评估社会营销活动。在乙肝防治工作中运用社会营销理论及其策略,其干预程序如下所述。

(一) 项目环境分析(社会营销环境分析)

1. 分析项目社会营销环境

(1)人们健康需求普遍提高:随着中国社会经济快速增长,中国有效控制了霍乱、鼠疫、天花、回归热、斑疹伤寒、黑热病等严重影响危害人民健康的烈性传染病,基本消灭或控制了脊髓灰质炎、白喉、百日咳、麻疹、病毒性肝炎以及血吸虫等传染病,人们健康水平明显改善,人均预期寿命已由新中国成立初期的 35 岁提高到 2015 年的 74 岁。随着医疗卫生改革的不断深入,中国居民健康素养水平稳步提升,2013 年中国居民健康素养水平为 9.48%,高于 2012 年的 8.08% 和 2008 年的 6.48%,健康素养水平提升反映人们自我保护的健康意识和健康需求的提升。

随着乙型肝炎防治知识宣传与普及,人们对乙型肝炎防治有较深的认识,能积极参与乙型肝炎防控活动中来,但是有些不正确宣传误导社会对 HBsAg 携带者偏见或歧视,严重地影响了 HBsAg 携带者入托、入学及入职等。但这些对人们提升乙肝疫苗(hepatitis B vaccine,HepB)预防接种需求有一定的积极作用。

(2)乙肝疫苗免疫效果显著:接种 HepB 是预防 HBV 感染及其后遗症最有效的方法。第一代 HepB 是一种无活性的血源疫苗,于 1982 年在全球开展大范围接种;第二代疫苗是 DNA 重组乙肝疫苗,于 1986 年大范围开始接种。实践证明这两种 HepB 对预防 HBV 感染都是安全有效的。1991 年 WHO 推荐 HBsAg 携带率≥8% 的国家或地区开展 HepB 常规预防接种,2002 年全球有 154 个国家或地区将 HepB 纳入儿童免疫规划。在大范围接种 HepB 20 年来,美国、意大利等国家和我国台湾人群乙型肝炎急性发病率大幅度下降,尤其是在 <15 岁以下的儿童乙型肝炎急性发病率下降更明显,充分证实乙肝疫苗预防接种的有效性。

(3)乙肝疫苗预防接种可行性:中国从 1982 年批准使用第一代血浆来源的 HepB 以来,HepB 预防接种已经有 30 多年的历史了。中国目前使用 HepB 均为基因工程乙肝疫苗,主要有酿酒酵母、CHO 细胞和汉逊酵母 3 种重组 HepB。3 种 HepB 都是通过将含有 HBsAg 基因表达的载体导入表达细胞,经过培养、表达、纯化等一系列工序后制成。

中国政府对扩大免疫规划工作十分重视,将普及儿童预防接种目标纳入我国国民经济和社会发展计划,颁布了《中华人民共和国传染病防治法》,将传染病控制和预防接种工作依法管理;建立并逐步完善了由国家以及各省(直辖市、自治区)、市(地区、自治州)、县(市、区)、乡(镇、街道)和村(居委会)组成的预防接种服务体系。各个县、乡及部分村都设立疫苗预防接种门诊或接种点,每个接种门诊或接种点都配备了经培训合格接种人员若干名和疫苗冷链系统,保证适龄人群在接种门诊或接种点能接种安全可靠的疫苗,为儿童 HepB 预防接种提供了支撑。

(4)儿童乙肝疫苗接种率低:我国人群 HBsAg 携带率高(9%~10%),HBsAg 携带者近 1 亿,HBV 感染率近 60%,HBV 感染者近 7 亿,儿童 HBsAg 携带率明显高于成人(近 12%),但儿童乙肝疫苗预防接种率低(<40%),乙肝疫苗首针及时接种率更低,尤其是西部边远农村地区儿童乙肝疫苗接种率和首针及时接种率更低。

2. 调查目标人群　在乙肝疫苗纳入儿童免疫规划前,全国乙肝疫苗属于二类疫苗,家庭自愿自费接种。调查发现:在乙肝疫苗自费接种期间,我国西部地区以及中部地区农村居民对病毒性肝炎危害和防控知晓率低,加上受经济状况落后制约和预防保健观念欠缺等影响,居民不能主动带儿童接种乙肝疫苗,是该地区儿童乙肝疫苗全程接种率和首针及时接种率低的重要原因。调查还发现:市级、县级医务人员和免疫规划工作人员以乙型肝炎为主的病毒性肝炎防控知识及技能缺乏,加上市县级医院或接生机构参与乙肝疫苗免疫服务程度低,疾控机构及预防保健机构人员数量和素质均不能满足居民日益增长的需求,也给适龄儿童乙肝疫苗预防接种带来困难,导致儿童乙肝疫苗全程接种率和首针及时接种率低,儿童HBsAg携带率较高,HBV感染率高。

3. 目标市场选择　根据市场调查结果,中国政府于2002年结合全球疫苗免疫联盟项目,在全国范围开展为期5年的乙肝疫苗预防接种项目。项目选择全国新生儿作为乙肝疫苗预防接种对象,充分利用多种宣传媒体开展乙型肝炎防治知识宣传活动,增强广大居民乙型肝炎防治知识和技能,尤其是使群众认识到接种乙肝疫苗能有效阻断HBV传播,保护儿童身体健康。对全国承担接生的医疗机构和疾控机构医务人员开展病毒性肝炎危害及防治知识和乙肝疫苗预防接种技能培训,提高医务人员乙肝疫苗接种水平。相关人员集中力量做好宣传和疫苗接种工作,让广大居民改变落后的理念,主动接受为儿童和新生儿按免疫程序及时接种乙肝疫苗。

(二) 项目目标设计(社会营销的目标设计)

1. 项目总目标　全国所有新生儿均要按照"0、1、6"预防接种程序及时接种3针剂HepB,有效地降低适龄儿童HBsAg携带率。

2. 项目具体目标　具体目标为:全国以县为单位12月龄内儿童HepB 3针全程预防接种率≥85%;全国以县为单位新生儿HepB首针及时接种率≥75%;全国新生儿HBsAg携带率低于2%。

通过社会营销活动,目标人群乙型肝炎防治知识知晓率上升;适龄儿童乙肝疫苗全程和及时接种率提升;适龄儿童HBsAg携带率明显下降。

(三) 社会营销活动组织与开展

1. 制定全国乙肝疫苗免疫接种实施方案　原国家卫生部和中国疾控中心制定和下发《全国乙型肝炎疫苗纳入儿童免疫规划实施方案》,对全国适龄儿童(新生儿)接种乙肝疫苗做了明确规定和要求。

2. 构建乙肝疫苗免疫接种组织机构(构建社会营销组织机构)　为保证项目开展顺利,在原国家卫生部免疫协调委员会基础上组建了项目执行咨询小组,主要承担的职责是提供项目建议和指导,推动项目开展。组建了乙肝疫苗纳入儿童免疫项目办公室,具体承担制定项目实施计划,定期起草项目进展报告,汇总分析项目省上报的项目进展报告和报表,并组织与实施项目督导与评估、人员培训、设备采购和财务管理等各项具体工作。

全国31个省(自治区、直辖市)以及市县组建成立乙肝疫苗纳入儿童免疫规划领导小组和工作小组,全面负责落实当地HepB纳入儿童免疫规划工作。全国各承担接生的医疗机构与全国预防接种门诊具体负责乙肝疫苗预防接种工作,包括宣传动员,疫苗管理和预防接种等。

3. 项目组织实施(实施社会营销计划)

(1)开展相关人员培训:根据省级、市级、县级和乡镇从事病毒性肝炎防治工作人员及预防接种人员开展乙型肝炎防治知识调研结果,项目组织专家编写和印发了近10万册培训教材——《乙型肝炎预防接种安全注射培训教材》(老师版和学员版)。

(2)加强社会宣传动员:为了强调 HepB 免疫效果,项目确定的关键信息是"为保护新生儿或婴幼儿免于 HBV 感染,及时为新生儿或婴幼儿接种乙肝疫苗""为了您孩子的健康,请您及时带孩子到接种点去接种乙肝疫苗;越早接种乙肝疫苗,效果越好"和"乙肝疫苗共接种 3 针,免疫程序为 0、1 月、6 月"等宣传条款。项目制作乙型肝炎危害、疫苗预防接种及安全注射的宣传海报、宣传画和宣传册等宣传材料。选择传播渠道,大力开展宣传动员。

(3)加强项目督导检查:在项目实施期间,国家、省、市、县各级组织开展了多层次、多种形式的督导,增加督导频次,加强督导力度,保证督导效果。项目初期督导内容主要侧重于项目组织领导、方案制订、项目培训等内容,项目中后期督导主要侧重于项目组织实施的规范化、项目各项指标的完成情况等。具体内容包括 HepB 纳入免疫规划的落实情况、工作经费、HepB 和注射器材的管理,HepB 接种的衔接、HepB 接种率、安全注射、资料的管理以及冷链管理等内容。各级对督导过程中发现的问题及时进行现场反馈,或进行文件通报、会议通报等,要求被督导单位限时整改。

按项目计划要求,国家对全国 31 个省(自治区、直辖市)至少开展专项督导 1 次/年,省级对市(州)级专项督导 1~2 次/年,市(州)级对县级专项督导 2~4 次/年,县级对乡镇级和辖区承担接种的医院督导 6~12 次/年。

(4)乙肝疫苗采购和管理:按照项目要求及疫苗保存运输的要求,项目办和各省按计划采购和管理近 1 亿人份 HepB。各省均按照生物制品冷链运转的要求对 HepB 进行贮藏和运输,及时进行温度监测和记录,均建立了疫苗和注射器管理制度及办法。各省在项目实施期间分别印制了乙肝疫苗出入库登记本、冷链运转单、接种登记本、乙肝疫苗接种登记三联单、接种率双月报表、储存温度监测记录本等相关资料及表格,详细记录疫苗的相关信息。

(四) 项目评估(社会营销的效果评价)

1. 项目评估主要内容　分为项目过程评估和结果评估。过程评估包括人员培训与宣传动员频率与覆盖情况、HepB 预防接种以及资料管理等。结果评估包括医务人员乙肝防治水平与技能、居民对乙肝疫苗预防接种行为改变、HepB 全程接种率和首针及时接种率,适龄儿童 HBsAg 携带率等。

2. 结果评估

(1)乙肝疫苗接种率明显提高:按项目要求开展了全国 HepB 全程接种率和首针及时接种率调查,调查结果显示全国适龄儿童 HepB 全程接种率和首针及时接种率均呈现稳步逐年升高趋势,所有以县为单位 HepB 接种率≥90%,首针及时接种率≥85%,其中在医院分娩儿童 HepB 全程接种率≥95%,HepB 首针及时接种率≥90%;边远贫困地区在家分娩儿童 HepB 全程接种率≥90%。

2006 年开展乙型病毒性肝炎血清流行病学结果显示:全国 1~4 岁人群 HepB 全程接种率已经超过 85%的目标,2005 年出生儿童 HepB 全程接种率≥90%。东部地区 1~4 岁人群 HepB 全程接种率≥95%,中部地区≥90%,西部地区城市≥85%。

总结:项目完成了预定的 HepB 全程接种率和首针及时接种率的目标:①全国以县为单位,12 月龄内儿童 HepB 三针全程免疫接种率≥85%。②全国以县为单位,新生儿 HepB 首针及时接种率≥75%。

(2)适龄儿童 HBsAg 携带率明显降低:2006 年调查结果显示:全国 1~59 岁人群

HBsAg 携带率为 7.18%,1~4 岁儿童 HBsAg 携带率为 0.96%(全国新生儿 HBsAg 携带率低于 2%)。

(3)医务人员乙肝防治知识和技能明显上升:项目通过开展人员培训,省、市、县及乡村从事病毒性肝炎防控工作人员或预防接种人员充分认识到 HepB 纳入免疫规划工作的重要意义,增加了对以乙型肝炎为主的病毒性肝炎防治知识,掌握了 HepB 运输保存要点、免疫程序和预防接种技术以及疫苗异常反应处理等,提高了工作人员的专业水平和业务素质,规范了基层预防接种操作技能,保证 HepB 规范管理和安全接种,推动了项目的顺利开展。部分省开展学员培训前后调查显示:培训后学员的能力均得到了普遍提高,从培训前平均分 50~60 分,提高到培训后的 84~95 分。

(4)居民乙型肝炎防治知识知晓率显著提高:通过开展多渠道的乙型肝炎防治宣传,营造乙型肝炎防治良好氛围,取得了良好的效果。对部分地区适龄儿童的监护人乙型肝炎防治知识情况进行调查,结果显示家长对乙型肝炎相关知识知晓率≥90%,其他监护人知晓率≥80%。85.05%大学生知道乙型肝炎最有效预防措施是接种 HepB。252 名孕产妇和婴儿家长调查显示:知道乙型肝炎防治知识的有 203 人(占 80.56%);知道乙型肝炎能够通过母亲传染给孩子的有 237 人(占 94.05%);知道乙型肝炎感染的可能后果的有 229 人(占 90.87%);知道接种 HepB 能够预防乙肝的有 228 人(占 90.48%);知道 HepB 要接种3 针的有 233 人(占 92.46%);知道在出生后 24 小时内给新生儿接种首针 HepB 的有 221 人(占 87.70%),与项目实施前基线调查相比较,各项乙型肝炎防治知识的知晓率都有明显提高。

3. 过程评估

(1)人员培训:全国采取自上而下的逐级培训方式,层层培训,国家培训全国 31 个省级疾控中心业务人员 240 名,并以他们为师资为市县级疾控中心业务人员举办培训班 600 余次(近 1 万人),由市县培训乡村级预防接种人员近 20 万人次,所有受训人员培训合格后方可开始 HepB 预防接种。

(2)社会宣传动员:在项目实施过程中,国家与各省、市、县等结合当地实际情况,根据项目计划期间制定宣传核心信息与宣传材料,充分利用电视、广播、报刊、网络、街头现场宣传、入户宣传、公交媒体宣传、宣传横幅、宣传单、宣传板报、手机短信等媒体,采用群众喜闻乐见的形式开展宣传活动。据不完全统计,省级开展报刊广播电视宣传 1 500 次,制作和发放宣传画 800 万张,制作宣传横幅 5 000 块,制作宣传固定广告 400 块,设置宣传咨询点 326处;市级开展报刊广播电视宣传 100 000 次,制作和发放宣传画 800 万张,制作宣传横幅 60 000 块,制作宣传固定广告 10 000 块,设置宣传咨询点 6 000 处;县级开展报刊广播电视宣传 322 000 次,制作和发放宣传画 3 000 万张,制作宣传横幅 5 000 000 块,制作宣传固定广告 80 000 块,设置宣传咨询点 146 397 处。

在宣传活动中,部分地区结合当地民风民俗开展特色宣传活动:甘肃省康乐县自编《河州花儿》《莲花山花儿》和新编秦腔现代剧《婚检》,以当地喜闻乐见的娱乐形式宣传乙型肝炎的危害和预防乙型肝炎的知识;青海省海东地区互助县将免疫规划知识及乙肝防治等编辑成当地民歌;黑龙江省部分项目县针对免疫规划内容编排东北地方戏;云南省等地在宣传活动中通过报刊和网络媒体向群众发放乙肝知识有奖问卷,并设立奖项,提高群众对乙型肝炎防治知识宣传活动的参与性和积极性,强化宣传效果。

(3)乙肝疫苗与注射器管理:各省、市、县及乡镇免疫规划工作人员及预防接种人员按照

HepB 预防接种工作规范的要求进行 HepB 运输、储存、管理及 HepB 预防接种。各省在项目实施期间分别印制了疫苗和注射器出入库登记本、冷链运转单、接种登记本、乙肝疫苗接种登记三联单、接种率双月报表、储存温度监测记录本等相关资料及表格，详细记录疫苗的相关信息。

（五）项目反馈（社会营销效果反馈）

项目反馈是极为重要的，项目执行过程中的反馈可以及时发现问题，及时进行补救；结果反馈可使项目得到再次完善，寻求新的发展机会。

1. 项目反馈主要内容　项目反馈可分为项目执行过程中的反馈和项目结果反馈。项目执行过程中的反馈主要是现场督导反馈 HepB 管理和预防接种以及培训、宣传等方面的信息；项目结果反馈主要为项目 HepB 纳入儿童免疫规划的经验、不足以及可持续发展等。

为客观评估项目实施情况，我们在项目督导时及时反馈项目执行期间 HepB 管理和预防接种以及项目实施保证措施等为主要内容；项目结果反馈以项目的成绩、经验、不足以及可持续发展等为主要内容。

(1)项目执行过程中的反馈：各级严格按照项目计划要求开展规范督导活动，在项目督导前制定详细的督导方案和人员安排，在全面督导的同时重点督导工作薄弱地区或环节，确保现场督导效果。通过项目督导活动，发现了个别地区政府领导重视不够，工作经费落实不到位，HepB 运输、保存及管理不规范，社会宣传动员流于形式，人员培训没有针对性等。通过座谈反馈、现场记录（口头）反馈、文字报告反馈、文件通报反馈、会议反馈以及信函反馈等形式对被督导单位及时反馈，提出改进建议，对突出问题和重点问题改进情况进行追踪落实，保证项目规范有序开展。

(2)项目结果反馈：全国项目总结主要包括"全国乙型肝炎疫苗纳入免疫规划工作总结报告""2006 年全国乙型肝炎病毒血清流行病学调查报告"和"全国乙型肝炎疫苗接种率调查报告"，总结项目取得的成绩和经验及工作建议等。

调查发现中国乙型肝炎防治工作薄弱环节主要有：一是青年人群中乙肝疫苗免疫空白人群多；二是边远贫困地区在家分娩儿童 HepB 首针及时接种率不理想；三是 HBsAg 携带孕妇分娩儿童 HBV 感染率较高；四是基层预防接种人员更替快；五是流动儿童疫苗预防接种难度越来越大等。

针对上述乙型肝炎防治工作薄弱环节，为 HepB 预防接种可持续发展提供思路或措施，全国或部分省市开展了许多卓有成效的研究，如乙肝疫苗持久性效果研究、HBsAg 携带孕妇分娩儿童乙肝疫苗策略研究、流动儿童疫苗预防接种应用性研究以及青少年乙肝疫苗普种应用性研究，还研发了预充式乙肝疫苗以及开展基层预防接种人员培训等项目。

2. 结论　全国儿童乙肝疫苗预防接种项目是根据中国乙型肝炎防治现状和中国政府集中力量办大事的优势，以社会营销理论等健康教育和健康促进理论为指导，在广大卫生工作者的共同努力下，逐步推广深入，项目取得显著的成效，为服务中国儿童健康提供了有益的经验。

第四节　健康信念模式在结核病防治项目中的应用

一、项目背景

结核病是严重危害人民群众健康的呼吸道传染病，被列为我国重大传染病之一。我国是全球 22 个结核病高负担国家之一，年发病人数占全球发病的 14.3%，位居全球第三位。由于肺结核是经呼吸道传播的传染性疾病，其传染源为痰菌阳性的肺结核患者，结核病属于全人群易感性的疾病，且目前没有有效的疫苗可以阻断易感人群的感染；一个痰菌阳性的肺结核患者，一年可感染 10～15 人，个体一旦感染结核菌后将终身携带病菌，有 10% 的感染者将在其一生中任何时候发病。因此治疗痰菌阳性的肺结核患者成为结核病预防控制的重要手段。

（一）结核病防治策略

为了控制卷土重来的结核病，1995 年世界卫生组织启动了以直接面视下短程药物治疗为基础的新的结核病控制策略，即现代结核病控制策略（DOTS 策略），该策略要点如下：

1. 政府对国家结核病防治规划的政治承诺　各级政府将结核病列为重点控制的疾病之一，发布结核病防治规划，建立健全结核病防治网络，落实结核病防治规划所需人力和财力。

2. 以痰涂片显微镜检查作为传染性肺结核患者发现的主要手段　控制和消灭传染源是控制结核病最有效的办法，将痰涂片镜检作为发现主要传染源的手段，保证痰涂片镜检的质量。

3. 为结核病患者提供直接面视下标准短程化疗　治愈传染性肺结核患者是最好的预防措施，对确诊的传染性肺结核患者应实施医务人员直接面视下督导治疗，使用标准的短程化疗方案。

4. 不间断地供应有质量保证的抗结核药物　对抗结核药品应进行有效的管理，包括采购、供应和使用的全过程，保证抗结核病药品的高质量和不间断供应。

5. 建立和维持一个结核病控制规划的监测系统　建立结核病登记报告系统，确保患者发现、治疗管理和治疗转归等相关数据的及时、准确报告和分析。

在这一策略中，将直接督导面视下的患者督导服药治疗管理放在了非常重要的位置。WHO 推荐各国应用这种方式进行服药管理，其目的在于提高患者对抗结核治疗的依从性，并及时地发现和处理治疗过程中可能出现的药物不良反应。这种方法出现于 40 年前，香港地区和印度的医务人员在肺结核患者的治疗中，采用患者在医务人员、家庭成员或社区成员的面视下服药的方法，以求提高患者的治疗依从性。尤其是那些可能出现治疗不依从的患者中，例如有严重精神疾患的患者、耐多药结核病患者以及曾经出现过治疗不依从的患者等。我国自 1992 年实施世界银行贷款的结核病控制项目以来，通过国家结核病防治规划的实施，逐步实现了以县为单位的 DOTS 策略的 100% 覆盖。

在 2006 年现代结核病策略升级为《遏制结核病策略（2006—2015 年）》十年规划时，也首先强调要继续扩展 DOTS 策略和强化 DOTS 质量。由此可见，患者正确规律治疗并获得治愈，以减少传染性患者对于健康人的传染，对于结核病的控制具有不可低估的意义。

（二）肺结核治疗效果与患者依从性

肺结核的治疗效果与患者的治疗依从性密切相关，由于肺结核是一种由结核分枝杆菌引起的肺部慢性传染病，治疗疗程较长，恢复慢，普通肺结核患者需要服药至少 6～8 个月，耐多药肺结核患者则需要服药 24 个月；而在此治疗过程中，有很多因素都可能导致患者出现停药的情况。

导致患者治疗依从性下降的因素有：

1. 各种药物的不良反应　抗结核药物大多数可能会产生一些不良反应，尤其是耐多药肺结核患者使用的二线抗结核药物,不良反应多且往往比较严重。最常见的不良反应见于比较明显的恶心、胃肠不适,部分患者还会出现呕吐、腹泻等。除此以外,还可能出现严重的肝肾功能损害、神经系统损害、血液系统损害等。对于需要长期服药的肺结核患者,尤其是老年肺结核患者或者耐多药肺结核患者来说,这些不良反应往往导致患者不能耐受,而不愿意继续服药。部分患者会出现漏服药、擅自减药或者停药,甚至拒绝服药的情况。

2. 对治疗的不重视　由于肺结核的治疗时间较长,且部分患者对于肺结核的危害、规律治疗的必要性、预后等知识不甚了解,因此往往对治疗不够重视,可能因为工作繁忙或者其他原因,轻易忘记服药。此外,由于大部分初治肺结核患者在治疗1个月左右时,原有的咳嗽、咳痰、低热、盗汗等肺结核症状均消失,患者往往容易产生病已经被治好的错觉,也容易急于恢复工作而自行停药,或因不重视而频繁漏服药。

3. 长期治疗效果不佳等导致的自暴自弃　部分复治肺结核患者,尤其是耐多药肺结核患者,大多有反复治疗的历史。这类患者往往因为长期治疗效果不佳而产生急躁、郁闷、自卑、绝望等不良心理,尤其是当这些患者接受再次治疗时,一旦出现病情反复、药物不良反应等情况,更容易出现自暴自弃的心态,放弃治疗,拒绝服药等。

4. 心理因素的影响　大多数肺结核患者在患病初期由于对结核病知识缺乏了解,在患病后会产生一定程度的担心。最大的担心是影响健康,其次是担心传染给家人、增加家庭负担、影响工作和婚姻,以至于担心周围人的歧视,从而可能产生自卑、多虑。而在治疗中期,也可能因为治疗中出现的不良反应、尤其是治疗反应不佳时会出现恐惧、悲观等一系列的心理反应,这些心理反应也常常导致患者的治疗依从性下降。

5. 受到歧视　由于肺结核是一种传染病,且部分民众对该病的知识不甚了解,因此很容易对肺结核患者产生歧视,而这些歧视往往会对患者的心理造成较大的负面影响。尤其是当这些歧视来自于患者的家属时,这一影响程度更为明显,因而导致患者不愿意持续服药,自我放弃。在肺结核患者中,老年患者和女性患者这一问题尤其突出。

6. 经济因素的影响　流行病学调查显示,我国肺结核发病率较高的为西部贫困地区、农村地区、老年人等,这些人群经济条件往往不高,较难承受高额的医药费用,尤其是耐多药肺结核患者,在治疗过程中,可能有部分自费检查项目,患者往往因为无力承受而中断治疗。

7. 居住地转移　由于肺结核的疗程较长,部分流动人口肺结核患者在治疗过程中会改变自己的居住地,由打工的城市搬回到原住地休养,在此过程中,部分患者未注意与经治医生沟通,未能由医生协助完成跨区域治疗管理的移交,也会出现中断服药的情况。

以上各种因素的影响,都可能导致患者的治疗依从性下降,部分患者不能遵从医嘱,坚持规律、全程用药,出现漏服药、中断服药,甚至擅自停药等情况,这些都会直接影响肺结核治疗效果,产生难治、复治病例,甚至导致治疗失败。治疗失败的肺结核患者,其痰中始终存在可以导致传染的结核菌,而他们将成为持续的传染源。他们在谈话、咳嗽、打喷嚏时形成的飞沫和飞沫核,往往携带大量结核菌,继续造成肺结核的传播,这也对结核病防控工作造成了严重的影响。

(三) 健康教育与治疗依从性

提高肺结核患者的治疗依从性,使患者遵从医嘱规律服药,争取一次性治愈成为结核病预防控制工作的重要一环。对患者治疗依从性低的因素进行分类分析,可以看到,绝大部分因素都和患者及家属对结核病相关知识的不了解有关,因此,针对患者的健康教育就显得尤为重要。

二、在肺结核治疗过程中开展健康教育

健康教育是通过传播信息和行为干预,帮助个体或群体掌握卫生保健知识、树立健康观念,进而采取有利于健康的行为和生活方式的教育活动和过程。健康信念模式是最早运用于个体健康行为解释和预测的理论模型。针对肺结核患者在治疗中容易产生的不依从行为,我们在肺结核防治中运用健康信念理论模式,采用了多种健康教育方式应用于结核病防治中的患者管理。

(一) 确定项目目标与目标人群

1. 目标人群 确诊为活动性肺结核,需要进行面视下督导服药管理的患者。

2. 健康教育目的 通过各种途径、各种方式提高患者对于肺结核治疗过程中相关知识的理解;建立患者遵从医嘱按时服药、肺结核是可以战胜的信念;改变其盲目轻视、漏服药、中断服药,甚至随意放弃治疗的不依从行为。

(二) 理论模式与干预措施

遵循健康信念模式的理论,在促进行为改变的过程中遵循以下步骤:首先让人们充分认识到其行为方式的问题所在及该问题的不良后果(知觉到威胁和严重性);其次让人们坚信一旦改变不良行为会得到非常有价值的效果和益处(知觉到效益);同时清醒地认识到行为改变中可能出现的困难(知觉到障碍);最后使人们感到有信心、有能力通过努力做到遵从医嘱按时服药(建立良好的自我效能)。

在结核病患者的治疗管理过程中,为了提高结核病患者服药的依从性,我们采取了一系列健康教育的措施。通过门诊医生、病房医生以及督导服药医生不间断的健康教育,来帮助患者建立健康信念。

1. 让患者充分了解到不规律服药的危害性和严重性 告知患者在肺结核治疗中如果不遵从医嘱规律治疗,自行漏服药、自行停药,都可能会造成耐药结核病的发生,肺结核难以治愈,同时会使传染期延长,这些都将对患者的身体、家庭,甚至对社会造成巨大的危害,还可能加重家庭的经济负担,影响就业、工作前景等,同时通过交流、讨论、复述,确认患者已经明确知晓治疗依从性降低这种不健康行为将会对他的生活产生危害。

2. 让患者了解遵医嘱规律服药治疗的好处 告知患者只要遵从医嘱,规律治疗,6～8个月后,绝大部分的肺结核患者都可以获得治愈,并告知患者在肺结核的诊断和治疗方面国家给予的减免政策可以减轻他的经济负担。而疾病的治愈可以给患者带来的不仅仅是身体的健康,还有家庭负担的减轻、经济能力的恢复、不会再传染家属和其他人。

3. 让患者了解在治疗过程中可能出现的困难 患者在治疗过程中可能出现药物不良反应、经济困难、治疗反复等问题,告知患者即便有一定困难,但与产生多耐药肺结核造成的危害比较,坚持治疗仍然是患者最有利的选择。

4. 创造有益健康行为形成的环境 通过对家属的健康教育、患者就医地点的健康环境的宣传、各种讲座及心理小组等活动方式,对患者施行外部的良好影响,促进患者采取有利于健康的行动。

(三) 健康教育常用方法

1. 通过门诊及病房强化健康教育,建立患者及家属的知识体系,使其了解肺结核的危害,遵医规律服药的意义,建立战胜疾病的信心。

(1)针对初诊患者的健康教育:在《中国结核病防治规划指南(2018版)》中明确规定,对

于初诊的肺结核患者,当其确诊以及开始治疗时,医生应根据患者是否排菌、病史及病程差异、所处疗程中的时期、是否出现不良反应、治疗后痰菌阴转情况等的具体情况,开展不少于20分钟的健康教育。医生会向患者提供《肺结核患者健康教育手册》和其他相关宣传资料并向患者和家属进行讲解。健康教育的主要内容为结核病的基本概念、肺结核的传染源、传播途径、结核病的临床特点、各种相关检查的意义、化学治疗标准方案及时间、用药原则、容易出现的不良反应及应对措施、定期复查时间和检查注意事项、病情变化时的特点及防范措施、消毒隔离及咳嗽礼仪等避免传染他人的措施、不规律服药为什么容易产生耐药及耐药的危害、国家针对肺结核治疗管理所出台的相关政策等。在健康教育的过程中,医生重视在知识的讲解后和患者的沟通交流,并要求患者对其中的要点进行复述,以确认患者准确全面理解了被告知的肺结核的相关知识,并在治疗的初期就树立了和医生配合治愈肺结核的信心。

(2)针对住院治疗患者的健康教育:开始治疗的患者,可能会出现药物不良反应,还有一部分患者,可能在治疗一段时间后病情未好转甚至恶化,还有一部分患者治疗一段时间后会受到经济问题或其他因素的困扰。此时,患者容易出现擅自停药、拒服药等情况。医生会针对患者的具体情况开展健康教育,如针对出现药物不良反应的患者,告知可能产生不良反应的药物以及应对的方法,是否需要停药,可以应用哪些辅助药物减轻不良反应等;针对病情未改善的患者,与患者共同讨论可能的原因,告知进一步的治疗方案,如是否需要进行耐多药的检查以及是否需要调整治疗方案等,从而使患者在全面了解和理解的基础上强化遵医嘱服药、全程规律治疗的信念。

(3)针对出院后复诊患者的健康教育:患者一般住院治疗一段时间后采用门诊治疗,此时患者的症状可能完全消失,患者错误地认为疾病已经痊愈;也有部分患者由于经济压力或其他原因,可能急于恢复工作,这些患者都容易出现漏服药、擅自停药的情况。针对这些患者,医生会在每个月复诊的过程中,通过与患者的交流沟通,了解患者的现状以及其思想变化,针对患者的不同问题,开展有重点的强化健康教育。例如针对症状完全消失,认为疾病已经治愈,不用服药的患者,强调肺结核需要6~8个月才能完全治愈,擅自漏服药或者停药,很可能导致结核菌耐药情况的发生,将更难于治疗。针对有经济压力,急于恢复工作的患者,强调如果不一次性治愈,普通肺结核有可能转化为耐多药肺结核,其治疗时间会由8个月增加到24个月甚至36个月,治疗费用增加10倍以上,将会给个人健康造成更大的损害,给家庭经济带来更大的负担。通过反复的健康教育,使患者最终建立规律服药的健康信念,配合医生积极治疗。

2. 通过一系列督导服药体系的建立,辅助监督患者服药。

肺结核患者的疗程长达6~8个月,在患者住院治疗由经治医生负责,而出院后一般在门诊进行治疗。在这样长的时间过程中,患者容易出现漏服药、自行停药等情况,其原因可能非常复杂,包括了不良反应、经济因素、心理因素、歧视等,因此需要有人在患者出现各种问题时,及时地提供帮助和支持,为患者排解心理问题,鼓励患者建立战胜疾病的信心,坚持全疗程治疗。WHO推荐的DOTS策略中强调了督导服药人员在患者治疗过程中的重要意义。督导服药人员不仅可以提供直接的心理疏导和帮助,同时在每日的督导服药过程中,还可以通过反复的强化教育,使患者在治疗过程中进一步建立遵嘱服药、规律治疗的信念,保持良好的服药行为。

在《结核病防治规划指南》中要求在患者门诊治疗的过程中,应设置服药督导管理人员。这些负责服药管理的督导人员一般首选医务工作者,这是因为医务人员具有医学训练的背景,对患者在治疗过程中出现的各种不良反应、心理问题等有较正确的应对;但是由于我国幅员辽阔,部分地区的居民居住极为分散,且部分患者可能有行动障碍,不容易接受每日或隔日到医疗点进行服药督导的安排,因此对这一部分患者采用了由经过培训的家属或志愿者进行服药督导的方式;此外,部分地区也在尝试利用电子药盒、远程电话督导服药,同时发送健康教育信息等方式,这些方式的共同特点都是借助于每日服药督导时与患者的沟通,通过持续不断的服药提醒和健康教育,帮助患者改变对于肺结核治疗中不正确的观念和行为。

当每日患者面对服药督导人员时,督导人员可以通过与患者的交流了解到患者服药后是否有不良反应、症状是否有所改善以及他的心理状态,从而有针对性地反复通过面对面的方式对患者进行不间断的健康教育,最终使患者在了解健康知识的基础上,确立肺结核治疗必须规律服药 6～8 个月才能获得最终治愈的健康信念。在督导服药的过程中,针对可能导致患者不规律服药的不同原因,督导服药人员采用一些小技巧来说服患者,从而帮助患者强化健康信念,建立服药习惯,例如:

(1)针对不重视疾病,经常漏服药的患者,督导人员会重点和患者交流可能发生耐药,造成疾病的久不治愈,不仅仅会损害身体健康,而且给家庭造成很大的经济负担;长期不愈,传染性持续存在,还很可能传染家人等知识,通过正反多方面的实例,使患者明确不规范服药的严重后果,建立规律服药的正确信念。

(2)针对长期治疗,反复不愈,失去治疗信心而依从性下降的患者,督导人员会在关心患者病情的基础上,通过列举正面实例进行劝导,例如总体而言多数患者规范治疗可以治愈,经医生自己治疗的患者绝大多数已治愈等,让患者明确坚持规范服药是可以治愈绝大部分结核病、恢复正常工作生活的,从而放弃自暴自弃的想法,建立战胜疾病的信心,愿意接受服药督导。

(3)针对患者治疗中不良反应导致的治疗依从性下降:督导人员会在仔细询问患者出现的不良反应症状以及患者心理改变的基础上,向患者清晰地解释药物不良反应可能造成的影响,如何处理;对于轻度的不良反应督导人员会鼓励患者坚持服药,同时密切观察不良反应的变化,及时处理;而对于较严重的不良反应,督导人员在积极处理不良反应的同时,告知患者可以调整治疗的药物以及未来的治疗方案,让患者仍然可以保持治疗的信心,积极配合医生。

(4)针对经济因素影响导致想放弃治疗的患者:督导人员会在让患者了解国家肺结核治疗减免政策的基础上,针对特别困难的患者通过告知民政救助政策,积极帮助他们申请民政救助,让患者可以感受到国家政策的优惠可以为他减轻经济上的负担,而且医生对患者是非常关怀和愿意积极帮助他,从而使患者愿意配合医生,建立和保持治疗信心。

(5)针对工作较忙,很容易忘记服药的患者:督导人员会在对患者强化进行结核病必须规律服药治疗等知识的基础上,和患者讨论自己直接的和他人间接的成功坚持服药,从而获得治愈的经验以及如何使用一些小技巧,使患者明确上述障碍是可以克服的,例如患者可以自己设定提醒服药的闹钟,自制服药提示牌等,或患者请家属提醒自己服药等。

3. 建立肺结核知识传播的环境氛围　对在医疗卫生机构就诊的结核病可疑症状者及其家属,在他们候诊时通过宣传栏、电子滚动屏、门诊健康教育处方、移动电视、黑板报、图片、手册、传单等工具来开展多层次、多角度的结核病防治健康教育。同时医疗机构还可通过组织科普讲座、心理支持小组活动以及为帮助患者建立网络互助小组等方式,为患者营造一个互动交流、答疑解惑的良好氛围,使患者充分理解结核病的相关知识,建立正确的信念,从而形成良好的服药习惯,最终与医生配合,规范完成全疗程的治疗获得治愈。

总之,在结核病患者的治疗过程中,往往存在着不同原因导致的患者治疗依从性下降,而这种治疗依从性的下降往往导致治疗效果不佳,传染源控制不力;良好的健康教育可以从不同角度通过知识传播、信念建立最终改变患者的不良行为,建立正确的遵医嘱配合治疗的行为。在患者确诊后,通过门诊及病房一系列的健康教育,帮助患者初步建立健康信念;而在随后的长程治疗中,通过设立服药督导机制,不断强化患者的健康信念,并为患者营造有利于坚持服药的良好氛围,这些服药督导管理措施的实施,使我国初治肺结核患者的治愈率和治疗成功率达到了 85％以上。

(陈园生　傅继华　吕　青)

参考文献

1. 钱玲,任学峰.健康危险行为干预技术指南.北京:人民卫生出版社,2017.

2. 吕书红.学校健康促进实践案例精选.北京:人民卫生出版社,2018.

3. 李长宁.中国健康促进优秀实践.北京:人民卫生出版社,2016.

4. 田向阳,程玉兰.健康教育与健康促进基本理论与实践.北京:人民卫生出版社,2016 年.

5. 夏宪照.实用预防接种手册.第 2 版.北京:人民卫生出版社,2012.

6. "健康中国 2020"战略研究报告编委会."健康中国 2020"战略研究报告.北京:人民卫生出版社,2012.

7. 胡俊峰,侯培森.当代健康教育与健康促进.北京:人民卫生出版社,2005.

8. 王陇德.卫生应急工作手册.北京:人民卫生出版社,2005.

9. 于占玉.抗生素滥用的现状分析及对策建议.经济研究导刊,2011(35):314-315.

10. 冒晓飚.浅谈滥用抗生素的现状与对策.健康必读月刊,2010(10):160-161.

11. Liang X F,Bi S L,Yang W Z,et al.Epidemiological serosurvey of Hepatitis B in China -declining HBV prevalence due to Hepatitis B vaccination.Vaccine,2009,27(47):6550-6557.

12. 梁晓峰,陈园生,王晓军,等.中国 3 岁以上人群乙型肝炎血清流行病学研究.中华流行病学杂志,2005,26(9):655-658.

13. 陈园生,梁晓峰,胡俊峰.乙型肝炎病毒感染血清学标志与慢性感染自然史研究进展.中国疫苗和免疫,2009,15(3):279-283.

第六章

健康行为理论在慢性病防治中的应用

第一节 慢性病相关行为概述

一、慢性病是居民的首要死亡原因

随着生活方式和生活环境的改变以及人口老龄化的进程,人类疾病谱发生了根本变化,对人类健康的主要威胁已由传统意义的传染性疾病和营养不良转变为慢性非传染性疾病(简称慢性病)。2012 年 WHO 的报告中明确指出:全球约 5 600 万人死亡,其中 3 800 万人死于慢性病,占总死亡人数的 68%。预测到 2020 年全球 57% 的疾病负担将归因于慢性病。随着我国工业化、城镇化、人口老龄化进程不断加快,居民生活方式、生态环境、食品安全状况等对健康的影响逐步显现,我国慢性病的流行与发展趋势不容乐观。原国家卫生计生委发布的《中国居民营养与慢性病状况报告(2015)》中指出,2012 年全国慢性病死亡率为 533/10 万,占死亡总人数的 86.6%,每年由慢性病导致的疾病负担占总疾病负担的比例高达 70%。更为严重的是,慢性病患者中有近一半为 18~59 岁的劳动力人口,如果慢性病持续发展,必将减少劳动力人口数量,削弱人力资本质量,严重影响中国的可持续发展。

二、慢性病是行为方式病

慢性病不是特指某种疾病,而是对一类起病隐匿,病程长且病情迁延不愈,缺乏确切的传染性生物病因证据,病因复杂,且有些尚未完全被确认的疾病的概括性总称。常见的慢性病有心脑血管疾病、癌症、糖尿病、慢性呼吸系统疾病等。研究证实,在影响个人健康和寿命的决定因素中,生活方式和行为约占 60%,环境因素占 17%,遗传因素占 15%,医疗服务因素仅占 8% 左右。WHO 在《预防和控制非传染病:实施全球战略》中明确指出,在生活方式中,不健康饮食、缺乏身体活动、烟草使用和有害使用酒精是慢性病的四大危险因素。因此,慢性病也被称为"行为方式病"。良好的行为和生活方式可以预防或延缓慢性病的发生和发展,不健康的生活方式则加速慢性病的发生和发展。通过生活方式的调整,可预防 80% 的心脑血管疾病和 2 型糖尿病、55% 的高血压、40% 的肿瘤的发生。

(一)促进健康的行为

1. 健康饮食 合理营养是人体在整个生命过程中提高和保持健康状况的重要物质基础。平衡膳食是合理营养的重要途径。平衡膳食是指能够全面均衡地满足机体营养(热能和营养素)需求的膳食,其中"全面"是指膳食中营养素种类齐全;"均衡"是指膳食中各种营

养素之间保持适宜的比例关系,能够有效地被人体吸收利用。人体通过多种食物的摄入及合理搭配、互补,以达到营养素的全面吸收,促进健康。

2. 适量身体活动　身体活动(physical activity)是指骨骼肌收缩产生的任何消耗能量的身体动作,包含休闲时间活动、职业性活动、家务劳动和出行活动等。身体活动是能量消耗的一个主要决定因素,是维持能量平衡和控制体重的基础。研究证明,适宜、适量的身体活动与健康指标的改善相关。有规律的身体活动可提高身体素质(增强心肺健康和肌肉力量)、减少体脂、降低心血管和代谢性疾病风险、减少结肠癌和妇女中乳腺癌的危险、提高骨骼健康水平、减轻抑郁症状。通常每周 150 分钟中等及以上强度的身体活动即可使疾病风险降低。

3. 戒烟　不吸烟和远离二手烟危害,对所有人群都是有效的健康保护因素。对吸烟者而言,戒烟越早越好,即使中年之后戒烟都有益于健康。长期研究显示,吸烟者戒烟 1 年,冠心病危险约为吸烟者的一半;戒烟 5 年,5～15 年后发生卒中的危险会降到不吸烟者的程度;戒烟 10 年,患癌症的风险会降至吸烟者的一半左右,发生口腔、喉、食管、膀胱、宫颈和胰腺癌的危险会降低;戒烟 15 年,发生冠心病的危险等同非吸烟者。

(二) 危害健康的行为

1. 不健康饮食　不健康饮食是慢性病的重要危险因素。同一种膳食成分可以影响不同的慢性病,同一种慢性病又受多种膳食成分的影响。2004 年 WHO《饮食、身体活动与健康全球》指出不健康饮食主要包括:摄入过多高热量食物(高脂、高糖食物)、饱和脂肪(主要为动物性脂肪)、食盐,摄入较少复杂碳水化合物(如全谷类食物)、膳食纤维、蔬菜、水果。大量的科学研究已证实,不健康的饮食行为是肥胖、心血管疾病、2 型糖尿病等慢性病的重要危险因素,是开展人群膳食营养干预的重点。

2. 缺乏身体活动　缺乏身体活动已成为全球范围死亡的第 4 位主要危险因素(占全球死亡归因的 6%),它可以增加肥胖、心血管疾病和 2 型糖尿病的风险。据估计,大约 21%～25% 的乳腺癌和直肠癌、27% 的糖尿病和 30% 缺血性心脏病可以归因于缺乏身体活动。

3. 吸烟　吸烟是一种有害健康的行为,是导致一系列慢性病的主要危险因素之一。吸烟时产生的烟雾中包含很多能引起组织炎症、致癌以及其他危及身体健康的毒性成分,有害物质主要包括尼古丁、烟焦油和一氧化碳。其中,尼古丁是能作用于神经系统的高度成瘾性物质。焦油是多种烃类及烃的氧化物、硫化物和氮化物的混合物,可引起多种癌症。一氧化碳与氧气结合,导致机体缺氧,加速动脉粥样硬化。研究证实,吸烟是导致人们失能和早死的主要原因。吸烟造成死亡的疾病主要有肺癌、呼吸系统及心血管系统疾病。

4. 有害使用酒精　饮酒有害健康。无节制地饮酒,会伤害胃肠黏膜,并会影响肝脏和胰脏的功能,进而影响营养素的消化吸收及利用。一次性大量饮酒会造成肝脏代谢紊乱,并会导致脂肪肝、肝硬化等问题。过量饮酒还会增加心血管病、癌症、慢性肺病、糖尿病及骨质疏松的危险。酒精是仅次于烟草的第二号杀手,它引起的死亡比所有非法药物引起的死亡总和还多。即使少量饮酒也会增加罹患某些疾病的风险。研究发现少量饮酒的人如果继续减少酒精摄入也会对心脏有益;戒酒者随着戒酒时间的延长,罹患癌症的风险也会降低,但需要很多年才会降低到与不饮酒的人群相当。因此,WHO 重申酒精消费是引起健康损害最严重的世界性问题,并建议将"适度饮酒有益健康"的口号应改为"饮酒越少对身体越好"。

高度白酒酒精含能量高,几乎不含其他营养素。如要饮酒应当尽可能饮用低度酒,并控制在适当的限量以下。

第二节　信息—动机—行为技巧模型在糖尿病患者血糖自我监测中的应用

一、概述

糖尿病已成为我国严重的公共卫生问题。良好的血糖控制是糖尿病治疗的最基本要求之一，是减少糖尿病并发症的关键。目前糖尿病仍是一种不能治愈只能控制的终身性疾病，患者的行为和自我管理能力是血糖控制成功与否的关键。自我血糖监测是糖尿病患者自我管理中的重要组成部分，有助于患者和医生了解血糖的控制水平和波动情况，是调整血糖达标的重要措施，也是减少低血糖风险的重要手段。信息—动机—行为技巧模型(information-motivation-behavioral skill model，IMB)是评估糖尿病自我管理的有效工具。IMB从社会认知理论中引入"自我效能"的概念，从理性行为理论借鉴了对"动机"的理解，将影响自我血糖监测的各种因素归纳为信息、动机和行为技巧3个组分，当具备的信息、动机和行为技巧达到一定水平时，则最终使糖尿病患者形成定期自我血糖监测的行为。

（一）糖尿病患者自我血糖监测的重要性

糖尿病是由多种原因引起的以慢性高血糖为特征的代谢性疾病，其患病人数随着人民生活水平的提高、人口老龄化、生活方式的改变而迅速增加。糖尿病如果没有得到及时正确的治疗，便会危害到心、肺、肾、神经、眼睛等脏器和器官，而且这种危害往往是在不知不觉中发生的。良好的血糖控制是减少糖尿病急性并发症与远期慢性并发症的关键。血糖的控制需要采取综合的措施，包括饮食控制、运动、血糖监测、糖尿病自我管理教育和药物治疗。因此，糖尿病患者在治疗过程中必须要承担血糖自我管理的重要角色。其中，血糖监测是糖尿病管理中的重要组成部分，其结果有助于评估糖尿病患者糖代谢紊乱的程度，制定合理的降糖方案。

目前临床上血糖监测方法包括患者利用血糖仪进行的自我血糖监测(self-monitoring of blood glucose，SMBG)、连续监测3天血糖的动态血糖监测(CGM)、反映2～3周平均血糖水平的糖化血清白蛋白(GA)和2～3个月平均血糖水平的糖化血红蛋白(HbA1c)的测定。其中，患者进行SMBG是血糖监测的基本形式。SMBG指糖尿病患者在家中开展的血糖检测，是最基本的评价血糖控制水平的手段，是患者实现良好血糖控制的必备工具。SMBG能反映实时血糖水平，评估餐前和餐后高血糖以及生活事件(锻炼、用餐、运动及情绪应激等)和降糖药物对血糖的影响，有助于为患者制定个体化生活方式干预和优化药物干预方案，提高治疗的有效性和安全性；另一方面，SMBG作为糖尿病自我管理的一部分，可以帮助糖尿病患者更好地了解自己的疾病状态，积极参与糖尿病管理，并为他们提供一种按需调整行为及药物干预、及时向医务工作者咨询的手段，从而提高治疗的依从性。

（二）信息—动机—行为技巧模型的特点

信息—动机—行为技巧模型(IMB)由JD费舍尔和WA费舍尔在1992年最早提出。与以往的健康相关行为改变模型不同，IMB模型描述了信息、动机、行为技巧3者与预防行为之间的因果关系，展示了行为转变从开始到形成的全过程，从而更容易转换为干预实践。

　　IMB 模型最初用于艾滋病行为干预的相关研究,主要是针对危险性行为和静脉注射毒品进行干预以降低罹患艾滋病的风险。该模型将影响行为改变的各种因素分为信息、动机、行为技巧 3 个组分,并证明患者具有的预防疾病的信息和参与预防的动机可以通过行为技巧引发预防行为的启动和维持,目前已被广泛运用于性病、吸毒人群、慢性病患者的行为干预(图 6-1)。

　　IMB 模型是评估糖尿病自我管理的有效工具。根据 IMB 模型将自我血糖监测行为分为:①信息成分,为糖尿病患者进行自我血糖监测行为提供必要的知识;②动机成分,旨在改变个体对自我血糖监测行为的态度和行为准则,并进一步影响个体所在的社会支持网络的观点,期望更规范的自我血糖监测行为;③行为技能成分,着重于教会糖尿病患者如何更规范地开展 SMBG,以及在自我效能和自制力方面产生有利于 SMBG 行为的影响。3 个组分在个体的 SMBG 行为改变中相互作用,首先提供具体的相关信息、正面的社会准则和规范;其次创造有利于个体观念转变的氛围,通过健康教育增强行为改变的动机;最后指导患者掌握特定的行为技巧;当具备的信息、动机和行为技巧达到一定水平后,行为改变发生,最终则使糖尿病患者形成定期自我血糖监测的行为。

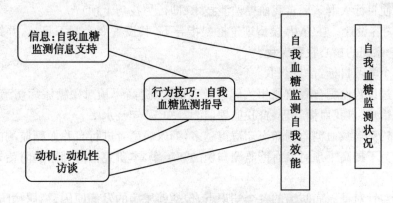

图 6-1　自我血糖监测行为的 IMB 模型结构图

二、应用案例

　　下面介绍如何运用信息—动机—行为技巧模型,设计和实施糖尿病患者自我血糖监测健康教育干预项目。

(一) 项目背景

　　糖尿病是一种终身性疾病,患者需要长期进行疾病的治疗和管理。自我血糖监测是糖尿病患者监测病情的重要手段。自我血糖监测的依从性高低与血糖控制效果直接相关。因此,国内外专业机构发布的糖尿病防治指南中均建议所有的糖尿病患者都进行自我血糖监测。但研究显示,糖尿病患者的院外自我血糖监测状况不容乐观。如何培养糖尿病患者自我血糖监测行为成为糖尿病防治专业人员需要解决的重大问题。

(二) 项目目标

　　信息—动机—行为技巧模型以改变自我血糖监测行为的决定性因素出发,在信息、动机和行为技巧 3 个方面实行综合干预,通过普及血糖监测重要性知识、改变糖尿病患者对自我血糖监测行为的态度、教授患者规范地开展自我血糖监测的技能,以及提高患者自我效能,最终促进糖尿病患者形成自我血糖监测行为,提高血糖控制水平,减少并发症的发生。

本研究采用IMB模型理论,从自我血糖监测的信息、动机和行为技巧3个方面设计健康教育课程,并进行干预指导,旨在促进目标人群自我血糖监测行为,提高血糖控制水平。

(三) 研究人群

180名18岁以上2型糖尿病患者,其中90名调查对象为干预组,90名为对照组。排除了1型糖尿病患者、新发糖尿病患者、妊娠糖尿病患者、出现严重并发症患者及无法参加调查的患者。干预周期为半年。

(四) 项目干预内容

1. 设计思路　运用IMB模型来开展指导糖尿病患者自我血糖监测的健康教育活动。活动时,要围绕以下几个关键问题进行干预内容的设计。

(1)如何使目标人群获取糖尿病防控知识(如自我管理知识,糖尿病危害等)及获取知识后的正确使用方法(即获取信息)?

(2)如何调动糖尿病患者的自我效能来维持定期自我血糖监测行为(即提高自我效能)?

(3)如何使目标人群掌握自我血糖监测技术(即行为技巧干预)?

2. 干预内容设计　在IMB模型理论框架指导下,共设置3个学习目标,并针对各个学习目标设计一系列的核心教育课程。

(1)第一个学习目标:信息获取。

目标:通过设置血糖自我监测相关健康教育课程,提高干预对象糖尿病防治知识(如糖尿病的危害、治疗、自我血糖管理、自我血糖监测等知识)知晓水平。

设计思路:对自我血糖监测知识知道得越多,糖尿病患者进行自我血糖监测的可能性就越大。因此,为了提高干预对象血糖监测知识的知晓率,本研究针对糖尿病防治知识设计健康传播材料。

设计内容:针对糖尿病防治的各个知识点,包括糖尿病的发病原因、糖尿病防治知识、糖尿病自我管理的方法及重要性、血糖自我监测的重要性和必要性等知识,设计通俗易懂、科学有效的健康传播讯息。根据干预对象特点、喜好、文化水平等,设计多种形式健康传播材料,包括宣传海报、宣传折页、讲座视频、动漫等。

干预形式:根据干预场所、人群的不同,采取多种干预形式,包括发放宣传折页、开展健康大讲堂、利用微信公众号或手机APP定期发布健康知识、视频讲座和动漫宣传片等。

(2)第二个学习目标:动机促进。

目标:通过同伴经验交流和心理咨询的方式,帮助干预对象从心理上克服自我血糖监测障碍,提高自我血糖监测的自信心。

设计思路:自我血糖监测是控制血糖的重要手段。大部分糖尿病患者由于缺乏自我血糖监测知识和技能,而又得不到家人或朋友的理解和支持,导致血糖长期控制不理想。增加患者自我血糖监测的信心,为其创造一个有益于自我血糖监测的外环境,将有助于提高自我血糖监测行为的形成率。

设计内容:采取同伴交流和心理咨询的方式,围绕糖尿病患者对自我血糖检测的看法、进行自我血糖监测可能存在的主要问题和困难、家人对自我血糖监测的看法及支持情况、家人及患者本人的经济状况等问题进行深入交流。

干预形式:以小组形式进行同伴交流,组员一起讨论交流自我血糖监测的益处、存在的困难障碍,分析导致这些障碍的原因,并讨论应对方案。

心理咨询:针对自我血糖监测较困难的干预对象,由专业人员采取一对一的访谈,围绕影响自我血糖监测的有利和不利因素(如家人对自我血糖监测的看法及支持情况、家人及患者本人的经济状况等问题)进行访谈,针对组员存在的各类问题进行沟通和疏导。

(3)第三个学习目标:行为技巧的获得(表6-1)。

目标:通过设计健康教育课程、自我血糖监测技能培训课程,帮助干预对象提高自我血糖监测技巧。

设计思路:自我血糖监测信息和动机的改变可促进患者自我血糖监测行为发生改变。在此基础上,通过系统课程针对性讲解自我血糖监测益处、注意事项等,通过实操课程教授自我血糖监测技巧,可以有效帮助干预对象掌握正确的自我血糖监测技巧。

设计内容:针对自我血糖监测的各个知识点,包括血糖监测的益处、仪器、监测频次、监测值的意义、注意事项等知识,根据干预对象特点、喜好、文化水平等,设计多种形式通俗易懂、科学有效的健康传播材料,包括宣传海报、宣传折页、讲座视频、动漫等。以实操形式进行自我血糖监测讲解。

干预形式:开设实操课,以实操形式教授干预对象认识自我血糖监测仪器、监测技巧、注意事项,指标解读等知识,学会自我血糖监测仪的使用方法。

表 6-1　干预对象改变血糖自我监测的观念和实践的学习目标

学习目标	理论框架
(1)提高干预对象对自我血糖监测相关知识的水平;	信息—动机—行为技巧模型的信息
(2)帮助干预对象从心理上克服自我血糖监测障碍,提高自我血糖监测的自信心;	信息—动机—行为技巧模型的动机
(3)帮助干预对象提高自我血糖监测技巧。	信息—动机—行为技巧模型的行为技巧

(五)项目的组织实施

1. 调查对象筛选和分组　在 2 个经济水平相似的社区各选择一个社区卫生服务中心 A 和 B,在 A 和 B 社区卫生服务中心分别筛选符合项目要求的 2 型糖尿病患者 90 名。A 社区卫生服务中心调查对象设为干预组,B 社区卫生服务中心调查对象设为对照组。

A 社区干预对象根据居住地、兴趣爱好等分成 6 个小组,每个小组 15 名干预对象。

2. 基线调查　基于 IMB 模型理论设计基线调查问卷,调查项目包括人群社会人口学特征(包括年龄、性别、文化程度、婚姻状况、家庭收入水平等)、糖尿病患病情况、自我血糖监测信息、动机和自我血糖监测技巧等。

对干预人群开展基线调查,根据调查结果分析影响自我血糖监测的主要因素,了解干预人群自我血糖监测信息—动机—行为技巧各个因素的水平,判断该人群自我血糖监测行为改变的关键点,以此为依据针对关键点制定干预计划,开展针对性的干预。

3. 实施针对性干预

(1)自我血糖监测信息干预:通过开展针对性的系列健康教育活动,提高干预对象糖尿病防治(如糖尿病的危害、治疗、自我血糖管理、自我血糖监测知识等)知识水平。

具体干预措施包括:干预开始时给每位干预对象发放一份健康教育宣传册;每个月开展一次健康大讲堂;利用微信公众号每周发布一条健康宣传信息,每月播放一次专家讲座视频,每季度发布一个动漫宣传片。

(2)自我血糖监测动机干预:通过开展同伴经验交流和心理咨询活动,帮助干预对象从心理上克服自我血糖监测障碍,提高自我血糖监测的自信心。

具体干预措施包括:

同伴经验交流:每半个月组织一次小组活动,干预对象进行自我血糖监测经验交流,一起讨论自我血糖监测的益处、存在的困难和障碍,分析导致这些障碍的原因,并讨论应对方案。在专业人员的指导下,每个组员根据自身情况设定自我血糖监测计划和目标,并在下次经验交流时汇报目标实施完成情况。

心理咨询:每个月一次。针对自我血糖监测较困难的干预对象,由专业人员采取一对一的访谈,围绕影响自我血糖监测的有利和不利因素(如家人对自我血糖监测的看法及支持情况、家人及患者本人的经济状况等问题)进行访谈,针对组员存在的各类问题进行沟通和疏导。

(3)自我血糖监测技巧干预:通过健康教育和自我血糖监测技术培训,帮助干预对象掌握自我血糖监测技巧,形成科学、规范的自我血糖监测行为。

干预开始半个月和一个月时各开展 2 次自我血糖监测技巧实操培训,以实操形式教授干预对象认识自我血糖监测仪器、监测技巧、注意事项,指标解读等知识。

具体干预活动详见表 6-2。

表 6-2　糖尿病患者自我血糖监测健康教育干预活动

概念	干预含义	干预活动
信息	提高糖尿病患者糖尿病防治知识水平	(1)发放健康教育宣传册; (2)开展健康大讲堂; (3)利用微信公众号发布健康宣传知识、专家讲座视频及动漫宣传片。
动机	帮助糖尿病患者从心理上克服自我血糖监测障碍,提高自我血糖监测的自信心	(1)同伴交流; (2)制定计划和目标; (3)目标完成情况反馈; (4)心理咨询。
行为技巧	帮助糖尿病患者掌握自我血糖监测技巧,形成科学、规范的自我血糖监测行为	(1)发放健康教育宣传册; (2)开展健康大讲堂; (3)利用微信公众号发布健康宣传知识、专家讲座视频及动漫宣传片; (4)自我血糖监测实操技巧培训。

(六) 效果评价

干预半年后进行干预效果评估。对干预组和对照组人群进行问卷调查(问卷内容与基线一致),了解调查对象自我血糖监测行为信息—动机—行为技巧等各因素状况。

通过分析和比较基线和终末问卷调查信息,评估干预组与对照组自我血糖监测的信息—动机—行为技巧各因素的水平及变化情况、影响因素,评估改变自我血糖监测行为对控制血糖的效果,总结干预模式,为在大范围糖尿病患者中的进一步推广和应用提供科学依据。

(七) 小结

所有的健康行为都不可能通过一个理论模型阐述清楚。IMB 模型强调了对患者行为主观方面的影响因素而没有考虑在实施健康行为时的客观因素,因此该模型仅在某些特殊疾病或特定人群中有显著效果,其外延性需要进一步验证。针对糖尿病患者自我血糖监测行为的改变,干预实施需具备一些条件,包括是否有血糖仪,是否有专业医生推荐血糖自我监测的方式和频率,是否具备支付血糖自我监测费用的基本经济条件或保险支付监测费用,是否有医生能够和患者一起讨论血糖监测结果等。因此,为了改善糖尿病患者 SMBG 行为,今后的研究中应该针对这些问题进行深度研究。

第三节 健康信念模式在乳腺癌筛查行为中的应用

一、概述

研究证实,乳腺癌的治疗效果与发现时的病期早晚有关,越早发现预后越好、治愈率越高。乳腺癌筛查是实现乳腺癌早发现、早诊断和早治疗的重要的二级预防手段,是国际上公认的恶性肿瘤中最能有效提高患者生存率和降低死亡率的群体预防措施。目前,我国女性普遍缺乏对乳腺癌筛查重要性的了解、缺少乳腺癌早期筛查的意识,乳腺癌筛查率较低。因此,有必要利用与干预目标相契合的理论来指导干预的具体实施,提高乳腺癌筛查率。以健康信念模式为理论指导对女性进行乳腺癌筛查干预,可以提高女性对乳腺癌的严重性、筛查的益处等的认识,促使女性养成定期检查乳腺的行为,帮助其获得克服乳腺检查障碍的信心和自我效能感,最终促进女性乳腺癌筛查行为,提高乳腺癌早期发现率。

(一) 乳腺癌筛查的重要性

女性一生中患乳腺癌的概率为 10%,全世界每年约有乳腺癌患者 120 万人,每年约有 40 万人死于该病,并且以每年 2%～3% 的速度递增。我国乳腺癌发病率已跃居女性恶性肿瘤的首位,且发病年龄呈年轻化趋势。合理的筛查能够早期发现乳腺癌,提高治愈率,增加"保乳"手术的机会,减少术后辅助治疗,节省医疗费用,提高患者生活质量。

美国癌症协会从 20 世纪 70 年代开始研究在无症状妇女中开展乳腺癌的早期筛查计划,已确定乳腺自我检查(breast self-examination,BSE)、乳腺临床检查(clinical breast examination,CBE)和乳腺 X 射线摄影术(钼靶 X 射线摄影)(mammography,MAM)是 3 种有效的早期筛查方法。根据我国女性乳腺癌发病特点及基本国情,中国抗癌协会乳腺癌专业委员会(CACA-CBCS)于 2015 年发布了《中国抗癌协会乳腺癌诊治指南与规范(2015 版)》,推荐:40～49 岁女性每年 1 次 MAM 和 CBE;50～59 岁女性每 1～2 年 1MAM 和 CBE;70 岁及以上女性每 2 年 1 次 MAM 和 CBE;对上述女性出现致密型乳腺推荐与 B 超检查联合。

乳腺癌的筛查在欧美国家开展得比较早,然而不同国家和地区之间的水平相差悬殊。

居住在美国的 40 岁及以上的华裔有 53.2％实施过 BSE,53.6％做过 CBE,71.1％做过 X 线检查;2010 年美国人群为基础的钼靶筛查率高达 68.5％。在土耳其,每月进行乳腺自我检查的妇女只有 5.5％,曾经做过乳腺 X 线摄片的只有 12.6％。在我国,尽管人们对乳腺癌的关注度很高,但是普遍缺乏对乳腺癌筛查的重要性的了解、缺少乳腺癌早期筛查的意识。2010 年中国疾控中心对我国 53 513 名女性调查显示,机会性乳腺癌筛查比例仅为 21.7％。

我国妇女乳腺癌筛查行为现状不容乐观,原因是大部分女性对此重视程度不够,或者缺乏正确的预防常识。因此从促进妇女健康角度出发,应采取有效的措施,改善妇女乳腺癌筛查行为,提高乳腺癌筛查率。

(二) 健康信念模式的特点

健康信念模式(the health belief model,HBM)于 20 世纪 50 年代由美国社会心理学家 Rosenstock 首先提出,该理论模型把行为的影响因素归结为人们是否意识到某种健康问题的严重性和易感性,通过提高这些认知,促使人们产生改变健康行为或养成促进健康行为的信念,帮助人们获得克服行为障碍的信心和自我效能感,最终改变行为,保护和促进健康。健康信念模式是以知觉到易感性、知觉到严重性、知觉到障碍、知觉到益处及自我效能 5 个健康信念变量为核心而建立的一个理论框架,它假设健康信念直接作用于个人的预防保健行为,而社会因素则通过对个人信念的影响间接作用于个人行为。个人行为的改变往往需要一个长期的过程,这就需要人们树立一个信念:采取有益于健康的行为将给健康带来好处,并坚信自己能够克服可能遇到的困难和障碍。也就是说,心理意识的改变是行为改变的前提。由于健康信念模式的结果比较直观,采用该理论开展女性乳腺筛查行为干预,可有效促进女性乳腺检查,达到早诊早治的效果。

乳腺癌筛查行为的健康信念模式结构图如图 6-2 所示。

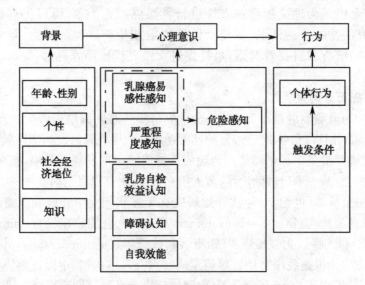

图 6-2 乳腺癌筛查行为的 HBM 模式结构图

二、应用案例

健康信念模式已成为解释和指导健康相关行为干预的重要理论模型之一,被广泛地应用于控烟、营养、性病艾滋病、高血压筛查、安全带使用、乳腺癌筛查、身体活动等众多的健康教育与健康促进项目和活动的计划、设计和实施工作之中。下面我们以乳腺癌筛查行为为例,介绍如何运用健康信念模式,设计和实施女性乳腺癌筛查健康教育干预项目。

(一) 项目背景

女性健康状况反映了社会进步和发展的程度,是衡量一个国家认可健康素质、生活质量及文明程度的重要指标。乳腺癌和宫颈癌是女性各种恶性肿瘤中最为常见、死亡率最高的两种癌症。为帮助广大妇女增强自我保健意识,提高预防疾病知识,培养健康、文明、科学的生活方式,全国妇联、原卫生部于 2009 年 7 月 7 日共同启动了全国农村妇女"两癌"检查项目,通过 3 年试点,采取宣传发动、健康教育和身体检查等方式,对项目试点地区的 18～65 岁农村妇女实施"两癌"免费筛查项目。"两癌"筛查是指宫颈癌和乳腺癌筛查,即通过有效、简便、经济的检查措施,对无症状女性开展普查,以期通过筛查早期识别癌前病变并进行治疗,最终目的是降低人群乳腺癌和宫颈癌的死亡率。提高"两癌"筛查服务的利用水平,增加目标人群的参与率和覆盖率,是这一重大公共卫生服务项目能否成功实施的最为关键因素。

(二) 项目目标

以健康信念模式理论为指导对女性进行乳腺癌筛查干预,提高女性对乳腺癌的严重性、筛查的益处等的认识,促使女性养成定期检查乳腺的行为,帮助其获得克服乳腺检查障碍的信心和自我效能感,最终改善女性乳腺癌筛查行为,提高乳腺癌筛查率。

本研究采用健康信念模型理论,研究女性乳腺癌筛查行为的相关认知因素,并从这些影响因素着手,设计乳腺癌筛查教育指导课程,并进行干预指导,旨在改变目标人群乳腺癌筛查行为的观念和意识,提高乳腺癌筛查行为。

(三) 研究人群

300 名 35～65 岁女性,其中 150 名调查对象为干预组,150 名为对照组。全部研究对象无乳腺癌病史,无其他恶性疾病史,行动自如,能够配合项目活动者。干预周期 1 年。

(四) 干预内容

1. 设计思路　运用健康信念模式来指导促进乳腺癌筛查的健康教育活动时,要围绕以下几个关键问题进行干预内容的设计:

(1)如何使目标人群觉察到患乳腺癌的风险和风险的严重性,以及采取乳腺检查的好处和可能遇到的障碍(即感知威胁、感知益处和障碍)?

(2)如何设计乳腺癌筛查行为激发物或激发事件(即创造行为线索)?

(3)如何调动人们的自我效能来维持定期乳腺检查行为(即提高自我效能)?

此外,由于个人对体内外环境刺激的感知具有选择性,主、客观因素都可能影响感知的选择和感知效果,尤其是主观因素,如个人的动机、需要、情绪和经验等的不同,可以使个体对相同事物的感知完全不一样,因此在开展乳腺癌筛查行为健康教育干预时,采取的具体策略、措施、内容、方法等也应做到个性化。

2. 干预内容设计　在健康信念模式理论框架指导下,共设置 5 个学习目标,并针对各个学习目标设计一系列的核心教育课程。见表 6-3。

表 6-3　干预对象改变乳腺筛查的观念和实践的学习目标

学习目标	理论框架
(1)使干预对象意识到随着年龄的增长自己患乳腺癌的风险会逐渐增大	健康信念模式的感知易感性
(2)使干预对象了解到患上乳腺癌如果不早期发现和治疗,后果非常严重	健康信念模式的感知严重性
(3)使干预对象了解乳腺检查有助于早期发现乳腺癌,意识到乳腺癌筛查给自身健康带来的益处	健康信念模式的感知益处
(4)使干预对象了解实施乳腺检查会遇到的困难、存在的一些阻碍乳腺检查的因素	健康信念模式的感知障碍
(5)帮助干预对象提高定期乳腺癌筛查的自信心	健康信念模式的自我效能

(1)第一个学习目标:知觉到易感性。

目标:通过设置乳腺癌防治相关健康教育课程,使干预对象意识到随着年龄的增长自己患乳腺癌的风险会逐渐增大。

设计思路:易感性是指个体对自身患病可能性的判断。女性越是感到自己患乳腺癌的可能性大,越有可能采取行动避免疾病的发生。因此,为了提高干预对象对乳腺癌的易感性,针对乳腺癌的危险因素、高危人群、危害、预防和治疗等知识设计健康传播材料。

设计内容:针对乳腺癌防治的各个知识点,健康传播材料内容包括乳腺癌的危险因素、高危人群、危害、预防和治疗等。根据干预对象特点、喜好、文化水平等,设计多种形式的通俗易懂、科学、适用的健康传播材料,包括宣传海报、宣传折页、讲座视频、动漫等。

干预形式:根据干预场所、人群的不同,采取多种干预形式,包括发放宣传折页、开展健康大讲堂、利用微信公众号或手机 APP 定期发布健康知识、播放视频讲座和动漫宣传片等。

(2)第二个学习目标:知觉到严重性。

目标:通过设置乳腺癌防治相关健康教育课程,使干预对象了解到患上乳腺癌如果不早期发现和早期治疗,后果非常严重。

设计思路:严重性即对疾病后果的感知,包括乳腺癌对躯体健康的不良影响和乳腺癌引起的心理、社会后果,如体力、形象、工作、生活和社交等方面的影响。因此,为了使干预对象感知到乳腺癌的严重性,制作乳腺癌防治宣传海报和防病资料,总结介绍典型案例,提高干预对象的认识。

设计内容:针对乳腺癌的危害、预防和治疗等知识点,设计通俗易懂、科学有效的健康传播材料。根据干预对象特点、喜好、文化水平等,设计多种形式健康传播材料,包括宣传海报、宣传折页、讲座视频、动漫等。归纳总结典型案例,以动漫、视频讲解等形式呈现。

干预形式:根据干预场所、人群的不同,采取多种干预形式向干预对象宣传乳腺癌的危害,宣传形式包括发放宣传折页、开展健康大讲堂、利用微信公众号或手机 APP 定期发布健康知识、播放视频讲座和动漫宣传片等。

(3)第三个学习目标:知觉到益处。

目标:通过设计乳腺癌防治相关健康教育课程,设计专项主题活动使干预对象了解乳腺检查有助于早期发现乳腺癌,意识到乳腺癌的早期发现给自身健康带来的益处。

设计思路:对乳腺筛查益处的感知是个体对乳腺癌筛查行为能带来的益处的主观判断。因此,为了使干预对象感知乳腺癌筛查的益处,本研究制作相关健康教育材料和课程,并设计针对性的专题活动。

设计内容:针对乳腺癌筛查的益处,设计通俗易懂、科学有效的健康传播材料。根据干预对象特点、喜好、文化水平等,设计多种形式健康传播材料,包括宣传海报、宣传折页、讲座视频、动漫等。归纳总结典型案例,以动漫、视频讲解等形式呈现。设计专题小组活动,帮助干预对象提高乳腺癌筛查益处的感知。

干预形式:根据干预场所、人群的不同,采取多种干预形式向干预对象宣传乳腺癌筛查的益处,宣传形式包括发放宣传折页、开展健康大讲堂、利用微信公众号或手机 APP 定期发布健康知识、播放视频讲座和动漫宣传片等。

组织专题小组活动。给干预对象发放带有刻度(6~28mm)的木质珠子制成的项链,让干预对象切实看到和感受到自身在胸部能够发现的平均肿块大小和乳腺 X 线摄影检查术能够检查到的肿块大小之间的不同。

(4)第四个学习目标:知觉到障碍。

目标:通过设计乳腺癌防治相关健康教育课程,设计专项主题活动,使干预对象了解实施乳腺检查会遇到的困难、存在的一些阻碍乳腺检查的因素。

设计思路:对乳腺筛查障碍的感知是个体对乳腺癌筛查行为能带来的障碍的主观判断。因此,为了使干预对象感知乳腺癌筛查的障碍,组织实施小组讨论和角色扮演专题活动,帮助其发现自身可能存在的乳腺癌筛查障碍,并找到解决的办法和途径。

设计内容:设计小组讨论和角色扮演专题活动,以干预对象自我讨论为主,专业人员指导为辅,提高干预对象对乳腺癌筛查障碍的感知。

干预形式:组织小组活动,组员一起讨论乳腺癌筛查可能遇到的障碍,分析导致这些障碍的原因,并讨论应对方案。

组织专题活动,干预对象参与角色扮演,询问自己的朋友拒绝乳腺癌筛查的理由和原因,而后群策群力想出帮助朋友克服障碍的方法。

(5)第五个学习目标:自我效能。

目标:通过帮助干预对象设定乳腺检查目标,帮助其提高定期乳腺癌筛查的自信心。

设计思路:自我效能,是个体对自己控制内、外因素而定期进行乳腺癌筛查的能力的评价和判断,以及取得期望结果的信念。因此,为了提高干预对象乳腺癌筛查的自我效能,为干预对象设置不同阶段的实施目标,逐步使干预对象主动接受定期乳腺癌筛查。

设计内容:在专业人员的指导下,组员共同讨论,互相帮助,制定乳腺癌筛查行为目标,如在学会自我检查乳腺技能基础上,每月自我检查乳腺一次,每年进行乳腺癌临床检查1~2次。

干预形式:组织小组活动,组织干预对象学习乳腺自我检查技术;采取小组讨论的形式,在专业人员指导下,每位干预对象根据自身情况制定乳腺癌筛查目标,并定期讨论目标实施和完成情况。

(五) 项目的组织实施

1. 调查对象筛选和分组　在 2 个经济水平类似的 A、B 社区分别筛选符合项目要求的女性 150 名。A 社区调查对象设为干预组,B 社区调查对象设为对照组。

　　A 社区干预对象根据居住地、兴趣爱好等分成 10 个小组,每个小组 15 名干预对象。

　　2. **基线调查**　基于健康信念模式理论框架设计基线调查问卷,测量项目人群社会人口学特征(包括年龄、性别、文化程度、婚姻状况、家庭收入水平等)、对乳腺癌易感性和严重性、乳腺癌筛查的益处障碍、自我效能的认知等。

　　对干预人群开展基线调查,根据调查结果分析影响乳腺癌筛查的主要因素,了解干预人群乳腺癌筛查健康信念模型各个因素的水平,开展针对性的干预。

　　3. **实施针对性干预**

　　(1)提高干预对象对乳腺癌威胁的认知。

　　通过开展针对性的系列健康教育活动,帮助干预对象感知乳腺癌的易感性和严重性,从而提高其对乳腺癌威胁的认知。

　　具体干预措施包括:干预开始时给每位干预对象发放一份健康教育宣传册;开始 3 个月时每半个月开展一次健康大讲堂,4～8 月每个月开展一次健康大讲堂活动;利用微信公众号每周发布一条健康知识,每月播放一次专家讲座视频,每季度发布动漫宣传片。

　　(2)提高干预对象对乳腺癌筛查益处和障碍的认知。

　　感知到乳腺癌筛查行为的益处:通过开展针对性的系列健康教育活动,使干预对象了解乳腺检查有助于早期发现乳腺癌,帮助干预对象意识到乳腺癌的早期发现给自身健康带来的益处。

　　具体干预措施包括:干预开始时给每位干预对象发放一份健康教育宣传册;开始 3 个月时每半个月开展一次健康大讲堂,4～8 月每个月开展一次健康大讲堂活动;利用微信公众号每周发布一条健康知识,每月播放一次专家讲座视频,每季度发布动漫宣传片;干预第 1 个月末,组织专题小组活动,给干预对象发放带有刻度(6～28mm)的木质珠子制成的项链,让干预对象切实看到和感受到自身在胸部能够发现的平均肿块大小和乳腺 X 线摄影检查术能够检查到的肿块大小之间的不同。

　　感知到乳腺癌筛查行为的障碍:通过开展主题活动,设计小组活动,使干预对象了解实施乳腺检查会遇到的困难、存在的一些阻碍乳腺检查的因素。

　　具体干预措施包括:分组进行,以乳腺癌筛查行为存在的障碍为主题开展小组讨论和角色扮演,组员一起讨论乳腺癌筛查可能遇到的障碍,分析导致这些障碍的原因,并在专业人员的帮助下制定应对方案。

　　(3)提高干预对象的自我效能。

　　通过帮助干预对象设定乳腺检查目标,帮助其提高定期乳腺癌筛查的自信心。

　　具体干预措施包括:干预开始 1 个月时,组织开展健康大讲堂,教授干预对象乳腺癌筛查知识;干预 1 个月时,以小组为单位,组织干预对象学习乳腺自我检查技术;干预开始时,采取小组讨论的形式,在专业人员指导下,每位干预对象根据自身情况制定乳腺癌筛查目标,并定期讨论目标实施和完成情况。

　　(4)积极利用社会人口学特征进行针对性干预。

　　根据基线调查结果,针对不同人口学特征的人群采取不同的干预方式。如高学历高职称的企事业单位工作人员,可能疾病易感性和严重性认知已很高,可通过强化行为益处和障碍、提高自我效能角度出发,促进乳腺癌定期筛查行为的形成。针对文化程度不高的干预对象,首先要侧重提高其对乳腺癌的易感性和严重性的认知,再提高乳腺癌筛查行为益处和障碍的认知等,促进其健康行为的形成。

具体干预活动详见表 6-4。

表 6-4 健康信念模式在女性乳腺癌筛查健康教育干预项目中的应用

概念	干预含义	干预活动
疾病威胁的认知	女性越是感到自己患乳腺癌的可能性大,越有可能采取行动避免疾病的发生	(1)发放健康教育宣传册; (2)开展健康大讲堂; (3)利用微信公众号发布健康知识、播放专家讲座视频及动漫宣传片。
感知益处	女性了解乳腺检查有助于早期发现乳腺癌,意识到乳腺癌的早期发现给自身健康带来的益处	(1)发放健康教育宣传册; (2)开展健康大讲堂; (3)利用微信公众号发布健康知识、播放专家讲座视频及动漫宣传片; (4)组织专题小组活动。
感知障碍	使女性了解实施乳腺检查会遇到的困难、存在的一些阻碍乳腺检查的因素	(1)小组讨论; (2)角色扮演; (3)制定应对方案。
自我效能	提高女性对自己定期进行乳腺癌筛查能力的评价和判断能力,以及取得期望结果的自信心	(1)开展健康大讲堂; (2)乳腺自我检查技术学习; (3)小组讨论,设定目标。

(六) 效果评价

干预一年后进行干预效果评估。对干预组和对照组人群进行问卷调查(问卷内容与基线一致),了解调查对象乳腺癌筛查行为健康信念因素状况。在干预组每个小组抽取 2 名对象进行访谈,挖掘影响干预对象乳腺癌筛查行为的原因、项目实施中存在的问题等。通过分析和比较问卷调查和个人访谈信息,评估干预组与对照组乳腺癌筛查的健康信念各因素的水平及变化情况、影响因素,总结干预模式,为在大范围人群中的进一步推广和应用提供科学依据。

第四节 社会网络分析技术在农村地区高血压防治健康教育中的应用

一、概述

高血压是指以体循环动脉血压增高为主要特征(收缩压≥140mmHg,和(或)舒张压≥90mmHg),可伴有心、脑、肾等器官的功能或器质性损害的临床综合征。高血压既是心脑血管疾病的重要危险因素,又是一种独立的疾病,其防治已成为全球重大公共卫生问题之一。我国正处于社会经济高速发展的时期,随着社会的转型,加上人口老龄化的加剧,人们生活水平及行为方式发生了巨大的改变,高血压的患病率亦呈现迅猛的上升趋势。在高血压病中 90% 为"原发性高血压病"。原发性高血压病是综合因素作用的结果,除了种族、遗传、性别之外,主要是不良生活方式所致,如高脂高热量饮食、高盐饮食、紧张压力、肥胖、吸烟、缺少锻炼等。高血压病目前还没有根治的方法,但可以有效地预防和控制。

近年来,通过改变生活方式和行为来预防和治疗高血压病得到了广泛的关注。健康教育贯穿于健康促进、疾病预防到疾病监测以及治疗、康复和长期护理的全程,其核心关注的是健康行为,这是健康教育干预策略的关键。在高血压防治健康教育中,通过多种策略与手段改变公众的高盐饮食习惯、戒烟限酒、参加体育锻炼、控制体重,增强高血压患者治疗的依从性,严格遵照医嘱坚持服药等行为是十分重要的内容。

(一) 在农村人群开展高血压防治健康教育的重要性

研究表明,在农村人群中的高血压患病率逐年升高。由于农村人群对高血压的知晓率、治疗率、控制率处于较低水平,远低于城市居民,因此防治形势更为严峻。在医疗卫生服务方面,农村居民在健康水平、医疗卫生资源的投入、医疗卫生筹资、医疗卫生服务利用方面与城市居民差距明显,而改善农村医疗卫生服务水平的基本前提就是提高农村居民的自我保健意识和健康素养水平。调查显示,我国农村居民对慢性病基本健康知识的认知和正确理解、相关健康行为具备情况严重不足。因此,对农村居民进行高血压预防健康教育和行为指导具有重要性和迫切性。

(二) 社会网络分析技术的特点与在农村地区的应用优势

社会网络分析是近二十年来社会科学领域发展起来的一种新的研究方法,它是对社会关系结构及其属性进行分析的理论和方法,已广泛应用于社会学、政治学、管理学、传播学等多个领域。目前,该技术在医疗卫生领域的应用也越来越多。利用社会网络分析方法和网络目标定位策略开展人群行为干预研究,拓展了其在公共卫生领域的应用范围和价值。

通过融合社会网络分析技术,在实践中形成了几种新的人际健康传播策略:第一,基于定性访谈和传统社区结构,确定当地的关键知情者,以其作为"种子人群"开展信息传播。由于该群体在一定范围内具有一定权威性和居民认可度,使得信息传播和相关活动得以顺利开展,但由于该人群自身工作、与其他居民地位和关系不匹配等诸多原因,可能会影响传播的范围和效果;第二,在该社区中,随机选择目标对象作为"种子人群"开展信息传播,由于随机选择的目标人群最大可能消除了种子人群与其他居民的不平等关系,使得信息传播能够扩展到尽可能大的范围,从而尽可能提高传播范围和效果。

在我国农村社区,存在着特有的高紧密度、高趋同性的、低异质性的社会关系网络,这种社会关系网络为开展健康教育工作提供了便利。作为普及基本健康知识和健康技能重要渠道之一的人际健康传播,具有传播效率高、接受度和认同度高、交流和反馈情况较好等特点。基于社会网络分析确定行为干预策略,在目标人群中开展健康传播速度会更快,效果会更好。

(三) 基于社会网络分析的行为干预策略

在对农村社区居民的社会网络关系进行分析后,采用社会网络目标定位策略,在干预社区分别开展以随机选择的目标定位策略和关键知情者目标定位策略的干预研究。具体而言,前者是借助社会网络分析技术,随机选择处于社会网络的部分结点人群作为种子人群开展后续干预工作;后者则是通过定性访谈等方式,确定本社区内具有一定社会影响力、一定权威的当地社区干部、意见领袖,将其作为种子人群开展后续干预工作。项目干预活动的具体干预内容可包括:

1. 对种子人群(随机选择的或者直接确定的关键知情者)进行高血压防治基本健康知识和技能的培训。

2. 由种子人群在社区的日常生活和工作中进行健康传播。

3. 由种子人群,联合项目组和当地社区,开展社区讲座、组织健康活动。

二、应用案例

下面以农村地区开展高血压防治健康教育为例,介绍如何应用社会网络分析技术,设计和实施农村人群高血压健康教育项目。

(一) 项目目标

通过了解当前农村居民高血压防治的知识、技能和行为并分析其社会网络特征,筛选出一级种子人群进行高血压防治知识、测量血压等技能的培训,并由种子人群在社区的日常生活和工作中进行健康传播,最终提高农村居民高血压防治健康素养。

(二) 干预现场和干预对象

1. **干预现场** 选择 Z 省 C 县、K 县的各 2 个行政村作为项目试点。试点农村基本情况调查显示,这几个村都是依山傍水,基本符合整个 Z 省的地形情况。4 个村分属 4 个乡镇,在地理位置上相距较远。4 个村交通都较为便利,实际居住人口与全国农村常住人口情况类似,常住人口中中老年人群比例较高。居民以务农、打工为主要收入来源,试点村周边都有相应工厂企业等。村民主要的慢性病是高血压病,且患病比例较高。

2. **干预对象** 为 18 周岁以上的常住居民(即居住在本村超过 6 个月)。

(三) 需求评估

1. **抽样方法** 采用立意抽样的方法进行抽样,收集试点行政村的自然村(或者村民小组,或者几条主要街区、小区)的信息:包括自然村的个数和每个自然村的常住户数和人数;在试点行政村抽取一个自然村(对于试点行政村的村民小组或自然村的划分与居民实际居住情况不符的情况,按照街区划分后抽取),对抽取的自然村(或其他单元)所有符合条件的居民进行调查。现场调查包括问卷调查和个人深入访谈两部分。问卷调查采取面对面调查的形式,内容包括:调查对象基本情况、主要慢性病健康影响因素相关基本知识和技能、农村居民社会网络关系;在调查社会网络关系时,其社会关系成员须为来自本自然村或村民小组。个人深入访谈的对象包括村委成员 1 人、样本人群所在的组长 1 人、乡村医生 1 人、居民 2 人(属于做过基线调查的 2 户),共计 5 人。访谈内容涉及自身和家庭健康状况、本村居民慢性病的情况和严重性、对开展慢病防治干预的看法和建议等。

2. **农村居民的社会网络关系状况调查分析** 在 4 个抽样村,共调查 399 名常住居民。399 人中男女性别比为 1∶1.6;年龄分布上以中老年人群为主,其中 50~69 岁人口比例占 70.7%;文化程度以文盲和小学文化为主,分别各占 28.6% 和 38.3%;婚姻状况以已婚为主,但已婚人群(共 363 人)中有 39.1% 的人长期外出工作。主要职业为农民(占 67.4%),工作时间也以自由时间为主(占 86%)。每位居民的社会网络关系为 6~7 人。

3. **农村居民的高血压相关知识及行为现状分析** 试点农村居民的慢性病患病率为 25.3%,其中高血压的患病率为 19.5%;而从现场测量血压的结果来看,有 22.1% 的居民血压偏高。从高血压防治知识的知晓情况来看,试点村居民高血压病的知晓情况为 56.9%;在血压相关影响因素的知晓情况上,只有一半居民知道吃盐量、饮酒与血压有关,多数不知道吸烟、紧张情绪跟血压的关系,且 93.7% 的居民不会自测血压。从居民的行为来看,其现在吸烟率为 49.3％,饮酒率为 27.3％;在饮食行为中自报食盐摄入和高脂肪饮食口味较重的比例分别为 20.1％和 26.1％,有 69.9％的居民自报家里会吃腌制品,且每天吃的比例为 19.3％。多数人对高盐饮食或高脂饮食对健康影响的认识并不高,大部分人认为没什么影响或有一点影响(分别为 86％和 89％);现场测量结果显示,居民 BMI 指数超重和肥胖率为 31.6％,腰围超标率为 28.1％。

由于高血压影响因素复杂,涉及需干预的行为因素较多,经过对居民相关知识和行为现状调查结果分析,筛选出重点干预的知识为高血压与健康的关系、高血压的影响因素以及如何预防高血压;干预行为为健康饮食和锻炼;干预技能为自测血压。

(四) 干预策略

1. 确定一级干预人群　选择 3 个村作为干预试点,开展基于社会网络分析的行为干预,1 个村作为对照开展高血压常规健康教育。3 个干预试点村中 C 县 A 村通过随机数法产生一级干预人群,即从社区居民名单中随机抽取 5％的居民作为一级干预人群;C 县 B 村通过随机个体推荐的方法产生一级干预人群,即从社区居民名单中随机抽取 10％的居民,然后与当地项目组进行联系,在名单中确定第一推荐人;K 县 A 村通过节点人群产生一级干预人群,即抽取入节点度数排名在前 5％的居民。K 县 B 村为对照村。见图 6-3。

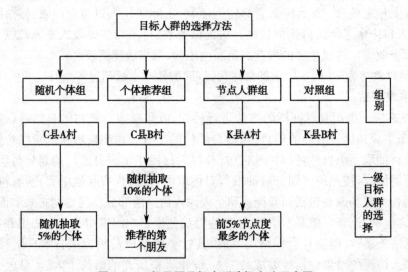

图 6-3　一级干预目标人群选择方法示意图

2. 一级干预人群的培训与评估　这是整个干预的核心所在。针对一级干预人群,通过健康讲座、小组讨论、技能演示、现场练习等方法开展培训,确保其熟悉和掌握高血压与健康的关系、高血压的影响因素以及如何预防高血压;健康饮食和运动锻炼;如何自测血压等知识和技能,并填写培训记录表。在培训结束后 10 日内选择一天对其高血压防治知识和技能进行评估,填写干预对象评估表。评估合格后,发放健康激励包和 3 张印有"健康活动介绍人"即一级干预人群的健康卡片,并明确和接受任务。

3. 健康卡片及任务　健康卡片是确定二级干预人群和三级干预人群并进行评估的主要依据。

一级干预人群的任务是在通过评估后,会获得 3 张健康卡片,再根据自身社会关系,推荐 3 个亲朋好友或街坊邻居,将卡片赠予,并教会其高血压防治知识和相关技能。所推荐的对象应符合以下条件:在 18～69 岁之间,无严重疾病(因疾病无法与他人正常交往),不包括共住的家庭成员。这就是二级干预人群。

二级干预人群凭健康卡片到项目组进行评估，如评估合格，则获得健康激励包和3张健康卡片。随后，二级干预人群根据自身社会关系，推荐3个亲朋好友或街坊邻居，将卡片赠予，并教会其高血压防治知识和相关技能。所推荐的对象也同样要求符合以下条件：在18～69岁之间，无严重疾病（因疾病无法与他人正常交往），不包括共住的家庭成员。这就是三级干预人群。

三级干预人群凭健康卡片到项目组进行评估，如评估合格，则获得健康激励包。三级干预人群的所有卡片回收完成后，经项目组确认，人群干预完成。

4. 健康激励包　根据拟干预的高血压防治知识、技能和行为，设计制作健康激励包，其中一级干预人群的健康激励包包括《高血压预防健康指导手册》、含体重指数 BMI 小转盘、健康卷尺和电子血压计；二级干预人群的健康激励包包括《高血压预防健康指导手册》、含体重指数 BMI 小转盘、健康卷尺和电子体重秤；三级干预人群健康激励包包括《高血压预防健康指导手册》、含体重指数 BMI 小转盘、健康卷尺和健康礼品。其中《高血压预防健康指导手册》不仅介绍了血压的概念、如何读懂血压、高血压与健康的关系、高血压的影响因素、如何防治高血压、如何自测血压、怎样才能做到合理膳食和适量运动等知识和技能，更是设计了较大篇幅的"健康指标周登记表"，通过记录每天的健康行为和相关的健康指标来促进健康行为的养成。

5. 对照组　村卫生所结合基本公共卫生服务工作，开展常规健康教育活动，每季度组织一次专题讲座；对来门诊就诊的高血压患者进行随诊教育。

（五）效果评估

在干预周期结束后，对基线调查人员进行终末调查，终末调查方法同基线调查，调查内容包括调查对象基本情况、主要慢性病健康影响因素相关基本知识和技能。通过分析和比较基线和终末问卷调查信息，评估采取不同方式产生一级种子人群的干预组与对照组高血压防治基本知识、技能以及相关行为的变化情况、影响因素，评估干预效果，总结干预模式，为在农村地区进一步推广和应用提供科学依据。

（六）小结

社区高血压人群防治是一项重要而艰巨的工作，强化高血压防治健康教育的力度与深度十分必要。由于影响高血压的行为因素较多，且普通人群对于接受高血压防治健康教育的紧迫性和重要性的认知不足，尤其是在农村地区，因此通过社会网络来开展高血压防治健康教育，不仅提高了健康传播的可及性和有效性，而且还能够促进健康行为的建立，值得在农村地区尝试应用。

（李剑虹　吴青青）

参 考 文 献

1. 马骁.健康教育学.第2版.北京:人民卫生出版社,2012.

2. 孙裕金.对城乡居民社会支持网的述评.考试周刊,2007(03):110-111.

3. 张文宏,阮丹青,潘允康.天津农村居民的社会网.社会学研究,1999(2):110-120.

4. Elwert F.Public health:real-world network targeting of interventions.Lancet,2015,386(9989):112-113.

5. Kim D A, Hwong A R, Stafford D, et al. Social network targeting to maximise population behaviour change:a cluster randomised controlled trial.The Lancet,2015,386(9989):145-153.

6. 林聚任.社会网络分析-理论、方法与应用.北京师范大学出版社,2009.

7. 江启成.暗娼人群规模评估和社会网络分析应用研究.安徽医科大学,2010.

8. 历云超.云南省三地低档场所 FSWs 高危性行为及社会网络研究.昆明医科大学,2012.

9. 陈嘉伟,刘立刚,邵嘉亮,等.公立医院知识创新的社会网络分析——以广东省卫生厅某直属医院重点科室为例.情报探索,2014(2):9-12.

10. 马霞,甄天民,谷景亮,等.社会网络分析方法在国内医药卫生领域的应用及启示.中华医学图书情报杂志,2014(10):18-21.

11. 罗家德.社会网分析讲义.北京：社会科学文献出版社,2005.

第七章

健康行为理论在伤害预防中的应用

第一节 伤害预防概述

一、伤害流行状况

在全球范围,伤害和暴力对任何一个国家都是健康的主要威胁。世界上每 6 秒钟就有一个人由于伤害而死亡,每天有 14 000 人由于伤害而死亡,每年有超过五百万人因为伤害而死亡,伤害约占全球总死亡率的 9%。由于伤害导致的每年死亡的人数是艾滋病、肺结核和疟疾合并死亡人数的 1.7 倍,由此可见,如何应对伤害带来的巨大挑战是公共卫生面临的非常紧迫的问题。尽管伤害可以预测,而且在很大程度上可以预防,但是,在全球卫生议程中伤害和暴力多年来一直被忽视。

全球监测数据显示,造成伤害的原因主要包括对他人或自己的暴力行为、道路交通事故、烧伤、溺水、跌倒和中毒。伤害造成的死亡对受害者所在的家庭和社区产生了不可估量的影响,这些家庭的生活因这些悲剧而发生了不可逆转的改变。

相对于每一个因伤害而死亡的案例,估计有几十个住院、数百个急诊科就诊和数以千计的医院就诊案例。即使是在伤害事故中存活的人,也有很大一部分经历了暂时性的或留下了永久性的残疾。这些非致命性伤害的程度在全球的发生情况不均衡,因国家而异。

为应对伤害造成的这一公共卫生灾难,一些国家对于伤害和暴力的认识以及对于伤害预防政策和方案的支持正在增加。在这些国家,伤害预防取得了相当大的进展,政府机构和非政府机构正在加强数据收集系统,改善为受害者和幸存者提供的服务,并加强伤害的预防工作。

二、伤害可预防的理念

当今,在世界上许多地方,暴力和伤害可以被有计划地进行预防这一提法仍然是一个全新的理念。虽然对死亡率和发病率的主要原因研究由来已久,但直到近年来公共卫生部门才开始将暴力和伤害视为可预防的。各国开始在伤害预防方面投入资金,但是,对伤害造成的巨大疾病负担而言仍然不相匹配。越来越多的科学研究表明,伤害与暴力是可以预防的。根据对伤害预防研究证据的系统综述,WHO 及其合作伙伴确定了七项伤害预防的最佳战略——其中六项战略侧重于预防,一项战略聚焦于应对措施。这些策略可以降低多种类型的伤害和暴力,帮助减少个人使用暴力或成为受害者的可能性。

许多国家的证据表明,通过包括卫生部门在内的多部门合作与协调一致的努力,可以在预防伤害和暴力方面取得巨大成功。国际社会需要与世界各国政府和民间组织合作,执行这些行之有效的措施,减少因受伤和暴力所导致的每天都在发生的不必要的生命损失。

全球范围越来越多的国家认识到伤害和暴力是可以而且必须加以预防的,许多国家正试图更好地了解本国伤害问题的具体和更加详细的信息,例如伤害发生的原因、性质、伤害发生时从事的活动、发生地点等,以便作为设计、执行和监测有效预防策略的基础。一些策略已经有效帮助降低伤害发生率,减轻不同场景下伤害发生的严重后果。此外,对一些伤害和暴力预防措施的成本和效益分析还表明,这些预防措施不但在经费支出方面具有巨大的价值潜力,而且还可以产生相当的社会效益。例如,美国的一项研究发现,如果投资用于火灾预防的烟雾探测器,每一美元可以节省28美元与健康有关的开支。然而,这些伤害预防措施有效性的证据大多来自于高收入国家,中低收入国家虽然有必要适应和实施这些以证据为基础的策略,但是,需要根据本国情况进行调整以适合其特定的环境。通过实施这些措施,并对措施的有效性进行评估,将有可能降低当前居高不下无法承受的全球伤害负担。

三、伤害预防"5E"策略

5E策略在伤害预防领域被认为是伤害干预的重要策略,即教育策略(education)、环境策略(environmental)、工程策略(engineering)、强化执法策略(enforcement)和评估策略(evaluation)。这些策略可以延伸出多种干预措施,策略组合使用可以互相促进,往往能取得更好的成效。

(一)教育策略

教育策略指在人群中(包括一般人员和高危个体)中开展健康教育,形成健康、正确的态度、信念和行为。教育干预长期以来是公共卫生实践的中流砥柱。教育被视为是培养安全行为最合理的方法,其作为伤害预防的核心技术已有时日。而且,就成本而言,教育方法相对于其他方法所需要的费用相对比较低。特别是近年来,由于使用了以理论为基础的教育方法和运用了社区参与的原则,教育取得了很大的成功。

伤害预防与干预教育有3个目的:第一,提供有关伤害发生的危险和如何避免这些伤害危险的信息。虽然有许多伤害危险是显而易见的,但有些却是非常隐蔽的。而且,降低伤害危险的最佳途径或方法并不总是一目了然。例如,骑车戴头盔可以降低交通事故头部损伤,安装烟雾报警器可以减少火灾事故和相关伤害,或给窗户安装护栏可以预防跌落发生都是已经被证实可以降低伤害的措施,但是,只有在公众相信并认可之后才有可能采纳这些保护措施。第二,改变人们对待危险和安全的态度。许多伤害的发生并不是由于缺少相关知识,而是已经知道相关信息和知识,却没有运用或是实践已经掌握的知识,这个过程中态度起着决定性的作用。第三,改变行为。对于一个人而言,仅仅知道安全带可以挽救生命是不够的,他必须相信使用安全带在预防和降低交通事故伤害方面是非常重要的,并且主动、自觉地采取相应的行动。也就是说,从知晓、到相信和认同、到采纳行为是一个漫长的过程,能够保持安全的行为,并且这种行为减少了伤害的发生是教育干预的最终目标。

教育策略在4个方面特别有效:教育培养儿童和青少年基本的安全行为和技能;用于对其他干预策略可能不适合伤害类型和年龄段人群;改变公众对于伤害风险和可接受风险的认知情况,改变社会规范和公众态度;促进政策制定和完善,教育消费者购买更安全的产品。

(二)环境策略

环境策略是指通过减少环境危险因素降低个人受伤害的可能性。环境对人行为有重要的影响。例如某地区的道路交通环境较差,机动车和非机动车混行,没有独立的人行道,缺乏红绿灯、人行横道或过街天桥等交通基础设施。在这样的环境中,人们出现乱穿马路、在机动车道上骑车或行走等不安全行为的可能性更大。而通过隔离机动车和非机动车道,增加交通指示灯、人行横道或过街天桥等环境改善,将有助于人们安全交通行为的建立。

(三)强化执法策略

强化执法是指通过立法和执法部门的措施确保在人群中维持某些行为和规范的实施。虽然教育公众关于相关的危险和如何避免这种危险是一种历史悠久的公共卫生方法,例如"不酒后驾车""系好安全带""不超速行驶""使用儿童约束装置""12岁以下儿童不乘坐副驾驶位置"等,这些都是非常重要的公共卫生信息,但是它们也有其局限性。因为,改变人们的态度和行为不是轻而易举的事情,特别是在一些高危人群。因此公共卫生也尝试使用其他的方法来降低风险,包括应用立法的方法强制实施某些干预措施。例如对于禁止酒后驾驶、禁止超速驾驶、骑摩托车必须戴头盔的强制性措施通过立法得以实现。

(四)工程策略

工程策略指制造更安全的产品。工程策略主要是通过对产品的设计与革新,使伤害风险减少或无风险。相关的产品如伤害报警装置、儿童安全约束装置的使用、儿童不易开启的包装等。与安全产品相关的行为是更改产品使用行为习惯,尽量选择、购买、使用安全产品。

(五)评估策略

评估策略指判断哪些干预措施、项目和政策对预防伤害最有效,为研究者和政策制定者提供方法建议。评估不只是在工作结束前评估干预效果,而是贯穿于伤害预防控制工作的始终。通过干预前的评估,可以了解目标人群的行为危险因素,行为改变需求,明确可利用资源,制定优先领域,为选择行为改变理论提供依据。过程评估可以及时发现干预实施中的偏差而采取改进措施,并根据不断出现的情况变化做出调整。通过效果评估,可以评估计划成败得失,从中发现更深层次的问题,总结经验教训,重新开始新的计划。

四、降低伤害死亡相关原因的措施与行为要素

(一)人的行为作用

正如前面所述,对于伤害预防来说,无论是哪一种干预措施,人的行为作用永远不可忽视。

第一,立法策略要求被保护者的行为遵从性,例如驾驶员和乘客的安全带使用和家庭为儿童配备儿童约束装置并且正确使用;第二,被动保护措施通常不是绝对的,需要被保

护者的行为适应。麦克朗林(1997)指出,安全气囊在汽车发生碰撞事故时会持续提供被动保护作用,前提是如果驾驶员或是乘客采纳了必要的安全行为。假设如果将幼儿放在有安全气囊的位置,当交通事故发生时,安全气囊非但没有起到保护作用,反而有可能加重伤害的发生。此外,即使有了新的更安全的产品,但是现有的不安全产品有可能仍在市场流通,公众需要调整或更换产品该措施才会产生作用。婴儿床和学步车就是很好的例子。新一代更安全的婴儿床减小了板条间距和床角的突起,婴儿学步车对底座轮盘进行了改造。但是,旧版的不安全的婴儿床和学步车仍然可以从亲朋好友的馈赠或是二手商店得到。最后,对于一些伤害问题,技术或工程解决方案不容易获得,或者公众无法接受。例如,导致儿童窒息的危险源种类很多,但是,有些情况下全部重新设计或是消除安全隐患不具有可操作性。游泳池四边的围栏是一个关于环境改造的案例,但是遭遇到来自公众的阻力,因为从审美的角度考虑,它影响了住宅的美观。因而,在寻求更多更好的被动保护措施以预防伤害发生的同时,人类的行为作用不能被忽视。

也就是说,设计新产品,重新设计环境,或通过立法只是伤害预防措施的一部分。为了减少伤害造成的公共健康负担,人们必须了解并适当使用这些产品和环境,并遵守相关法律和法规。实际上与伤害预防有关的行为可达数十种,如果人们都可以采纳这些预防行为则可以防止或显著减少伤害的影响。大多数伤害发生都有行为成分,而且,人类行为在许多方面是伤害发生的直接原因,要预防伤害,行为干预必不可少,也正由于此,伤害是可以预防的。

(二)降低伤害死亡的干预措施与行为改变

近些年来,社会和行为科学在鉴别某种特定行为的决定因素方面取得了很大进展。一些行为理论和行为改变理论(其中包括健康信念模式、社会认知理论、理性行动理论和计划行为理论以及保护动机理论、社区组织理论等)都与伤害预防有关。通过识别行为影响因素的关键变量,在一定程度上提供了理解行为的必要诊断工具。对某一特定行为的决定因素了解得越多,就越有可能制定有效的干预措施来加强或改变这种行为。

WHO在最新的关于伤害预防与控制的报告中给出了有证据支持的、可以降低伤害死亡相关原因的一系列有效措施,涉及道路交通伤害、溺水、跌倒和跌落、人际间暴力和自杀这些高发的伤害种类,措施包括立法、环境改善、应用工程技术方法和行为技能培养等。尽管措施种类涉及了多个方面,包括被动的干预措施和主动的干预措施,但是,这些措施能够产生效果的一个核心要素是人的行为,而且制订的法律也是为了规范人的行为。制定的法律需要有人的依从行为,环境改善和新产品的开发使用需要有人的相应的安全行为养成,个人技能培养涉及生存行为和伤害预防行为等等。详见表 7-1。

表 7-1　降低伤害死亡相关原因的措施与对应行为要素

有证据支持的可以降低伤害死亡相关原因的有效措施	对应的行为风险因素	对应的行为要求
道路交通伤害		
• 制定和执行严禁超速行驶的法律	超速行驶	行为遵从
• 制定和执行严禁酒后驾驶的法律	酒后驾车	行为遵从

有证据支持的可以降低伤害死亡 相关原因的有效措施	对应的行为 风险因素	对应的行为 要求
·制定和执行骑摩托车戴头盔法律	骑摩托车不戴头盔	行为遵从
·制定和执行汽车安全带使用法律	不使用安全带	行为遵从
·制定和执行使用儿童约束装置的法律	不使用儿童安全约束装置	行为遵从
·发展更安全的道路基础设施,包括更严格 的市区限速和分隔不同类型道路使用者	超速行驶,机动车非机动车混行	行为遵从
·实施车辆和安全设备标准	使用不安全车辆和设备	行为遵从
·制定和执行摩托车日间亮灯行驶的法律	驾驶车辆无法被识别	行为遵从
·为新手司机专门制定领取驾驶执照制度	新手驾车不安全行为	行为遵从
溺水		
·安装控制进入水域的栅栏	在不安全水域游泳或玩耍	行为遵从
·在远离水域的安全地方为学龄前儿童提 供在能力范围内的照顾	不安全的照顾儿童行为	行为养成
·教会学龄儿童基本的游泳、水中安全和安 全救援技能	不会游泳,没有掌握水中安全和救援技能	行为技能
·训练作为旁观者的安全急救和心肺复苏 技能	没有掌握安全急救和心肺复苏技能	行为技能
·个人漂浮装置的穿戴	没有穿戴个人漂浮装置	行为养成
跌倒/跌落		
·制定和执行要求高层建筑窗户保护的 法律	登高行为	行为遵从
·重新设计家具和其他产品	使用不安全的产品	行为养成
·建立游乐场设备标准	游玩行为不安全	行为遵从
中毒		
·制定和执行使用儿童不易开启的包装存 放药品和有毒物品的法律	不安全的儿童监护行为	行为遵从
·消除有毒产品	有毒产品存放不安全	行为遵从
·药品包装剂量不可以致命	药物存放不安全	行为养成
·建立中毒控制中心	中毒应急处理不当	行为遵从
人际暴力		
·发展儿童与父母或照顾者之间安全、稳定 和养育的关系	儿童监护行为不当	行为养成
·发展儿童和青少年的生活技能	儿童缺乏生活技能	行为技能

续表

有证据支持的可以降低伤害死亡相关原因的有效措施	对应的行为风险因素	对应的行为要求
·减少酒精的供应和不安全使用	酒精不安全使用	行为养成
·减少使用枪支和刀具	枪支和刀具不安全使用	行为遵从
·促进两性平等,预防针对妇女的暴力行为	针对女性的暴力行为	行为遵从
·改变支持暴力的文化因素和社会规范	暴力行为	行为养成
·通过受害者辨认、照料和支持方案减少暴力	暴力行为	行为遵从
自杀		
·减少获取常用自杀工具或手段的机会,如火器、杀虫剂和某些药物	农药、工具等不安全使用	行为遵从
·实施减少不安全使用酒精的政策和干预措施	酒精不安全使用	行为养成
·确保及早发现和有效治疗精神障碍患者,特别是抑郁症患者和酒精使用紊乱患者	不能早期发现有自杀倾向者	行为遵从
·确保对企图自杀或处于危险中的人进行管理,包括评估和适当的随访	缺少对自杀高危对象的干预	行为遵从
·培训初级卫生保健工作者和其他的"把关人",他们有可能与有自杀风险的人互动	相关人员缺乏自杀干预的技能	行为遵从
·关于自杀,媒体报道有责任心的报告	媒体不恰当的报道行为	行为遵从

第二节 创新扩散理论在儿童安全座椅推广中的应用

一、概述

在全球,道路交通伤害是5~14岁儿童的第二位死亡原因,约有2/3的儿童道路交通死亡事故发生在东南亚和西太平洋地区。我国正处于机动化的快速发展阶段,交通需求的日益增长与道路交通基础设施承受能力之间的矛盾依然没有改变,道路交通的不安全因素仍然存在。儿童作为交通参与者,与行人、非机动车、摩托车和机动车驾乘者共同使用道路,然而许多道路环境的设计并不适合生理和心理尚处在生长发育过程中的儿童,因此,相对于成年人,儿童更容易遭受道路交通伤害。

2013年全国道路交通事故统计显示,有3 994名18岁以下少年儿童死亡,17 955人受伤,分别占交通事故伤亡总数的6.82%和8.40%。按照每个家庭有2个儿童估计,平均每天有30个家庭将承受交通事故带来的伤害。特别是庞大的儿童人口规模和社会整体机动化水平的提高,使得儿童在道路交通中的参与比重逐渐提高,体现在出行方式更多、频率更高、距离更远。如，儿童能够通过乘坐私家车、公共汽车、出租车更多地参与到社会活动中，出行方式增多；节假日在家长的陪护下到户外游玩、探亲、购物和餐饮，出行频率显著增高；儿童的活动范围，也从家庭和学校拓宽到其他区域。在扩宽儿童视野、营造良好活动氛围的同时，儿童从原本的道路交通边缘参与者转变到道路交通主要参与者，这一趋势也会使儿童更多地暴露在复杂的道路交通环境下，增加交通安全风险。

交通参与者的认知程度，会影响他们在道路环境中做出安全决定的能力，而认知程度又与年龄密切相关，儿童在所有交通参与者中处于弱势。12 岁及以下儿童身体发育还未成熟，视觉能力较差，在行走中只注意前方，不能环顾四周，对远处开来的车辆，视野聚焦存在困难，不能准确评估远方车辆的速度和即将发生的交通事故；13～15 岁儿童的心理发展还不健全，交通出行时注意力不集中，容易忽视外界可能存在的交通危险，感知到危险情况的存在和自我保护能力相对成人较低，而本能地把思想集中在自己的乐趣当中，不理会周边环境的变化，比如在道路上嬉戏打闹追逐，在道路上随意行走或突然停止；16～18 岁儿童交通出行频率与方式增加，但感知系统不能把与自身安全有关的信息综合进来，指导和约束自己的行为，不完全理解交通安全的重要性，对危险因素认识不足或有不正确的认知。

儿童交通安全风险的另一个表现是家长对儿童交通安全的重视程度不足。无论是在城市还是乡村，随处可见儿童坐在副驾驶位置，使用成年人安全带或未使用任何约束装置，乘车时儿童肢体伸出车外等交通安全风险，与我国汽车社会发展程度低、时间短，乘车经验和乘车安全管理实践相对缺乏，儿童乘车安全受关注度低等客观背景有直接关联。

学校对儿童的交通安全教育重视不够更增加了儿童交通安全风险。目前，我国的学校交通安全教育较为薄弱，还没有完整、规范地由国家统一制定儿童交通安全教育强制性课程。老师自身对交通安全的重视程度不足，主动、生动和丰富的儿童交通安全教育活动较少，各地对儿童的交通安全教育缺少长期有效的多部门合作。这一现状造成儿童及其家长对避免事故、应对事故和如何逃生等知识缺乏了解，导致儿童作为乘员、行人或自行车使用者等身份参与道路交通时，没有普遍养成遵守交通规则的习惯，出行中也较少正确使用汽车儿童安全座椅、头盔等交通安全装备。

2018 年 3 月 26 日是第 23 个全国中小学生安全教育日，国务院妇女儿童工作委员会办公室、中国疾病预防控制中心慢性非传染性疾病预防控制中心和联合国儿童基金会共同颁布了"儿童道路交通伤害 10 大预防策略"，具体为：

1. 加强儿童监护；
2. 提高儿童醒目性，增强儿童危险识别能力；
3. 使用儿童安全座椅/安全带；
4. 佩戴头盔；
5. 减少骑乘非机动车违规行为；
6. 控制速度；
7. 杜绝酒驾；
8. 加强道路基础建设；
9. 调整车辆设计；

10. 完善道路交通伤害救护。

二、应用案例

创新扩散理论特别适用于伤害预防与干预领域,因为许多有效的或是新的预防与干预措施被开发出来都需要通过推广,被大众认可才有可能产生效果。创新扩散理论由 5 个关键的元素组成,分别是创新发展、传播、采纳、实施和维持。传播指的是传播的渠道和体系,它能够把新的理念或者事物以最佳的方式传达至目标受众者。罗杰斯认为,创新扩散总是借助一定的社会网络进行,在将创新事物向社会传播的过程中,信息技术虽然能够有效地提供相关的知识和信息,但是在说服人们接受和使用创新事物方面,通常采用面对面的人际交流的方式更为直接和有成效;采纳是指目标受众者能够理解新的理念,思考新的理念,并计划应用新的理念;实施是指目标受众者在实际生活当中开始应用这种新的理念,采纳新的事物;维持是指在实践当中持续不断地实施和应用创新的理念与方法。创新事物的传播是一个过程,创新事物的自身特性、传播渠道、传播时间、社会人群心理行为特征和社会系统等诸要素都会影响到传播的实施过程和效果。

(一)项目背景

道路交通伤害是全球重要的公共卫生问题之一。根据 WHO 公布的数据,交通事故每年会造成全球 130 万人死亡,5 000 万人受伤。其中 21% 的道路交通死亡发生在儿童。中国道路交通死亡人数居世界首位,占全球道路交通死亡的 18%。交通伤害已成为中国儿童的第二位伤害死因。随着我国民用轿车保有量的激增,儿童越来越多地暴露于复杂的道路交通危险因素中,儿童乘车安全受到社会越来越多的关注。

儿童与成人身体结构不同。专为成人设计的安全带、安全气囊等设施不能给儿童提供足够的保护,甚至有时对孩子带来伤害。如果遭遇车祸,儿童往往遭受比成人更为严重的损失甚至失去生命。儿童安全座椅是保护儿童的有效工具,能使婴儿交通死亡降低 70%,低龄儿童交通死亡降低 54%~80%。许多高收入国家已为儿童安全座椅立法,其安全座椅使用率高达 90%,而中国目前尚无儿童安全座椅立法,其相关干预项目及基线数据十分有限。

2011 年 8 月,对某社区卫生服务中心儿保门诊和计划免疫门诊的 0~3 岁儿童进行了乘车安全方面的小样本调查,结果发现,儿童家长对于乘车安全知识的知晓率仅为 27.2%,大多数的家长携带儿童乘坐轿车出行时是抱着儿童一起乘坐(其中私家车的是 69.5%,出租车的是 97.4%),私家车中儿童安全座椅家长自述使用率仅为 27.7%,而且使用不合安全要求的座椅现象比较普遍(如:0~1 岁儿童中使用"面向前式儿童座椅"的占 68.6%)。但该调查是小样本的预调查,且调查内容并不全面,未能深入了解儿童安全座椅使用的影响因素,也未开展相关的干预研究。为此,希望通过本项目的开展,全面了解儿童安全座椅的使用情况及其影响因素,掌握儿童家长对儿童安全座椅相关的知信行水平,并依托社区实施以基线调查为依据和以促进儿童安全座椅使用为核心的综合干预措施,提高儿童安全座椅的使用率和正确使用率,改善儿童乘车的安全环境,降低其发生伤害的风险。

(二)项目目标

1. 总目标 通过开展以促进儿童安全座椅使用为核心的伤害预防干预项目,促进 0~3 岁儿童乘车安全,探索行之有效且可持续的儿童安全座椅使用的健康促进工作模式。

2. 具体目标

(1)了解 0～3 岁儿童安全座椅使用情况,分析存在的问题及其影响因素;

(2)提高 0～3 岁儿童家长对儿童安全座椅使用的相关知识和信念,促进儿童安全座椅的使用;

(3)提高社区医生对儿童乘车安全,尤其是对儿童安全座椅使用的认识和业务水平,建立一支专业的儿童乘车安全社区干预队伍;

(4)监督和评价项目干预的影响,探索行之有效且可持续的儿童安全座椅使用促进的工作模式。

(三)项目实施策略

本案例应用创新扩散理论,围绕创新发展、传播、采纳、实施和维持 5 个关键元素,设计项目实施策略、开展项目干预活动,让儿童家长接受儿童安全座椅,安装和使用儿童安全座椅,并向其他家长宣传倡导儿童安全座椅。

1. 通过定量和定性方法开展基线调查和需求评估,了解 0～3 岁儿童安全座椅使用情况,分析存在问题及影响因素;

2. 实施适宜的传播和健康教育策略,促进干预社区 0～3 岁儿童家长采纳儿童安全座椅;

3. 实施适宜的营销策略,促进儿童安全座椅的使用与维持;

4. 加强团队建设和儿童乘车安全干预能力培养,建立一支专业的儿童乘车安全社区干预队伍。

(四)项目干预活动

1. 大型儿童乘车安全主题活动

内容和形式:多部门启动"宝贝安乘计划"、宣传 WHO 确保儿童道路安全十大策略、发出儿童道路安全倡议、发布儿童乘车安全状况数据和健康教育材料、专题知识讲座、赠送健康教育材料和座椅、展播儿童乘车视频、配套活动如座椅试坐、亲子涂鸦活动等。

频率:1 次/年。

2. 健康传播材料发放

内容和形式:《儿童乘车安全折页》和《儿童乘车安全知识涂画册》,通过街道组织入户发放,通过社区卫生服务中心通过计免门诊和儿保门诊、社区免费健康教育资料取阅架等途径持续发放。

频率:2015 年 1 季度、2 季度集中发放和后续持续发放。

3. 视频材料播放和观看

内容和形式:《安全伴我快乐出行》《儿童安全座椅的"选""用"小贴士》科教片在有播放条件的社区卫生服务中心、居委会健康教育咨询点视频终端循环播放,同时也在幼儿园不定期播放。《儿童乘车安全儿歌》在全区电子屏幕展播,通过疾控和青年微博平台上传播。

频率:干预期内持续进行。

4. 版面巡展

内容和形式:以安全座椅核心知识为主要内容每个社区制作版面、海报和 X 展架宣传资料 1 套,海报和 X 展架定点在计免门诊展示,版面在社区巡展。

频率:持续进行。

5. 知识讲座

内容和形式:在社区和幼儿园中以安全座椅核心知识、安全座椅的选择与安装为主要内容,组织居民参加。

频率:1 次/季度。

6. 沙龙活动

内容和形式:在社区和幼儿园中以亲子涂鸦,座椅试坐体验、座椅安装和使用演示、有奖知识竞猜、经验交流等开展互动活动。

频率:1 次/季度。

7. 咨询活动

内容和形式:结合健康知识进楼宇活动等常规健康教育宣传活动,经过培训的工作人员为居民提供现场安全座椅知识咨询,并辅以资料发放和版面展示。

频率:>1 次/季度。

8. 工具包开发及应用

内容和形式:工具包包含《儿童乘车安全》科普书、《儿童乘车安全折页》和《儿童乘车安全知识涂画册》《安全伴我快乐出行》科教片、《儿童安全座椅的"选""用"小贴士》科教片和彩色水笔,制作工具包标准化课件,发放适宜对象,对组长进行培训,再由组长培训组员如何使用。

频率:工具包发放之后每周一次活动。

9. 科普文章及相关知识微信推送

内容和形式:撰写原创科普文章 6 篇,主要通过报纸、网站、微信公众号发布,通过微信群传播安全座椅相关知识。

频率:不定期。

10. 其他活动

内容和形式:在社区内开展乘车安全知识涂鸦比赛,家长和孩子参与涂色,并组织评比。结合大型健康宣传活动和学雷锋等惠民活动开展专题现场涂鸦活动,对涵盖儿童安全座椅使用正确做法图片进行涂色,现场教会孩子知识点等。

频率:不定期。

(五)项目干预效果

1. 安全座椅配置及使用干预效果评估 干预后与干预前相比,安全座椅配置率由 39.9% 提高至 78.2%,提高 38.3%;安全座椅使用率由 34.8% 提高到 73.8%,提高 39.0%。干预前干预组与对照组相比在安全座椅配置和使用频率方面无显著差异。干预后,干预组与对照组相比,干预组在安全座椅配置、使用频率、日常乘车习惯等方面均好于对照组,差异有显著统计学意义。

2. 安全座椅相关知识、信念的干预效果评估 干预前,对照组听说过儿童安全座椅的比例高于干预组,差异有统计学意义,而干预后,干预组听说过儿童安全座椅的比例高于对照组。而儿童安全座椅相关知识方面,干预前对照组知晓"儿童安全座椅应随年龄增长更换不同类型""1 岁以下的婴儿应使用反向安装的座椅"和"1.4m 以下儿童乘车直接系上安全带不安全"的比例高于干预组,而干预后,干预组各条知识的知晓率均高于对照组,差异有显著统计学意义。干预组核心知识总体知晓率干预后为 73.6%,较干预前的 49.4% 提高 24.2%。

小结:干预后,与对照组相比,干预组在安全的乘车方式的知识知晓率有明显提高,儿童安全座椅配置及使用等行为有显著改善,项目干预取得了预期成效。

第三节　社区组织模型在社区伤害预防中的应用

一、概述

《中国死因监测数据集 2015》数据显示，2015 年，中国居民（不含香港特别行政区、澳门特别行政区和台湾省）伤害死亡数为 53.85 万人，占全部疾病死亡数的 7.45%。各类伤害中，前 4 位伤害死因依次为道路交通伤害、跌倒、自杀和溺水，这四种伤害类型共造成 51.74 万人死亡，占全部伤害死亡人数的 96.08%。溺水和道路交通伤害分别居 1～14 岁人群全疾病死因顺位第 1 和 2 位，道路交通伤害、溺水和自杀分别居 15～19 岁人群全疾病死因顺位第 1、2 和 3 位，跌倒是 65 岁及以上人群的第一位因伤害死亡原因。

中国非致死性伤害流行状况目前国内还缺乏覆盖所有省（自治区、直辖市）的人群伤害相关数据，但部分地区近年来已开展了相关研究，结果显示伤害发生率约为 3%～9%，男性伤害发生率高于女性，农村伤害发生率高于城市。上海一项社区入户调查显示，伤害发生率从年龄分布看，排在第一位的是 65 岁及以上人群，第二位是 45～64 岁人群，第三位是 15～19 岁人群；从伤害发生机制看，跌落/跌倒为第一位，交通事故列第二位。

在 20 世纪 70 年代中期，以社区为基础的伤害预防工作已成为一个被安全促进专家广泛接受的策略。

以社区为基础的伤害预防项目是试图同时应用多种干预措施影响社区中尽可能多的个体。这种方法是基于这样一个前提，即社区既是产生伤害问题的重要因素，同时也是解决伤害问题的重要资源。以社区为基础的伤害预防项目是以社区中多部门合作、共同发现问题和寻找解决问题的方法为特征。这种多层面、多视角的项目，特别强调多种背景下的多种危险因素，其最终目标是使项目在社区层面效果达到最大化。以社区为基础的伤害干预显著特点是将干预活动从个体转向了社区范围内的干预，使社区里的每个人都会重视伤害预防并参与其干预活动。伤害干预活动涉及社区中所有年龄的人群、各种环境和情况，包括社区内政府部门和非政府组织，有利于营造伤害预防和安全促进的社会环境，减少伤害对个人、家庭、社区和社会的影响。

5E 策略在伤害预防领域被认为是伤害干预的重要策略，即教育策略（education）、环境策略（environmental）、工程策略（engineering）、强化执法策略（enforcement）和评估策略（evaluation）。而以社区为基础的干预措施通常是环境和行为改变策略相结合的综合干预，因为，没有任何一种单一的方法足以改变人们不安全的行为方式，这也是每一个以社区为基础的伤害预防项目的干预规划和设计的基本原则。与单一干预策略相比，由多种不同干预策略相结合的干预项目更容易取得成效，这是一个普遍被接受的认知。

教育、环境改善、工程技术、强化执法和评估是从不同的层次进行伤害的干预，具体实施时还需根据每个社区的特点确定具体的策略。社区伤害预防模式是一种很有效的方法，在明确社区的问题和找到社区自身的解决方法后，通过应用多种干预方法和多种干预策略，它可以在人群水平降低伤害的发生率。因此，社区为基础的安全促进项目不是单一因素的干预，而是一组干预过程同时进行，它们可以相互起到增效作用，以期在某一特定社区达到促进安全的目的。在每一个社区,由于社区的特质不同,所采用的干预方法和组合也可以不同。

二、应用案例

布赖特等人将社区组织定义为一种有目的的努力和付出,激发社区运用自身的社会结构和资源去实现社区的目标。而较新的定义则模糊了早期理论对于社区组织和社区发展的区分,更加关注社区参与,社区如何运用本地资源和发展自己的力量。

社区组织模型(community organization model)的核心是强调社区参与和社区发展,非常注重在计划、评价和解决健康与社会问题时依靠社区自己的力量,它是多个理论的发展产物,包括生态学、社会系统论、社会网络和社会支持等理论。

罗斯曼提出的社区组织模型由区域发展、社会计划和社会行动 3 部分构成。区域发展是一个过程导向性模型,要求社区居民积极参与识别和解决他们自己所面临的问题,强调社会舆论的作用和能力建设的重要性,要有明确的任务导向,同时承认外部力量的协调和帮助也是非常重要的。社会计划是一个问题导向性模型,除了提供技术帮助外,主要提出任务目标和实质性问题的解决方案。社会行动模型则包括上述两个部分,也就是过程导向和问题导向,主要针对的是解决问题能力的改善和对于社会弱势群体援助方面的改善,它更加注重居民的集体意识和行为能力,把信息和技巧也作为重要元素。

社区组织模型对于社区伤害预防的重要性在于它不再把社区单纯的看作是一个项目或干预措施实施的场所,社区伤害预防和干预项目要想达到预期的效果,社区必须开发和利用自身的资源,明白自身的问题所在,发挥自身的主观能动性,整合社区各个部门和各个层面的力量,通过共同的努力以降低社区伤害发生和风险因素。在这个过程中,社区动员、社区赋权、社区能力等元素发挥着至关重要的作用。

(一) 项目背景

跌倒是指突发、不自主的、非故意的体位改变,倒在地上或更低的平面上。按照国际疾病分类(ICD-10)对跌倒的分类,跌倒包括以下两类:①从一个平面至另一个平面的跌落:②同一平面的跌倒。

某市 2000 年伤害调查数据显示,跌倒是 60 岁以上人群的首要伤害原因。国内外资料显示,老年人跌倒既有内在的危险因素,也有外在的危险因素,老年人跌倒是多因素交互作用的结果。内在因素有患糖尿病、神经系统、心脑血管疾病等慢性病、骨质疏松、听觉、视觉障碍等,外在因素包括环境因素(室内和室外环境)和社会因素。

老年人跌倒死亡率随年龄的增加急剧上升。跌倒除了导致老年人死亡外,还导致大量残疾,并且影响老年人的身心健康。如跌倒后的恐惧心理会降低老年人的活动能力,使其活动范围受限,生活质量下降。随着我国步入老龄化社会,老年人口比例上升,老年人由于跌倒造成的医疗服务、卫生费用大大增加,因此,急需对此进行研究,找到有效的干预措施,以防止老年人跌倒。

(二) 项目目标

1. 总目标　通过针对项目社区开展老年人跌倒伤害干预,探索老年人跌倒社区综合干预模式,降低社区老年人跌倒的发生和严重程度。

2. 具体目标

(1)提高社区老年人预防跌倒的知信行水平;

（2）提高社区卫生服务机构人员的老年人跌倒预防技能；

（3）探索以"个人行为改变—环境改变—骨质疏松防治"为基础的老年人跌倒综合干预方法；

（4）降低项目社区老年人跌倒发生和严重程度；

（5）探索老年人跌倒社区综合干预工作机制。

（三）项目实施策略

本案例应用社区组织模型,设计项目实施策略和项目活动,强调社区参与和社区发展,充分发挥社会动员,社区赋权和增强社区能力的重要作用,进行老年人跌倒社区综合干预。

1. 开展基线调查；

2. 老年人跌倒预防技能培训；

3. 社区健康教育；

4. 组织社区老年人开展身体锻炼；

5. 开展社区老年人骨质疏松的预防和治疗；

6. 增加居住环境的安全性。

（四）项目活动

1. 基线调查

（1）个体跌倒风险评估,确定重点干预人群；

（2）老年人跌倒家居环境危险因素评估,确定社区家居环境重点干预内容；

（3）环境影响因素评估,确定社区环境需干预内容；

（4）老年人骨质疏松筛查,早期发现和诊断老年骨质疏松患者；

（5）社区居民老年跌倒知晓率调查,确定健康教育内容；

（6）社区卫生服务机构工作人员老年跌倒知晓率调查,确定培训内容。

2. 老年人跌倒预防技能培训

（1）老年人跌倒防治方案培训,提高相关工作人员对项目工作的认识；

（2）老年人跌倒防治知识培训和专家指导,增加社区卫生服务机构人员的老年跌倒防治技能。

3. 社区健康教育

（1）老年跌倒预防知识社区讲座；

（2）社区宣传咨询；

（3）社区老年人跌倒义务宣传员招募；

（4）社区老年人跌倒知识有奖问答活动；

（5）社区老年人跌倒防治知识画展；

（6）电子传播活动；

（7）平面媒体传播活动。

4. 组织社区老年人开展身体锻炼

（1）组建社区老年健身组织；

（2）邀请运动专家为居民教授太极拳和适宜在家庭开展的提高平衡能力的体育活动。

5. 开展社区老年人骨质疏松的预防和治疗

（1）专家进社区活动；

（2）对骨质疏松患者进行随访管理；

（3）对骨质疏松高危人群进行随访管理。

6. 增加居住环境的安全性

（1）家居环境危险因素干预；

（2）社区环境危险因素干预。

（五）项目干预效果

通过某社区2012年和2015年的干预前后抽样调查显示，干预后跌倒率低于干预前，差异有统计学意义。社区综合干预措施实施前，被调查的836例老年人中，有97例（11.6%）在1年中发生跌倒，其中男性34例，女性63例，不同性别间跌倒率差异无统计学意义，不同年龄组间跌倒率差异有统计学意义，80岁及以上组跌倒率最高；社区综合干预实施后被调查的838例老年人中，有48例（5.7%）在1年中发生跌倒，其中男性14例、女性34例，不同性别间跌倒率差异无统计学意义，不同年龄组间跌倒率差异无统计学意义。干预后调查对象关于"跌倒可以预防""老年人选择老花镜时是否需要验光后购买""老年人跌倒后是否应该马上扶起"的知识知晓率均高于干预前（$P<0.001$）。干预后调查对象在预防跌倒相关行为中关于"采取措施预防跌倒""没有因为担心跌倒而减少自己的日常活动或运动"比例均高于干预前（$P<0.001$）。社区老年人跌倒预防综合干预项目取得了预期的效果。

（段蕾蕾　王书梅　耳玉亮）

参 考 文 献

1. 段蕾蕾,王海东.全面评价伤害疾病负担完善伤害预防证据体系.中华流行病学杂志,2017,38(10):1305-1307.

2. 耳玉亮,段蕾蕾,叶鹏鹏,等.2014年全国伤害监测系统老年跌倒/坠落病例特征分析.中华流行病学杂志,2016,37(1):24-28.

3. 公安部道路交通安全研究中心,中国疾病预防控制中心慢性非传染性疾病预防控制中心.中国儿童道路交通伤害状况研究报告.北京:人民卫生电子音像出版社,2014.

4. 王书梅.社区伤害流行现况及干预对策研究.上海:复旦大学出版社,2009.

5. 王书梅.社区伤害预防和安全促进理论与实践.上海:复旦大学出版社,2010.

6. 王书梅.社区学校联动共同应对学生伤害.中国学校卫生,2017,(10):1441-1443.

7. Butchart A,Mikton C.Global status report on violence prevention.Geneva:World Health Organization,2014.

8. Butchart A,Harvey P,Krug E,et al.Preventing injuries and violence:a guide for ministries of health.World Health Organization,2007.

9. Chan M,Clark H,Fedotov Y.Global Status Report on Violence Prevention.Geneva:World Health Organization,2014.

10. Duan L,Deng X,Wang Y,et al.The National Injury Surveillance System in China:a six-year review.Injury-international Journal of the Care of the Injured,2015,46(4):572-579.

11. Gielen A C,Sleet D A,DiClemente R J.Injury and violence prevention:Behavioral science theories,methods,and applications.Jossey-Bass,2006.

12. Krug E G.Injury:a leading cause of the global burden of disease.World Health Organization,1999.

13. Nilsen P.The how and why of community-based injury prevention:A conceptual and evaluation model.Safety Science,2007,45(4):501-521.

14. Wang Y,Ji C R,Zhou M G,et al.The Nationwide Impact of Injury-related Deaths on Average Life Expectancy in China.Biomedical and Environmental Sciences,2014,27(4):304-310

第八章

健康行为理论在压力应对中的应用

压力是大脑对个体生存威胁事件的反应。人类的早期面临着各种自然灾害、动物攻击和饥饿等威胁,随着社会发展,压力逐渐泛化到现代人的工作、学习、社交和文化等方方面面。个体在压力下会产生生理、心理、社会和行为等方面的一系列非特异性表现。适度压力有利于个体工作绩效提高,当压力到达或超过一定的临界点时,压力会对个体心身产生负性影响,导致心理枯竭、心身疾病,甚至生命崩溃。因此,理解压力及影响机制对于健康教育与健康促进及各类心身疾病的预防具有重要的意义;应用健康行为相关理论可有助于改善压力应对的结果。

第一节　压力与压力应对概述

一、压力的定义

压力是个体努力应对压力源时发生的紧张状态和心理阻抗,它是个体对需要或伤害侵入的一种生理防御反应,是躯体对所施加的任何需求所做出的非特异性反应。一般而言,压力包括压力源、压力中介调节过程和压力反应等 3 个部分。其中,压力源是指通常情况下容易引起人们情绪失调,并常涉及危险或健康状况以及生活过程的重大改变的事件,如:重大成功或失败、疾病、丧失等。概括地说,压力源就是引起压力反应的刺激或变化。

根据压力源的特点,可将压力分为不同类型。从时间特性上,压力可以被分为急性压力和慢性压力。急性压力是最常见的压力形式,它来自近期的需求和变化,以及预期到的即将来临的挑战。程度较轻的急性压力反应是令人刺激、兴奋的,程度较重的急性压力则会导致个体的紧张和耗竭。常见的急性压力有:发生交通事故、失去重要合同、项目即将到截止日期、患上重大疾病等。由于急性压力的突发性,人们容易意识到急性压力的存在,同时也比较认可急性压力的症状。

与急性压力相对的是慢性压力,指日复一日、年复一年深陷在其中的压力反应。它通过长期的消耗对人们造成严重损伤,包括身体、心理以及生活的各个方面。例如,贫困、慢性疾病、不和谐的家庭、不幸的婚姻、被鄙视的职业、恶劣的自然环境或政治环境。慢性压力的负面影响主要来自于人们无法看到自己走出逆境的希望,甚至有些人选择放弃寻找解决问题的途径。而慢性压力的影响又是深远的,其破坏性后果表现为自杀、暴力、心脏病、卒中甚至癌症。深陷其中的人们最终会陷入致命的崩溃。由于身体和精神资源通过长期消耗而耗竭,慢性应激的症状难以治疗,可能需要长期的医疗以及行为治疗和压力管理进行干预。

　　根据不同来源,压力还可以被分为躯体性压力、心理性压力、社会性压力和文化性压力。躯体性压力主要指压力源直接对人们躯体产生刺激作用的压力反应,如过高过低的温度、强烈的噪声、不卫生的食物等,这类压力源直接引起人们的生理反应;心理压力源主要指可以引起人们精神上紧张的信息而导致的压力反应,如冲突、挫折和其他原因导致的自尊感的降低,这类压力源主要作用于个体的精神;社会性压力主要指导致人们生活方式的变化并要求其做出改变的压力事件,如下岗、退休因个体的年龄和社会身份不同,造成社会性压力的日常生活困扰也有所差异;文化性压力主要指所处社会文化的变更给个体带来的压力,最常见的是文化性迁移,因语言、风俗、习惯的变化给人们带来生疏感并要求人们做出相应的调整。

二、压力对个体身心的影响

　　个体在受到压力源的刺激后,会产生生理、心理、社会和行为等方面的一系列非特异性表现。压力对个体的影响有诸多表现形式,由于压力的产生往往来自多个压力源以及各压力源之间的相互作用,并且同样的压力源作用于不同个体时也会产生不同的效果,因此对压力的影响很难进行严格界定。然而,仅从压力对个体的作用方面来讲,压力的影响可以分为生理层面、心理层面、行为方面以及社会方面的影响。

(一) 生理层面的影响

　　从生理学角度讲,压力是身体的疲惫和受折磨程度。当压力源作用于个体时,个体首先会体验到生理唤醒,主要集中在神经系统、内分泌系统和免疫系统等方面。哈佛大学心理学家Cannon(1914)首次描述了在面对威胁或挑战时个体生理唤醒的过程。即身体面对压力的即刻反应有两种模式:要么选择战斗来保护自己,要么选择逃跑来躲避危险。这些生理反应的具体表现包括:心跳加速、心悸、食欲减退、消化不良、睡眠问题、肌肉酸痛、无明显原因的不舒服、腹泻、恶心、头晕、消化性溃疡等。不同的压力源刺激有可能会使个体产生相似的生理唤醒,例如当人们恋爱了或害怕某事物时,都有可能出现心跳加速的情况。

　　长期的负性压力会对个体的身体状况产生持久的不良影响,持续处于压力源的作用下,个体会伴有强烈的负性情绪,感到对环境缺乏控制或认为没有应对的可能性;如若未能很好地表达或处理负性情绪,则很容易产生躯体形式障碍,最终导致慢性疾病。WHO曾报告,$60\%\sim70\%$的慢性病都是由压力或应激因素导致的,而80%的心脏病、卒中、糖尿病以及40%的癌症都是可以避免的。

(二) 心理层面的影响

　　压力的心理层面影响包括积极和消极两方面,积极的影响会刺激大脑皮层使个体觉醒水平增加,感觉器官更加灵敏,思维更加敏捷,注意力集中,精神紧张高亢等;而消极的影响则会出现过度紧张,认知功能下降,注意力不集中,思维混乱,行动犹豫不决等。具体来讲,压力的心理反应涉及情绪的产生和认知的改变。

　　压力状态总要伴随某种情绪反应,因压力而产生的消极情绪对人的心身健康会产生不利的影响,使人失去心理平衡或者造成生理功能失调。伴随压力经常出现的情绪反应包括焦虑、抑郁和恐惧等。首先，当个体预感危机来临或预期事物的不良后果时出现紧张不安、急躁、担忧的情绪状态，这就是由压力源引发的焦虑状态，适当的焦虑有助于提高人们的觉醒水平，对个体有保护作用；而过度的焦虑则会降低个体的应对能力，损害心理健康。其次，抑郁是一种消极、悲观的情绪状态，与大脑自主调节功能下降和生物信号传递紊乱等内在因素有关，表现为情绪低落、兴趣减退、意志活动减少、自我评价降低，严重者会出现自杀行为。再次，当处于危险情境或者遭遇危险对象时，个体会发展出恐惧的情绪状态，适度的恐惧可以激活身体的警觉系统，血液回流心脏并集中供应四肢，使个体注意力集中，随时准备逃跑；严重的恐惧会使个体出现行为障碍，或者损害其社会功能。

此外，压力状态也会在一定程度上改变个体的认知，当压力较大时，个体的认知能力会普遍下降。压力认知反应往往表现为：意识范围窄小、注意力受损、记忆力减退等。伴随压力经常出现的认知反应包括偏执、灾难化、反复沉思和闯入性思维、选择性遗忘等。

(三) 行为层面的影响

当压力作用于个体时，往往会导致个体有意识或无意识的行为改变，用以缓解焦虑、摆脱烦扰，减轻内在的不安情绪，恢复个体与环境的平衡。积极的应对压力行为可帮助个体缓解压力，甚至可以激发个体的能动性，激励个体克服困难，战胜挫折；包括问题解决以及情绪缓解策略。而消极的应对压力行为则会使个体出现回避、退缩或冲动、暴力等适应不良的行为，这些行为在短期内也可减轻个体的压力反应，但长远来看，则会引发不良后果。

三、压力反应的机制

面对压力时，我们会产生上述的各种生理或心理的反应。为什么压力会导致这些反应，以及为什么每个人反应各有差异？下面通过压力的生理机制以及几种主要的模型或理论来理解压力反应的机制，理解压力与身心健康的关系。

(一) 一般生理机制

面对一般压力源时，机体会通过认知调节，启动长路应对模式来调节压力与情绪。前额叶皮层产生的信号被传递到大脑深处，如调控情绪的杏仁核，来调节压力。急性压力情况下，机体会启动自动化的短路应对模式，控制情绪的杏仁核会导致去甲肾上腺素和多巴胺的过量生成。过量的去甲肾上腺素将会导致前额叶皮层中神经元的离子通道打开，中断神经连接，削弱前额叶皮层控制情绪和冲动的能力。这会导致前额叶皮层丧失调节功能，个体表现出发火、冲动、失去理性。

认知调节和自动化的应对模式的共同通路是神经—免疫—内分泌系统。其中自主神经系统是人类进化过程中形成的相对独立的，可以自主调节五脏六腑的功能，又称为自主神经，包括交感神经和副交感神经。人体的机体在正常情况下，功能相反的交感和副交感神经处于相互平衡制约的状态中。也就是说，对于这两个神经系统，一方起正作用时，另一方则起副作用，一直处于相互制约平衡的状态中。在这种状态下，生理活动可以达到很好的平衡协调和控制，这就是自主神经的主要功能。如果过高的压力水平打破了自主神经系统的平衡，那么便会出现各种各样的功能障碍，这被称为自主神经紊乱症或自主神经失调症。

（二）GAS 三阶段理论

在 Cannon W. 有关压力的内部平衡模型的基础上，1956 年内分泌学和生物化学家 Selye H. 提出了一般适应综合征（general adaptation syndrome，GAS）理论，认为所有的生物机体都有一个先天的驱动力，这个驱动力的作用在于保持体力的平衡状态，即稳态。一旦有了稳态，维持体内平衡就成为个体毕生的任务。个体对压力的适应是按阶段进行的，各阶段的进程取决于抵抗压力的成功程度，而这种成功程度则与压力源的强度和持续时间有关。

这个模型把一般适应综合征的压力反应过程分为 3 个阶段：一是警觉阶段，此阶段发现了事件并引起觉察，同时准备战斗；二是搏斗阶段，此阶段全力投入对事件的应对，或消除压力，或适应压力，或退却；三是衰竭阶段，此阶段消耗大量的生理和心理资源，最后"精疲力竭"。

（三）情绪 ABC 理论

情绪 ABC 理论是由美国心理学家 Ellis A. 于 20 世纪 50 年代提出。该理论将个体的情绪产生称为 ABC 过程。A 代表诱发性事件（activating event），B 是指个体在遇到诱发事件后产生的信念（beliefs），即个体对事件的看法或态度。C 是指个体的情绪和行为后果（consequence）。通常 A 被认为是诱发 C 的直接原因，而 Ellis 认为 A 只是引起 C 的间接原因，而引起 C 的直接原因则是个体对激发事件 A 产生的认知和评价，即信念 B。也就是说，对事件（或压力源）的看法不同会产生不同的情绪和行为。例如，一个人可能认为：考试失败，是自己能力不行，不如别人；也可能认为是一次考试只是偶然。前者会使之感到气馁，而后者会激励自己要继续努力。

Ellis 认为，人们产生情绪困扰经常是由一些不合理的信念导致的。因此，当受到情绪困扰时，我们可以通过调节自己认知的方式来调节情绪，即通过改变对事物的看法，以达到调节情绪的作用。如果这些不合理的信念存在太过持久，则会引起情绪障碍。

（四）压力应对的交互模型

随着对压力理解的逐步深入，研究者更多地从一个系统的动态过程去分析认识压力心理，将压力看作为一个动态情境。

20 世纪 70 年代早期，Lazarus R. S. 和 Folkman S. 提出了压力应对的交互模型，认为压力是一种人和环境的特殊关系，该环境被个体认为是某种负担，或被评价为超越了个体能力并危害其健康。该模型强调个体认知在压力过程中的重要性及个体与环境之间动态的相互作用，即在相同强度的压力源作用之下，存在压力反应的可塑性和个体差异性。在人与环境的相互作用中，个体的评价和应对两个过程很重要。评价是指严格地为某物赋予一个值或判断某事物的性质；应对则是指用行为或认知的方法，努力处理环境和内部的需求及两者之间的冲突。

该模型中最核心的部分在于认知评估过程。该理论认为，对认知评估的关注不仅在于研究有哪些影响评估的环境因素，更重要的是通过认知评估来理解和预测个体对压力的应对及短期和长期的压力反应。个体评估压力情境时，会经历初级评估、次级评估、重新评估这几个心理阶段。该理论认为，认知（初级评估）先于情绪出现，次级评估决定了当事人感受到的情绪，因此，当个体相信他能做某些事情时，就会产生改变，亦即当相信自己能够成功时，调适压力，压力就会减轻。

以上几种理论均体现了生理反应和评价机制的作用，且随着研究发展，机体主观认知或评价的作用在压力反应机制中显得越来越重要。

四、压力的应对方式

如何识别高水平的压力并采取合理的应对方式是非常重要的。根据压力导致身心反应的主要机制,可以找到应对压力的方法和对策。

首先,感知压力并了解压力出现的信号是应对压力的第一步。每个人都经历着不同的压力。知道什么时候有压力,压力程度如何,压力源是什么,这些对压力的应对方式有着指导性作用。而每个人面对压力时产生的压力反应也有所不同:一些人会较多地感受到精神上的紧张或体验到易怒、烦躁等情绪,而另一些人则会有较多的躯体症状,如:头痛,肌肉紧张或感到乏力等。因此,了解自己的压力信号,学会评估自己的压力水平是非常必要的。

其次,了解自身对压力习惯的应对方式。每个人面对压力时所采取的应对方式是不同的,有些人会积极应对、自我调整,而另一些采取的方式却是比较消极的,如逃避、酗酒等。消极的应对方式既不利于问题的解决,也不利于个人的身心健康,因此如果发现了自己身上有这些行为反应,应及时调整。每个人习惯并适合的积极应对方式也有所差异。如可以通过运动得到很好的放松,可以寻求朋友的帮助,也可以和亲人聊天获得更多的观点并得到社会支持。也可能通过其他的娱乐方式达到目的。总之,了解自己习惯的应对方式并找到自己适合的积极方式是非常重要的。

最后,积极尝试健康的生活方式并主动掌握减压技巧。健康饮食,睡眠充足,大量饮水,有规律的锻炼等,是保证身心健康的物质基础。阅读、交友、养宠物等兴趣爱好能够保持精神愉悦。另外,掌握一些减压技巧,能够在压力程度较大时及时调整自己的状态。

压力应对受到诸多因素影响。第一类为非情境因素,它主要包括年龄、性别、人格特质、应对资源、文化背景、个体生活经历等。第二类为情境因素,它主要包括具体压力情境的客观特征,如情境的可控程度、变化性、反复性等个体对情境的主观评价,主观评价又受个体的人格特质,如自我效能、情境可控程度的影响。情境因素在压力应对中较难改变,而非情境因素则是可以进行调节的。

五、常用的减压技巧

(一)"ABC"认知情绪调节技术

人们遇到压力源之后,会产生各种情绪反应,这不仅取决于压力源的刺激。其实,在刺激与反应之间,有一个空间,人们可以通过改变自己的认知评价选择自己的反应。美国心理学家艾利斯提出了"ABC"理论来解释这一现象。A 为外界刺激,B 为信念评价,C 为反应结果。

举例说明"ABC"认知情绪调节技术的原理:在路上碰到了自己的朋友,但是他没有理你。你可能会因此郁闷、懊恼,认为他见到你而没有理你。但细想可能是因为他着急赶路,没有注意到你,这样来想不良情绪也消除了。在这个例子中,A 为朋友没有理你为引发情绪反应的事件,B 为对于事件不同的认知(前者为不理你,后者为着急赶路没有注意),C 为不同的情绪反应(前者郁闷,后者释怀)。可以看出同一件事,通过不同的认知会得到不同的情绪反应。因此,在面临压力源时,可以通过改变自己的认知改变自己的情绪,从而减轻压力源的不良影响,或转化压力为动力。

在遇到问题的时候,我们应该多问问自己是不是只看到了问题的一个方面,是不是思维陷入了僵局,这时候应该冷静思考一下,能不能跳出来变化地看问题。例如,在生活中很多人也会遇到这样的事件:在工作很繁忙的时候,上司还给自己布置了新的任务。我们可能会因此觉得上司不体谅自己甚至针对自己,从而产生烦躁、恼火等消极情绪。但这个安排还可能出自于上司对自己的信任或者是上司对自己的磨炼,如果从这个角度看待整个事件,则可以更积极地面对压力,迎接挑战。

(二)腹式呼吸技术

腹式呼吸技术是通过深度呼吸达到减压效果的技术。呼吸是人的一种正常的生理现象,但其重要的功能往往被大家忽视,而不恰当的呼吸方式,也对人体的健康不利。美国的一项健康调查发现示:城市居民中至少有一半以上的人呼吸方式不正确,很多人的呼吸太短促,往往在吸入的新鲜空气尚未深入肺叶下端时,便匆匆地呼气了,这样会使得人体较少地吸收到新鲜空气中的有益成分。而在白领人群中,由于他们坐姿导致呼吸常是浅短、急促的,且每次的换气量非常小,所以造成在正常的呼吸频率下,依然通气不足,体内的二氧化碳累积;加上长时间用脑工作,机体的耗氧量很大,进而造成脑部缺氧。这也是白领们经常出现头晕、乏力、嗜睡等办公室综合征的一个重要原因。

学习并坚持练习腹式呼吸,可以降低交感神经兴奋性,起到很好的减压作用,同时可以快速恢复精力,降低血压、血糖、血脂,增进胃肠道功能。学会腹式呼吸,能有效地增加身体的氧气供给,使血液得到净化,肺部组织也能更加强壮,从而提高免疫力。

如何练习腹式呼吸? 主要把握3个要点:调身、调息、调心。

第一步是调身。可以是坐姿也可以是卧姿,选择坐姿时,先选一把椅子或凳子,让自己的双脚平行踏于地面,与肩同宽,坐在椅子或凳子的前1/3,脊柱挺直、颈部挺直、双手放在双膝上、沉肩坠肘、自然放松,舌顶上腭,微闭双目。身体处于端庄、放松、挺直的状态。如果是卧姿,可以平躺在床,微屈双膝,双手置于小腹部。

第二步是调息。鼻腔吸气,口腔呼气,吸气时缓慢而深沉,使腹部缓慢鼓起,鼓到不能再鼓时停留1秒钟,再缓慢通过口腔或鼻腔呼出,使腹部下降,降到不能再降时停留1秒钟,再缓慢吸气,如此循环往复,自然、缓慢、深沉。

第三步调心。就是让注意力集中在呼吸上,吸气的时候感受清凉的气流吸入我们的鼻腔、胸部,温暖的气流呼出。注意力始终跟随者气流而动,觉察吸入的气流是清凉的,呼出的气流是温暖的,仔细觉察气流温差的变化。另外,注意觉察腹部的起伏,感受一吸一呼,腹部如同大海的潮汐一般起伏。在呼吸的过程中,头脑里可能会出现各种杂念,如果发现自己的注意力被杂念带走了,或者走神了,就觉察一下,是什么念头,然后,温和而坚定地把注意力拉回到呼吸上来。

当特别辛苦的时候或者压力大的时候,不妨做5~10分钟这样的腹式呼吸,这样可以快速使精力恢复。通过腹式呼吸的调节可以使自主神经系统快速平衡,也使内脏的功能得到快速调节。

下面,以几个具体的案例,来理解压力、压力的影响结果以及内部调节或外部干预手段。

第二节 孕晚期孕妇的负性情绪干预

围生期是女性一生中经历的特殊时期之一。这一时期女性经历着来自生理、心理和社会等多方面的巨大变化和多重压力；由于孕激素的影响，大多数女性在孕早期都会经历孕吐反应，少数女性的孕吐反应甚至会持续至妊娠结束；激素的变化也会导致孕期女性的情绪波动，使她们更容易生气、悲伤或者发脾气，而对生产的恐惧情绪也会随着孕周的增加而增多，导致她们的心理压力增加；怀孕及产后不得不面对的社会角色变化也会为女性增加压力源。叶碧清等人（2014）对 500 例产妇调查显示，产后抑郁发生率 18.4%，焦虑的发生率占 10.2%。围生期女性的心理健康状况一直以来是医学与心理学研究者们共同关注的焦点。大量研究表明，孕妇产前、产后焦虑抑郁情绪存在着较高的正相关，这意味着在孕期尽早对孕妇的情绪状况进行筛查，必要时及早参与心理咨询，无论对相关医疗机构还是对孕产妇个人来讲都是非常值得提倡的健康行为实践。

一、干预案例

1. 干预对象 通过整群抽样，选取某妇产医院分娩体验门诊的晚期待产孕妇参与该项干预研究。在干预前，先对 530 名孕妇进行基本信息调查、焦虑抑郁情绪状况及心理灵活性评估（调查评估工具包括自编孕妇及产妇一般资料调查表、医院焦虑抑郁量表（hospital anxiety and depression scale，HAD）、接纳与行动问卷第二版（the acceptance and action questionnaire-II，AAQ-II）、认知融合问卷（cognitive fusion questionnaire，CFQ），根据自愿原则，愿意参与者需签署知情同意书。参与前期调查的 513 名孕妇年龄在 21～45 岁之间，平均年龄（30.8±3.5）岁，所处孕周为 36～39 周，其中 424 人怀的是第一胎。

在前期调查的基础上，选取门诊中自愿参与团体心理辅导的晚期待产孕妇。排除急诊入待产室者、急症剖宫产者、精神疾病急性发作期者、文盲者。干预前向孕妇说明本干预研究的目的及方法，告知保密原则并签署知情同意书。愿意参与团体心理辅导的孕妇会根据就诊日期分配进入理性情绪疗法组、正念练习组及空白对照组。最终入组理性情绪疗法组 40 人；正念练习组 39 人；空白对照组 37 人。本研究中共流失 7 人，流失率 6.0%，主要原因为转院生产。入组孕妇年龄 24～45 岁，平均年龄（32±4）岁；受教育程度：硕士及以上 30 人，大学本科 61 人，大学本科以下 22 人，缺失信息 3 人。3 组孕妇在年龄、孕周、胎次、受教育程度等产前资料方面的差异均无统计学意义，具有可比性。

2. 压力源与压力反应 在孕期、生产以及产后的过程中，女性经历着复杂的巨大生理和心理变化，社会角色也会有根本性的改变，来自这些方面的事件叠加在一起，形成围生期女性的多重压力源。首先，在生理方面，怀孕后孕激素会大量分泌，在孕早期引起孕吐反应，导致食欲下降、精力减退；孕中期时，由于胎儿逐渐长大，宫高增高时会压迫坐骨神经，导致孕妇腰背部疼痛、行动不便；有些孕妇由于体内激素的变化也会罹患妊娠糖尿病，如在产后一年内血糖未恢复正常，那么糖尿病将持续终生；孕晚期时，为了顺利分娩，体内会分泌软骨素，使骨盆软化，方便胎儿娩出，这也会使孕妇的其他关节受影响，经常出现的是臂关节酸痛、腱鞘炎等;怀孕末期胎头入盆,压迫耻骨,有些孕妇行走时会感到剧烈的耻骨疼痛;而分娩后体内激素水平急剧下降,身体会在短时间内恢复至孕前状态,加之分娩过程消耗了大量体力,产妇经常感到疲劳、情绪低落、精力减退等。这些身体变化以及疼痛都是直接作用于围生期女性的躯体性压力。

其次,随着这一系列的生理变化,孕妇的心理也同样经历着各种变化,这些则属于心理性压力。发现怀孕后,喜悦和兴奋的同时可能伴随着紧张和焦虑,对未来未知生活的焦虑、对分娩过程不甚了解的焦虑、对儿童养育可能面临挑战的焦虑等,适度的焦虑可以促使孕妇了解更多分娩知识以提高其适应环境、应对突发变化的能力,但过度的焦虑不利于孕妇应对生活事件,还可导致体内去甲肾上腺素分泌减少,使宫缩减弱、产程延长,难产率、产后出血率、新生儿发病率随之增加。

最后,孕产妇也会面临着社会性压力。怀孕后的女性不得不转移生活重心,以平衡工作和家庭的冲突;年轻的孕妇面临的社会压力更多在于职业规划或经济水平方面,她们工作年限较短,积蓄较少,怀孕后花费增多,并且很可能会在短时间内影响职业发展;而年长的孕妇虽然已经有一定的经济实力,职业发展也相对稳定,但她们也同样面临诸多压力,夫妻双方原生家庭对怀孕生子的期待给孕产妇的压力,以及此时双方原生家庭成员已年长,无法在孕期及产后为孕产妇提供足够的帮助与支持,这无疑也增加了孕妇家庭的社会性压力。

焦虑和抑郁情绪是围生期女性典型的心理层面压力反应。当焦虑水平和抑郁程度超出一定范围时,就会造成严重的心理问题。如果产后母亲的抑郁水平很高,对新生儿也会造成不良影响。干预研究选取了焦虑和抑郁这两种典型的情绪反应作为干预的内容,希望通过理性情绪疗法和正念练习来有效地降低孕晚期孕妇的焦虑和抑郁情绪,从而缓解女性因妊娠而带来的压力,提高产后产妇的心理健康水平。

3. 干预技术

(1)理性情绪疗法:理性情绪疗法(rational-emotive therapy)由美国著名心理学家Albert Ellis 于 20 世纪 50 年代创立,ABC 理论是理性情绪疗法的核心理论。该理论认为,引起人们情绪困扰的并不是外界发生的事件,而是人们对事件的态度、看法、解释和评价等认知内容,要改变情绪困扰不是致力于改变外界事件,而是应该改变认知,通过改变认知,进而改变情绪。

本研究中的具体干预流程分为 4 个阶段,包括明确阶段、领悟阶段、修通阶段和再教育阶段。①明确阶段。由一位固定的心理干预小组成员积极主动地与孕妇交流,通过真诚、热情的态度与孕妇建立良好的信任关系。简要讲解孕期情绪状态对分娩过程、母亲产后恢复及母婴关系的影响,详细介绍理性情绪疗法中的核心理论即 ABC 理论,并通过生动的家庭故事举例帮助孕妇理解引起情绪困扰和行为反应 C 的并不是外界事件 A,而是人们对事件的态度、看法、解释、评价等认知内容 B。通过举例讲解不合理信念的 3 个主要特征,即绝对化要求、过分概括和糟糕至极。②领悟阶段。这一阶段是帮助孕妇领悟理性情绪疗法的原理,使其意识到只有改变不合理信念才能减轻自身的情绪困扰,领悟到自己应对自己的情绪和行为负责,只有主动去改变才有可能带来不同的结果。此阶段为理性情绪疗法的重要阶段,通常心理干预人员鼓励孕妇讲述自己遇到的引起情绪困扰的生活事件,有针对性地进行解析,以避免空洞理论解说难以使孕妇实现真正的领悟。③修通阶段。作为理性情绪疗法的核心内容,心理干预人员耐心、客观地与孕妇就其不合理信念进行辩论,紧抓住其非理性内容通过不断地辩论使孕妇本人认识到自己所持有的信念哪些是不合理的,哪些是合理信念,并帮助她试着学会以合理的信念代替不合理的信念从而获得负性情绪上的缓解。④再教育阶段。通过为期 7 天的家庭作业形式,不断巩固咨询过程中所学到的思维方式、用合理信念代替不合理信念等方法,孕妇通过自己分析、处理日常生活中的事件和问题,以便更好地适应现实生活以及即将到来的分娩过程。具体方法是告知孕妇如何进行为期 7 天的自我练习并叮嘱参与人员做好 7 天的感悟分享作业等。

(2)正念练习:正念(mindfulness)最初来源于东方佛教的禅修技术。20 世纪 70 年代末,美国麻省理工学院压力治疗中心的 Kabat-Zinn 博士创立了正念减压疗法,针对具有慢性疼痛的患者进行疼痛管理;近 20 年来,西方研究逐步将正念技术融入到认知行为疗法中,发展出以正念练习为基础的正念认知疗法、辩证行为疗法以及接纳承诺疗法,用以针对治疗不同种类的身心疾病。

本研究中的具体干预流程为:固定一位心理干预小组成员带领孕妇进行正念练习。首先该成员以真诚、热情的咨询态度与孕妇建立良好的信任关系,简要讲解孕期情绪状态对分娩过程、母亲产后恢复及母婴关系的影响。正念是一种有目的、此时此刻、不加评判的觉察当下,起源于东方佛教的禅修技术,现盛行于西方心理学并成为时下促进心理健康的一种生活方式。正念练习的形式有很多,考虑到孕妇特殊的身体状况,特选择最为常用的正念进食、正念观呼吸和正念散步介绍给该研究参与者,并将练习体验中的指导语进行修改以便更适合孕妇操作。

例如,练习正念与理性情绪疗法缓解孕晚期孕妇焦虑抑郁的比较研究中正念进食和正念观呼吸的指导语以"大家好,欢迎大家前来参与正念练习。请找一个合适的位置坐下,选择一个您认为最舒适的坐姿……"开头。正念进食由干预人员自行带领,待参与人员清洁双手后自行选取一枚葡萄干并跟随干预人员的指导语进行正念进食葡萄干的练习。时长大约 5 分钟后引导参与者分享练习中的心理变化及体会。正念观呼吸则由干预人员播放事先录制好的指导语音频与参与者一同练习,时长 5 分钟,并于音频播放完毕后引导参与者分享心理变化及体会。分享结束后,继续由干预人员讲解经过大量心理干预研究证明的正念练习有效的理论依据以及正念练习对孕产妇、母婴关系的积极作用。最后告知孕妇如何进行为期 7 天的自我练习并发放自我练习材料,宣讲正念练习时的注意事项,叮嘱参与人员做好 7 天自我练习的心得记录等。

4. 效果评估　将前期调查以及对干预效果进行比较分析,得到如下结果:

(1)自愿参与本研究的 3 组孕妇产前焦虑、抑郁总分在产前各项基本信息方面均未发现显著差异。产后焦虑总分在分娩方式上存在显著差异,事后检验结果表明有助产(侧切、产钳)产妇的产后焦虑总分显著高于剖宫产产妇。

(2)两种心理干预方法对缓解孕妇焦虑、抑郁情绪的时间效应显著,且均呈下降趋势,与空白对照组比较差异均有统计学意义。理性情绪疗法组和正念练习组的产妇相对空白对照组产妇的焦虑和抑郁得分均显著偏低;而随着时间的推移,空白对照组孕妇焦虑、抑郁情绪呈上升趋势;在两种心理干预组中比较发现,理性情绪疗法组与正念练习组的 4 次焦虑、抑郁情绪得分不存在显著差异。

(3)经验性回避与认知融合在理性情绪疗法与焦虑、抑郁情绪之间的中介效应均未见显著性,而在正念练习与焦虑、抑郁情绪之间的中介效应均达到了显著性水平。

二、干预评价与结论

基于上述结果,此项干预研究得出如下结论:理性情绪疗法和正念练习均对焦虑、抑郁情绪产生了良好的干预效果,随着时间的变化,两种心理干预方法可以有效缓解孕晚期孕妇的焦虑、抑郁情绪,并且此种效果可延续至分娩后 2~7 天,而未进行心理干预的空白对照组孕妇则焦虑、抑郁情绪在此阶段均持续上升。因此理性情绪疗法和正念练习两种心理干预方法对焦虑、抑郁情绪均存在改善的效果,两者之间的差异并不显著。

尽管两种干预方法的效果类似,但两者的作用机制有较大不同:理性情绪疗法的作用机制是通过不断地对来访者的错误认知进行修正,从而使个体改变看待事物的方式,以合理的认知模式替代原有的不合理认知,缓解错误认知带来的各种负性情绪;而正念的练习过程则是让来访者以客观的状态来观察自身的认知、情感和感受,不加以评判,顺其自然,对所发生的一切保持充分接纳的态度,从而较少地唤起强烈的负性情绪。由此可见,两类心理干预方法对缓解孕妇焦虑、抑郁情绪均起到了显著的作用。

另一方面,未进行心理干预的空白对照组孕妇的焦虑、抑郁情绪则持续上升,这说明分娩过程对于女性来说是一个重大的生活事件,经历分娩势必会在一定程度上影响孕产妇的心理健康水平。从而更加说明了对围生期女性及早进行心理干预的必要性,此类心理干预实践不仅对经历分娩的女性具有重要的支持作用,而且可以有效降低产后抑郁的发生率,提高孕产妇的心理健康水平,对临床工作具有很大的推广价值。

第三节　社区中老年人的互助干预

中老年人随着年龄的增长,他们面临着各种各样的压力,各种不良生活事件频发。最普遍的便是身体方面的自然老化,如记忆力、视力变差,思维和行动变慢等;随着身体的老化,老年人的各个器官组织容易发生病变,他们被各种慢性疾病侵扰;随着即将退休或已退休,老年人的人际关系发生转变,社会支持越来越单一;绝大部分老年人的收入低,或没有固定的经济来源,加上常年的医疗花费,造成了老年人的经济负担,甚至因为经济负担不去看病;还有一小部分老年人可能还面临着丧偶或失独。所有这些事件无疑给老年人造成巨大的心理压力,如果不能进行及时疏导,会对老年人的身心健康造成严重的负面影响。已有调查发现,10% 的社区老人以及 15%~25% 的住院老年人患有重度抑郁症,加上轻中度抑郁,比例可能高达 35%。负性情绪也会进一步促进老年人身体素质的恶化,这最终会形成恶性循环。因此,及时进行心理疏导或干预对老年人的身心健康是非常必要的。

一、干预案例

1. 干预对象　本案例的干预对象是某市普通市民。首先,随机选取该市某区 6 个社区的常住居民,采用老年人抑郁量表(GDS-15)进行抑郁筛查,GDS-15 的临界分是 5 分,5 分及以上的个体判断为抑郁。干预对象的入选条件是:①年龄在 50~80 岁之间;②无危及生命的严重疾病;③具有阅读和自我陈述能力;④没有并发精神疾病或其他影响身体活动或精神健康的疾病;⑤近期没有出境;⑥老年人抑郁量表 15(GDS-15)得分在 5 分及以上;⑦精神问卷调查得分在 8 分以上者没有明显的认知损伤。

结果共筛查出 248 例,随机分配干预组和对照组,最终 237 例完成整个干预项目,干预组 105 例,对照组 132 例。社区干预设计采用平行对照滞后干预设计,即将横断面调查发现的需要重点实施干预对象,按社区(居委)分为干预组与对照组,干预组先完成干预,对照组滞后 1 年实施干预。干预组和对照组在性别、年龄、婚姻状况、前职业类型和受教育程度方面的差异不具有统计学意义,表明两组具有可比性。

2. 压力源与压力反应　这 237 名 50~80 岁的中老年人要适应退休生活和身体方面的衰退,可能会存在各种不适应,同时老年人的灵活性和适应能力相对差一些,在面临诸多不适时,更容易感受到压力。根据压力源的时间特征,老年人所面临的慢性压力通常来自缺乏社会支持、慢性疾病、家庭不和谐等长期存在的不适应状态。常见的老年人慢性压力源主要有家庭问题、慢性病。老年人所面临的急性压力通常来自突如其来的重大疾病、丧偶、失独等其他急性应激事件。

根据压力源的来源特征,老年人所面临的躯体性压力主要是身体各方面的自然衰退,如视力变差、手脚灵活度下降、外出活动减少、饮食限制更多、睡眠质量变差等,最终导致生活质量下降。老年人所面临的心理压力主要是由于思维各方面跟不上时代变化,精神紧张,担心自己什么都不会,什么都做不好,没有价值感,自尊感降低,直接作用于精神方面。老年人所面临的社会性压力主要来自退休后角色的转变、社会关系的变化以及带来的经济问题;我国养老机制不健全,不是所有老人都有退休金,退休金也不一定能够保证日常生活,因此,我国老年人的社会性压力也比较大。老年人也面临着文化性压力,我国近年发展较快,社会文化也在逐渐发生着转变;例如我国传统的育儿观念中"养儿防老",一方面,老年人不愿意去养老机构,认为只有没有孩子的人才会去养老机构,自己家里有孩子,应该由孩子亲自养老,被送去养老院会觉得丢人;另一方面,大部分老年人认为必须得有儿子,希望自己的儿子也必须生儿子才能有人养老或传宗接代。而随着经济迅速发展,快节奏的生活,年轻人没有时间照顾老人,希望给老人送到养老院会更放心,另外,在生育观念方面,年轻人不再认为生孩子是为养老或传宗接代,而是完全根据自己的意愿;这种冲突在许多家庭上演,导致文化性压力。

压力对个体的影响因人而异,而总结来说这些事件最终对老年人的影响有 3 个层面。首先在生理层面,疾病不仅是压力源,同时也是压力的结果。压力状态下可能会导致老年人免疫力下降,从而影响身体健康,形成慢性疾病。在心理层面,多重压力源最终可能会导致老年人焦虑情绪、抑郁情绪、创伤后应激障碍等。在行为层面,慢性和急性压力可能会导致老年人退缩、回避,不与亲朋甚至子女交流。

本案例中,老年人在老年抑郁量表得分均大于等于 5 分(判断为抑郁),因此,他们最明显的心理压力反应是抑郁情绪。此外,干预前后对老年的身体健康状况、疲劳状况和睡眠状况进行自评,了解老年人生理层面的变化。

3. 干预技术　本案例采用的干预方法是互助式干预。互助式干预是一种基于相互关系或相互作用,使参与各方均受益的团体心理咨询的一种。团体心理咨询是在团体情境中提供心理帮助与指导的一种咨询与治疗的形式。它通过团体内人际交互作用,促使个体在交往中通过观察、学习、体验、认识自我、探讨自我、接纳自我,调整和改善与他人的关系,学习新的态度和行为方式,以发展良好生活适应的一种助人过程。它的优点在于能够将同类目标的人集中在一起共同达到一个目标,相比一对一干预,降低了时间成本;团体成员中的人际互动关系,使得干预过程更加生动有趣;这种方式也使得每一个成员既是被干预者同时也是被学习的榜样。

因此,在互助式干预方法中,要促进参与者有更多的机会交流和互动。根据这种理念,本案例的干预方案将能够激发参与者将感兴趣的话题引入干预过程中,让所有的参与者能够有更多机会去交流学习抑郁知识。另外,本案例的目的,不仅是让参与对象掌握基本技能(例如减压技巧),也让参与者通过互助共享,学习知识,分享快乐,增加社会联结或支持。

本案例的干预内容包括减压技巧的练习、生活作息和饮食方面的改善,具体的干预步骤分为7次课程。第一课的主要内容是组员之间相互认识;了解抑郁引起的各种问题,使组员正确认识抑郁;了解抑郁病因和预警信号;让组员知道什么是自我管理以及如何自我管理。第二课的主要内容是通过讨论第一课的作业,分享同伴活动的乐趣;体验放松的乐趣;领悟放松的技巧;制定放松练习计划。第三课的主要内容是复习情绪管理和放松技巧;认识解决问题的重要性;介绍解决问题的技巧和具体步骤;制定解决问题的行动方案。第四课的主要内容是复习解决问题技巧;介绍睡眠的相关知识,使组员对睡眠有科学的认识;了解和掌握睡眠保健技巧,制定睡眠保健的行动方案。第五课的主要内容是复习睡眠保健技巧;介绍饮食与抑郁的关系及其相关知识;使组员了解并掌握如何进行合理膳食;制定改善抑郁的食谱。第六课的主要内容是组员分享食谱;介绍运动与抑郁的关系及其相关知识;使组员了解并掌握如何进行科学运动,制定运动计划。第七课的主要内容是对前面所学课程进行总结,交流彼此的学习心得。

为了使干预措施更好的发挥效果并更充分的利用社区资源,干预者对每个社区的人员进行亚组的划分。每个亚组都是基于成员之间的亲密程度和共通的兴趣爱好等因素进行划分,每组包括15~20人。在3个干预的社区中,有两个社区各划分出2个亚组,一个社区包含3个亚组。每个亚组选出2名组长,负责:①组织和动员小组成员参与交流和互动,对课程中学习的知识进行相互探讨解释,交流自己的心得体会;②在每次课前张贴本次课程内容;③在干预中如果组员对知识理解出现困难,或是对于要求感到害羞不适,他们也会给组员做示范,并鼓励组员参与到教学过程中;④每周进行电话随访,并填写随访表格;⑤对组员的情况和教学的情况向干预实施者进行反馈,充当桥梁的作用。

4. 效果评估　采取实验组与对照组的前后测试设计,分别对两组的自评总体健康状况、自评总体疲劳状况、睡眠管理问卷得分、生活满意度得分和抑郁得分情况进行了前测和后测,得到如下结果。

(1)干预后干预组身体健康水平有明显提高。自评总体健康状况采用"很好""好""比较好""一般"和"差"五点评分进行自评。基线水平时,两组的总体健康状况以"一般"为主(56.7%),两组各自总体健康状况也以"一般"为主。干预后,干预组自评总体健康状况"很好""好"和"比较好"占92.7%,前后分布的差异具有统计学意义($P < 0.001$)。而对照组自评总体健康状况前后有微弱的变动,但不具有统计学意义($P > 0.05$),且仍以"一般"状态为主。

自评总体疲劳状况采用1~10分,评分越高越疲劳。基线水平时,干预组和对照组的疲劳水平大部分集中在6~8分的水平。干预后,干预组的疲劳水平集中在2~4分,前后分布差异具有统计学意义($P < 0.001$),表明干预组通过互助式干预,疲劳水平显著下降。

干预组前后测的失眠比例也显著下降,失眠人数从58.4%下降到27.9%。而对照组成员的失眠前后测比例均是53.3%,未出现明显差异。

（2）干预组的负性情绪也得到了明显的改善。干预组的抑郁水平显著降低,抑郁的平均得分从 7.15 分降到 2.88 分(分数越低,抑郁水平越低)。生活满意程度也有显著的提高,平均数从 9.74 上升到 18.79(得分越高,生活越满意)。而对照组的抑郁水平和生活满意程度前后测均无显著差异。

（3）互助干预还有效提高了干预组的交流技巧,彼此懂得去交流抑郁相关的知识并建立新的社会关系。

综上,互助性干预对老年人的身心健康具有显著的积极作用。互助性干预是一个富有创造性的,能够促进社区中老年人身心健康的方式。本案例干预中通过有效的互动技能,提高了老年人交流抑郁相关信息的积极性和开发新的社会关系的能力;通过减压技巧和情绪管理学习降低了老年人的压力水平和负性情绪;通过睡眠和饮食管理促进了老年人的身体健康。

与此同时,对照组的身心健康水平前后测量水平尽管不完全一致,但没有改善的趋势,部分微弱的差异也不具有统计学意义。对照组仍然有高比例的失眠和疲劳感,对身体健康的自我评价也不乐观。这也提示对社区老年人的干预非常有必要,培养老年人自我管理和互助的模式可以推广到更多的社区老年人干预中。

二、互助式干预技术要点

本案例中的互助式干预通过多种角度,多方位干预,有效打破压力—疾病/负性情绪—压力的恶性循环。压力、情绪和身体健康是分不开的,通常个体容易形成压力—疾病/负性情绪—压力的恶性循环,其中负性情绪和疾病之间也会相互影响。而互助式干预从减压、学习情绪管理技巧和培养健康生活习惯 3 个方面同时进行,有效打破恶性循环。

首先,学习放松的技巧,在紧张或压力过大以及失眠时,都可以通过放松训练缓解当下的紧张焦虑感。放松训练不仅能够直接降低压力感,也能促进良好的睡眠,间接降低其他负性情绪。

其次,学习情绪管理,及时以适当的方式表达不良情绪,从认知层面了解情绪并管理自己的情绪,有效地减少负性情绪,降低负性情绪的负面影响。良好的情绪状态,对保持身体健康和疾病的恢复都有积极的作用。

第三,培养健康的生活习惯,直接改善身体健康状况。健康的生活习惯包括合理膳食,规律的作息以及运动健身,同时这些也能够促进心理健康。有许多研究发现运动和规律的生活方式能够有效地降低抑郁水平。由此看来,多角度、多方面的干预或自我调节,能够打破压力和疾病的恶性循环,促进身体健康和心理健康的良性循环。

第四,采用小组参与式互助干预方法,促进参与者有更多的机会交流和互动。团体成员中的人际互动关系,让所有的参与者能够有更多机会去交流学习抑郁知识,掌握基本技能,也让参与者通过互助共享,分享快乐,增加社会联结或支持。

第四节　儿童的焦虑障碍干预

正如在前面提到的,不同人群面临着不同的压力源,不同个体对压力的承受能力也各不相同。儿童由于其心身功能均在发展阶段,承受能力较弱,很多在成人眼中寻常的事件对于他们则是第一次遇到的挑战,因此如何帮助儿童应对这些压力,使他们成功适应是儿童心理健康重要的一项内容。一部分儿童由于自身应对能力较弱或是压力源程度较强,容易出现适应障碍的问题,甚至引发出焦虑障碍。例如,儿童入园与父母或其他重要他人分离产生的分离焦虑,被要求在公开场合发言产生的演讲焦虑,与同辈无法建立良好的社交关系以致产生的社交焦虑,这些都是儿童常见的焦虑障碍。儿童面对压力产生的这些心理问题对其心理健康、社会功能都有着较为严重的影响,因此学者们也采取了一些心理—行为干预的方式,帮助这些儿童应对心理问题。

一、干预案例

1. 干预对象　14 名于某诊所寻求治疗的儿童参与了此项干预研究,其中 4 名男孩 10名女孩。参与研究儿童年龄在 7~14 岁之间,平均年龄为(10.2±2.2)岁。在干预前,先对14 名儿童进行基本信息调查及焦虑状况的评估,根据自愿原则,愿意参与者需签署知情同意书。研究使用儿童版焦虑障碍访谈提纲(Anxiety Disorders Interview Schedule for DSM-IV:Child Version)对参与干预研究的儿童和其家长进行访谈,以评估儿童的焦虑障碍状况。评估结果发现其中 10 名儿童患有社交焦虑障碍,5 名儿童患有分离焦虑障碍。

2. 压力源与压力反应　本案例中儿童压力主要来源于学校环境适应问题和同伴关系问题。刚上小学的孩子由于课业要求、规章制度等与先前所适应的生活方式差别较大,比较容易引起心理不适应,从而导致儿童厌学、情绪低落甚至产生焦虑障碍。在同伴关系方面,一些儿童交往能力较差或是群体氛围存在问题,导致同伴关系出现问题:如,在学校没有什么朋友,经常受到其他小朋友欺负和嘲笑等。本案例儿童的压力主要反应在心理层面,表现出较为严重的焦虑障碍。

3. 干预技术——认知行为疗法　认知行为疗法的理论基础是"ABC"情绪认知理论。经大量研究表明,这是一种有效治疗焦虑障碍的疗法。认知行为疗法包括很多不同的技术,例如暴露疗法、认知重构技术、应用性放松和社交技能训练等。这些技术通常要求患者进行系统的训练和重复的练习,患者需要有意识地进行练习从而改变已有的不适应行为。同时认知行为疗法需要患者在社交情境中有更加真实和客观的体验,因此要求患者坚持在所恐惧的情境中,并注意情境的真实情况,改变错误认知,以降低引发的焦虑。

认知行为疗法采取的形式有两种:个体和团体式,得到最多研究支持的是 Heimberg 的团体认知行为疗法。每个团体大概包括 4~8 个患者和 2 个治疗师,共需进行 12~15 次会谈,每次两个半小时。主要内容包括教育成分、认知重构、暴露和家庭作业。团体疗法具有提供角色扮演的机会、让不同的人观察患者的表现、在团体练习中得到他人支持等优势,本研究选用团体疗法。

心理教育:由于认知行为治疗是以技能为基础的治疗方法,心理教育是治疗的一个重要成分。心理教育是指治疗师给患者描述焦虑的认知行为模式和治疗的原理。其形式包括阅读、实例解释、教学展示或录像等。通过心理教育向患者介绍:焦虑本质上是对威胁的正常的、健康的反应,这是生存的本能。同时告知患者社交焦虑障碍的发生发展过程的暴露练习的机制和练习过程等。

暴露练习:患者和治疗师首先共同建立恐惧回避等级表,要去患者在其中填写的回避情景,从最轻微程度的回避情境到患者最严重的回避情境,一共 10 个等级,每个等级一个情境。一般暴露的情境包括主动和陌生人交流,在他人面前吃饭或喝东西,发表自己的看法,加入到别人的谈话中去等。暴露练习会从等级比较低的社交情境逐步进行。在团体治疗中,暴露练习主要是在团体成员的帮助下进行角色扮演。在个体干预中,暴露练习主要通过家庭作业的方式来进行。患者在进入真实的社交情境前,想象自己在这个情境中有哪些认知歪曲并记录下来,并且和治疗师共同讨论,找到这个情境中的合理认知。之后进行现场暴露,此时患者要尽最大努力忍受此时的焦虑,利用理性想法帮助控制焦虑。暴露完成之后给患者留时间考察自己暴露练习情况,记录进行暴露练习时的自动想法和存在的问题。一般情况下,要求患者不管如何焦虑都要坚持下去,直到焦虑自行缓解为止。

认知重构:首先辨别引发焦虑的自动想法,之后探索背后的信念和假设,最后采取一定的策略挑战这些不合理的信念和假设,使患者更客观地看待引发焦虑的情境。首先,鼓励患者讨论引发他们焦虑的刺激,例如:引起害怕的空旷公园、在公众面前演讲等,并在这个过程中找到他们害怕进入这些情境的因素。其次,鼓励他们更好地觉察进入这些情境之后的自动想法。这些自动想法是情境和焦虑情绪的中间变量。常见的自动想法如"我的表现太糟糕了,肯定每个人都看到我流汗了。"而在这些自动想法的背后是患者所坚持的更深层的信念,从患者对很多情境的自动想法中可以总结出他们几个核心的不合理信念,例如,"如果有人不听我说话,这说明他不尊重我""我是个不被人爱的人"。这些核心的信念是认知挑战的主要对象。挑战核心信念有很多策略,包括考察支持和反对的证据、辩护律师、定义用语和行为实验。这些策略可以灵活使用,并且可以针对患者不同问题采取更有效的挑战策略。考察支持和反对的证据是挑战认知常用的策略。例如有一个不合理信念"演讲时我会很傻",患者找到的支持证据有"演讲时我常没有思路""演讲后,有时有人会说我有点紧张""在别人面前表现出焦虑,我觉得很傻"。患者找到的反对证据有"我被邀请做更多的演讲,我一定是有做得好的地方""大多数听众会满意我的表现"。修改后的信念"尽管我的演讲不够完美,我也不傻。"

由于本研究的对象为儿童,认知未达到成人水平,配合能力也较弱,因此需要家长参与到干预过程当中,通过家长的协助,使干预达到较好的水平。团体干预一共 6 次,每次干预主题分别为:团体关系的建立、识别焦虑、放松训练、识别焦虑认知、问题解决方案及实施、自我评估及自我奖励。

4. 效果评估　将前期调查及对干预效果进行比较评估时,得到如下结果:

(1)经过认知行为疗法的干预,儿童的焦虑障碍有显著的缓解效果:焦虑障碍儿童评定得分和父母评定得分,在前后两次比较上均有统计学意义差异。干预后的评估结果表明仅有两名儿童仍存在焦虑障碍。

(2)干预的持续效果:在 6 个月后对 14 位儿童再次进行焦虑障碍的评估,结果表明这些儿童的焦虑障碍仍处于较低水平,说明干预有良好的持续效果。

此项干预研究的结果显示:认知行为疗法在父母的配合下对儿童的焦虑障碍有良好的治疗效果,且有良好的保持效果。

二、认知行为疗法团体干预要点

在本案例中,参与认知行为疗法干预的焦虑障碍儿童,在经过 6 次的团体干预后,症状得到有效缓解,且后续追踪评估表明干预效果持续良好。从观测结果来看,认知行为疗法可以有效治疗儿童焦虑障碍。儿童由于身心功能均在发展中,适应能力较弱,一部分儿童缺乏人际交往技能的教育,同时从家庭来到学校大环境的变化较大,使得他们容易产生适应障碍,甚至引发出焦虑障碍。

认知行为疗法通过对儿童进行心理教育,认知重构,向孩子讲解人际交往的基本技巧及修正孩子对人际交往的错误认知,降低了儿童应对压力源时产生的焦虑情绪。同时,干预时父母也参与到了其中,一方面帮助孩子更好地理解讲解的内容,另一方面也给父母教育孩子提供了新的思路和方式。另外,团体干预模式还为儿童们提供了训练的机会,通过情景模拟,儿童可以更好地理解内容,也能让干预者看到孩子常出现的问题,并及时进行修正。此案例让我们更加关注提升儿童应对压力的能力的重要性,也证实了认知行为疗法对儿童的心理障碍也有良好疗效。

本章简要概括了压力反应的机制和压力的应对,并列举了压力的自我调节和外部干预的技术及实际应用的案例,由于篇幅有限,不能完全详细描述所有的减压技术和干预手段,也不能穷尽所有的方法。文中仅描述了几种重要的理论以及常用的方法,以及在典型的几类人群中的应用。已提到的减压技术和干预手段,在不同的人群、不同的情境中也需根据实际情况做出相应的调整。无论对于压力个体还是干预工作者来讲,都需要在不断的尝试和调整中找到适合的方法。

(刘正奎 梁一鸣 祝卓宏)

参考文献

1. 凯伦·格兰兹,芭芭拉 K.莫瑞,K.维斯瓦纳斯,等.周华珍,孟静静,译.健康行为与健康教育理论、研究和实践.北京:中国社会科学出版社,2014.

2. 樊富珉,何瑾.团体心理辅导.上海:华东师范大学出版社,2010.

3. 西德华.许燕,译.压力管理策略:健康和幸福之道.北京:中国轻工业出版社,2008.

4. 孙媛.正念与理性情绪疗法缓解孕晚期孕妇焦虑抑郁的比较研究.中国科学院心理研究所.2016.

5. 王超.社区中老年人抑郁症状筛查及互助式干预研究.复旦大学,2014.

6. Lazarus R S.Psychological stress and the coping process.Science,1966,156.

7. Folkman S,Lazarus R S.If it changes it must be a process:study of emotion and coping during three stages of a college examination.Journal of Personality & Social Psychology,1985,48(1):150-170.

8. Abel J L.,Larkin K T,Edens J L.Women,anger,and cardiovascular responses to stress.Journal of Psychosomatic Research,1995,39(3):251.

9. Ghorbani F,Khosravani V,Ardakani R J,et al.The mediating effects of cognitive emotion regulation strategies on the relationship between alexithymia and physical symptoms:evidence from iranian asthmatic patients.Psychiatry Research,2017,247,144.

10. 郭梅英,阎克乐,尚志恩.放松训练和腹式呼吸对应激的影响.心理学报,2002,34(4):96-100.

11. 汪新建,史梦薇.中国人压力应对研究:基于主位与客位的视角.心理科学进展,2013,21(7):1239-1247.

12. 叶碧清.产后焦虑抑郁情绪原因分析及护理对策.齐鲁护理杂志,2014,20(2):63-66.

13. 冯琼,蔡茵,周义文,等.分段心理干预对产后抑郁的影响.中国妇幼保健,2012,27(5):676-678.

14. 胡海萍,吴志国,吴荣琴,等.上海市闸北区孕产妇焦虑、抑郁症状发生率及相关因素.中国临床心理学杂志,2014,22(1):110-114.

15. 张文汉,胡素君,刘一也,等.深圳市社区老年 2 型糖尿病患者生存质量和心理及社会支持调查研究.中国全科医学,2009,12(2):166-168.

16. Whiteside S P,Ale C M,Young B,et al.The feasibility of improving CBT for childhood anxiety disorders through a dismantling study.Behaviour Research & Therapy,2015,73:83-89.

第九章

健康行为理论在成瘾性行为干预中的应用

第一节 成瘾性行为概述

一、成瘾性行为概念与分类

（一）成瘾性行为的概念

成瘾性行为是指个体连续或者周期性地渴求某种有害物质的一种强迫性行为,希望通过这种行为维持心理的满足感或者回避痛苦。成瘾性行为的形成与发展是一个阶段性的过程,其过程相当复杂,对于成瘾性行为的戒断和治疗也需要一定的时间。

成瘾行为形成后会出现一系列心理和行为的表现,其成瘾性或称依赖性主要表现在 4 个方面:①心理依赖:成瘾行为已完全整合到心理活动中,成为完成智力、思维、想象等心理过程的不可缺少因素;②生理依赖:已在体内形成包括循环、呼吸、内分泌等系统的生理基础,必须不断重复该行为才能维持内部神经电化学活动的稳定和平衡;③耐受性:成瘾行为出现的频率和强度必须逐渐增加,才能达到追求的效果;④戒断症状:中断致瘾源会产生一系列症状,如焦虑、烦躁、无助、不安、嗜睡等,一旦恢复成瘾行为,戒断症状完全消失,同时产生超欣快感。

（二）成瘾性行为的分类

根据成瘾对象的不同,可将成瘾行为大致分为两大类,一类为化学物质成瘾,包括海洛因、酒精、烟草、咖啡因以及其他合法或非法的药物用品;另一类为非化学物质成瘾,又称过程成瘾,包括对一些行为的强迫性依赖,如购物、盗窃癖、网络成瘾、大吃、手机依赖、赌博,性乱以及某些类型的犯罪和其他类型的行为。

（三）成瘾性行为的流行现状

人类成瘾问题由来已久,随着成瘾人群快速增长,现已成为全球共同面对的影响人类身心健康的社会问题和公共卫生问题。目前我国成瘾性行为流行状况面临形势严峻:药物滥用人群趋于低龄化,新型合成毒品流行有增长趋势;酒精依赖受多种因素的影响,国内不同地区青少年饮酒率也有所不同,但总的趋势是饮酒率随着年龄增长迅猛上升;青少年中尝试吸烟率达 20% 以上,第一次尝试吸烟的年龄在 10 岁以下的高达 40% 左右,被动吸烟率很高。中国青少年网络协会第三次网瘾调查研究报告显示,我国城市青少年网民中,网络成瘾青少年超过 2 400 万,还有 1 800 多万青少年有网瘾倾向,70% 以上的青少年犯罪都与"网瘾"有关。

二、成瘾性行为的危害

成瘾性行为的危害主要表现在生理、心理、社会3个方面，具体来说：

（一）生理危害

药物依赖：严重损伤成瘾者的身心健康，产生中毒性精神病、白血病等，严重者可危及生命。

烟草依赖：烟龄越长，罹患肺癌、心血管疾病的可能性越大；对青少年而言，吸烟越早，烟龄越长，青少年的呼气量与正常呼气量相比就少得越多。出现咳嗽、呼吸困难等呼吸系统疾病的可能性增加，女青年尤其如此。

酒精依赖：长期饮酒使机体矿物质代谢发生异常变化，可导致骨钙量异常，容易增加骨质疏松症的发生和容易导致骨折。

网瘾：会对大、中学生的身体健康造成极大的伤害：长时间盯着电脑会使眼部受损，同时沉迷于网络往往作息习惯会被打乱，导致精神疲劳，身体过劳疲惫。

（二）心理危害

药物成瘾：会导致成瘾者因精神障碍而导致脾气暴躁、自卑、自杀、自虐、他杀等心理异常及人格变化。

烟草依赖：造成学习困难，往往会诱发饮酒、吸毒、逃学和不安全性行为。

酒精依赖：过量饮酒可改变人的判断能力，饮酒者发生打架斗殴和犯罪行为可能性，以及交通事故、伤害事件和自杀事件的发生率均高于不饮酒者。

网瘾：会使青少年的性格变得懦弱、自卑、敏感、意志力减退、不喜欢与人交流、不服从社会规范等。同时青少年长期沉迷网络会对家庭、亲戚、朋友变得越来越冷漠，在人际沟通、社会适应和社会交往方面出现障碍，脱离群体，自我封闭。严重的网络成瘾会引发情绪低迷、生活烦躁、睡眠障碍、思维迟缓，甚至导致精神和心理疾病的出现。

（三）社会危害

成瘾性行为导致人们学习时间减少、学习兴趣减弱，学习成绩下降，有的甚至会逃学、辍学，从而失去学习的机会。同时，也因此引发和激化家庭矛盾，造成社会资源的浪费，增加社会的不稳定因素等。

三、成瘾性行为影响因素

成瘾性行为的影响因素既包括个体性因素——个人因素，也包括环境因素——同伴因素、家庭因素和社会因素。具体来说，体现在以下几个方面。

（一）个人因素

1. 心智发育不成熟　青少年的心智成熟度远不如成年人，而现代社会的多元化，又使得青少年可以无限制地接触各类事物。他们在是非判断能力不足的情况下，极易受到不良事物的影响，在各种诱惑之下，染上成瘾恶习甚至走上违法犯罪之路。

2. 好奇心、虚荣心过重　几乎所有人第一次尝试吸烟、饮酒、犯罪、赌博、上网都是出于好奇。但多数青少年在学校或是家庭中遭遇挫折后，将以上问题行为强化，希望借此引起周围人的注意甚至是羡慕，久而久之养成各种各样的成瘾行为。

3. 学习压力过大　在升学的巨大压力下，沉重的学习负担加上课余活动的减少，导致部分青少年极易产生厌学情绪。

4. 性心理扭曲　正处身心发育关键时期的青少年,对身体充满了好奇,但落后的性健康教育满足不了他们的需求,在接触到淫秽物品的情况下,其心理健康极易遭到破坏。少数自控能力差的青少年更是为了寻求刺激,走上性犯罪道路。

5. 法律意识薄弱　在一些成瘾者看来,某些行为是不至于触犯法律的,其违法犯罪的动机可能只是受不了他人的嘲弄,或是为了引起同类人的注意。

(二) 同伴因素

青少年接触最广泛的群体便是同伴,在这一身心发展不成熟的年纪,从众、好奇心理致使他们会在同伴的带领下开始模仿对方的行为。因此同伴效应在青少年成瘾行为的诱发中起重要作用。另一方面,同伴效应也能成为干预成瘾性行为的主要策略之一,如果以班级或以朋友圈为单位开展同伴教育,便能取得事半功倍的效果。

(三) 家庭因素

1. 家长溺爱　家长在行为上对孩子百依百顺,即使发现有不良倾向也熟视无睹。家长的过于溺爱容易使青少年养成自私自利、好逸恶劳的不良习惯。他们稍遇挫折,便会选择逃避或以非理性的行为方式来解决问题。

2. 家庭环境压抑　家长对于孩子升学的期待使得学龄儿童倍感压力,精神状况受到极大影响。甚至有父母采取武力解决问题的方式,对孩子的自尊心造成了严重损伤。对于高压的家庭环境,青少年难以忍受,以非理性的方式做无声反抗。

3. 缺乏家庭温暖　家长间的冲突或者离婚导致家庭破裂,都会导致父母无暇顾及其子女的成长。这种家庭环境下的青少年容易产生自卑心理、脱离家庭和学校,走上歧途。

4. 家长不良示范　家长是孩子的第一任老师,家长的一言一行,都会对孩子产生重大影响。在家长行为的不良示范下,青少年对生活目标的确定、生活方式的形成、基本技能的掌握、社会规范的接收以及社会角色的培养都会产生一系列的误差。

(四) 社会因素

1. 社会道德缺失　社会价值和精神体系的混乱使得不少青少年成为迷途羔羊,甚至走上违法犯罪之路。

2. 文化环境污染　目前文化市场上充斥着大量封建迷信、凶杀暴力、淫秽色情以及其他有损健康的内容,这种受污染的社会文化环境对涉世不深的青少年产生了极大的负面影响。

3. 服务体系不完善　就业体系的不健全使得一些人在因不能就业而拥有大量空余时间的同时,又得不到正确引导,因此产生成瘾性行为。

四、开展成瘾性行为预防干预工作的意义

成瘾性行为的产生,不仅与个体因素和物质使用态度有关,而且还受到周围环境的影响。社会支持在生活事件对综合健康的影响中起到缓冲作用。在比较轻松的氛围中,青少年既感受到了社会环境对他的爱和鼓励,自己的心理需求也适当地得到了满足。这种情况下,即使周围有不良的行为发生,也减少了他们想要接触和尝试的欲望。

各种成瘾行为不仅严重影响了青少年的健康成长,而且会使他们产生心理障碍,性格自闭、自卑、孤僻反叛。与此同时,还会形成或抑制或兴奋的行为障碍。这些还会影响到将来成年时期的健康和生活质量,并可能带来严重的社会问题。因此,从青少年群体抓起,开展成瘾性行为的预防干预工作具有重要的社会意义。

第二节　社会压力模型在学校药物滥用预防中的应用

《2015年中国毒品形势报告》指出,全国毒品滥用问题发生新变化,呈现出滥用海洛因等阿片类毒品人员比例下降,滥用合成毒品人员比例上升,以青少年为主体的滥用合成毒品问题突出,吸毒人员低龄化趋势明显。截至2015年底,全国现有234.5万名吸毒人员中,滥用海洛因等阿片类毒品人员98万名,占41.8%;滥用合成毒品人员134万名,占57.1%;不满18岁的有4.3万名,占1.8%,18~35岁的有142.2万名,占60.6%。因此,在青少年中开展药物滥用预防工作迫在眉睫。

社会压力模型(social stress model)由压力、正性体验、正常化、联系、技能和资源六个要素组成。该模型认为,压力、正性体验和正常化3个要素可能促进个人使用某种毒品(危险因素),而联系、技能和资源则可能减少个人使用某种毒品(保护因素)。如果越多的危险因素出现在一个人的生活中,那么这个人就越有可能开始、强化和继续使用毒品。反之,个人生活中出现的保护性因素越多,他(她)发生与毒品有关的问题的可能性就越少。社会压力模型有助于人们更好地理解药物滥用行为产生的原因,同时,在设计针对个人、社区的危害健康行为干预活动时,这个模型易于操作、指导性强,具有较强的实践指导意义。

一、项目背景

本案例运用社会压力模型在3所普通中学实施了为期两年的"以学校为基础的预防药物滥用项目",在识别出中学生使用毒品的危险因素和保护因素后,围绕社会压力模型的6个要素,设计和开展了减少危险因素和增强保护因素的干预活动,项目实施结束后,取得了较好的效果。

该项目采取的干预策略是:

1. 从减少"正常化"、缓解压力着手,减少学生药物滥用的危险因素;

2. 围绕增强正性联系、提升技能和利用资源3个方面,增加药物滥用的保护因素;

3. 提高学校教师有关药物滥用预防的知识与技能,使项目具有可持续性。

二、干预程序与方法

(一) 分析学生使用毒品的危险因素和保护因素

1. 理论解释　围绕压力、正性体验、正常化、资源、技能和联系六个社会压力模型的要素,分为危险因素和保护因素两个方面,了解项目学校学生药物滥用的基本情况,为设计后续的干预活动和评估提供数据。

2. 采用的方法　问卷调查、专题小组讨论、深入个人访谈等。

3. 具体操作　设计《中学生健康行为调查问卷》,对项目学校的全体学生进行匿名问卷调查。收集学生的人口学基本情况、家庭情况、父母教育方式、交友情况、毒品基本知识、对毒品的态度、毒品使用行为、心理健康情况等信息。

在问卷调查的基础上,组织开展专题小组访谈。了解学生对父母教育的看法、对个人朋友圈的认识、喜欢的宣传教育形式、闲暇时间的安排等。

通过对基线调查数据的统计分析,找出学生使用毒品的危险因素和保护因素,并以此为依据,设计后续的干预活动内容和形式。

(二)减少药物滥用的"正常化"

1. 理论解释　社会压力模型的"正常化"要素认为,如果使用毒品被认为是可以接受的或正常的现象,那么个人就很容易沾染上毒品。因此在药物滥用预防中,要减少"正常化"这种错误认知。

2. 方法　采取学生喜欢的教育方法,如同伴教育、知识竞赛、实验等。

3. 具体操作

(1)开展各具特色的同伴教育活动:培训同伴教育者,采取知识竞赛、角色扮演、黑板报、手抄报、漫画展、专题讲座、知识竞赛、辩论、小实验展示、歌曲演唱和签名仪式等多种形式,让学生了解药物滥用的有关法律法规、毒品的种类、使用毒品的危险因素与保护因素、毒品的危害等知识。

(2)结合各学科日常教学活动,普及药物滥用的科学知识:学校教师灵活地把教学大纲要求与药物滥用预防项目干预内容相结合,使学生在日常教学活动中学习药物滥用的相关知识,如把"毒品的危害与健康"穿插在生物课中、把"冰毒的化学成分分析"与化学课整合、把"药物滥用的危险因素"穿插在美术课的广告画制作中。

(三)建立与药物滥用无关的"正性联系"

1. 理论解释　社会压力模型提出,如果个人与某些与毒品使用无关的人和事物有很强的关系,那么他们就不容易开始使用毒品。在药物滥用预防中,就要增强与毒品无关的生活事件的正向联系。

2. 方法　家庭参与、兴趣爱好培养等。

3. 具体操作

(1)把家庭纳入预防药物滥用的活动中:项目学校通过成立家长委员会、举办家长学校、召开家长会、进行家庭访问和家庭交流活动等途径,向家长宣传毒品预防教育对孩子健康成长的重要性和必要性,为家长提供药物滥用预防教育的知识以及家庭教育方法等方面的培训。引导家长在家庭教育中形成正确的亲子关系和健康的生活方式,注重言行一致,以身作则,严于律己,为学生建立正性的家庭氛围。

(2)开展丰富多彩的课余活动:为进一步丰富学生的课余文化生活,营造健康向上的校园文化氛围,在学校中开展了"兴趣爱好伴我一生"主题班会、广告画设计比赛、英语单词竞猜、棋类博弈、新歌学唱、艺术鉴赏等各种活动,使学生在积极的体育运动、智力游戏和文艺活动中,培养兴趣爱好,释放其充沛的精力。

(四)学习与训练应对毒品的"技能"

1. 理论解释　社会压力模型认为,个人处理压力的技能越多,他们在面对挑战或应对问题时就很少需要毒品。在预防药物滥用时,学习和运用应对毒品的技能,能有效增强保护因素,避免使用毒品。

2. 方法　小组讨论、角色扮演、案例分析等。

3. 具体操作　经过培训的骨干教师和骨干学生利用每周团队活动的时间,分班开展"走下情绪电梯""如何拒绝""怎样解决问题""交流的技巧"和"如何缓解压力"等应对毒品的技能训练。

每学期期末,各项目学校分班举办"生活技能实践分享会",让学生讲述自己在生活中实际应用生活技能的例子,例如,有的学生采用"走下情绪电梯"里讲到的暂停5秒深呼吸的方法,在与家长发生矛盾而情绪激动时,控制住了自己的情绪。有的学生运用"如何拒绝"中的"称兄道弟"和"转移话题"技巧,成功拒绝了同学让他尝尝吸烟滋味的"邀请"。通过分享,学生间能相互学习、相互鼓励,更好地让学生掌握应对毒品的技能。

(五) 挖掘和利用"资源",开展药物滥用预防干预活动

1. 理论解释   社会压力模型指出,个人内外部资源的利用,有利于提升自我效能,更好地应对各种压力和毒品问题。因此,在药物滥用预防中,分析和利用个人的内、外部资源非常重要。

2. 方法   专家分析、小组讨论、参与式培训、团体心理辅导等。

3. 具体操作

(1)主动联系社区和有关部门,形成预防青少年药物滥用的合力:为了净化社会育人环境,学校主动与周边社区和有关部门联系,积极争取综治委、公安、司法、文化等有关部门的支持,抓好警校共建文明学校活动和聘任法制副校长工作,加强学校校园环境综合治理,保证学生有一个安静、和谐、健康的学习环境。同时,争取学校周边社区的支持,开办禁毒教育宣传栏,普及毒品预防知识等。从而建立和完善了"社会、学校、家庭一体化"的药物滥用教育网络,多方配合形成合力,为青少年学生的健康成长营造了一个良好的育人环境。

(2)开展心理健康促进活动:项目组专家根据学生生理、心理发展的特点,利用每周的班会课时间,对青少年学生进行心理健康知识的教育与训练辅导,内容包括"青春期心理特征""如何建立支持系统""自信训练"等,培养学生良好的心理素质,促进学生身心全面和谐发展。同时,项目组与高校联系,由高校的心理系老师与学校的心理辅导老师组成心理健康促进小组,在 3 个项目学校开设了心理咨询室,为学生提供个别心理咨询服务,及时为学生解决心理问题。

三、项目效果与评价

(一) 取得的效果

项目的实施取得了如下效果:

1. 提高了教师、学生和家长对药物滥用和生活技能等知识的了解和认识。问卷调查结果显示,学生有关药物滥用和生活技能的知识知晓率较项目干预前提高了 20%～70%,尤其在使用毒品的危险因素和保护因素方面的认识有显著的提高;

2. 学生对药物滥用行为的容忍度明显降低,学生中尝试使用成瘾性药物的行为得到了有效的抑制;

3. 学生能不同程度地运用所学到的生活技能来缓解学习压力、改善人际关系、解决生活问题,同时增进了与老师、家庭成员的交流沟通,建立了良好的支持系统;

4. 项目使老师在学生教育和管理方面深受启发,同伴教育的方式不仅可以作为知识传播的主要渠道,同时也成为促进学生自我管理的新理念和新方法;

5. 项目活动不仅让学生受益,也辐射到学校周边社区和有关部门,为学校营造了预防药物滥用的良好社会环境。

(二) 综合评价

以学校为基础的药物滥用预防活动,在健康行为理论的指导下,充分调动和整合了学校的现有资源,把健康教育与学校教学活动、学生素质教育活动以及学校管理体系相结合,从而保证了项目的有序开展,并为项目的可持续发展奠定了基础。

心理健康促进、生活技能训练与预防药物滥用行为干预活动的有机结合,使项目的干预内容和方式符合青少年的需求和心理发展特点,对减少学生的药物滥用行为、增强学生的正性应对能力起到了积极的作用。

以同伴教育的方式开展项目活动,不仅使参与者直接受益,同时大大激发了参与者的创新能力,使项目活动丰富、多样、易于接受。让青少年学生真正成为药物滥用预防活动的受益者、参与者、实施者和推动者。

项目的设计和实施围绕减少青少年使用毒品的危险因素与强化保护因素、挖掘和整合学校内外的资源、创建有利于青少年身心健康成长学校—家庭—社区间的支持性环境几个核心要素,达到了预防青少年使用毒品的较好效果。

第三节 备孕人群吸烟行为分阶段干预

一、概述

烟草危害是当前人类健康所面临最大的可以预防的危险因素,吸烟可以导致心脑血管疾病、恶性肿瘤、慢性阻塞性肺疾病等多种疾病。烟草对健康的危害一般要在开始吸烟数年甚至数十年之后方才显现出来,正因为如此,当今全球烟草使用日益流行,但烟草相关疾病和死亡的流行刚初显端倪。

每年全球因吸烟导致的死亡人数高达 600 万人,超过因艾滋病、结核、疟疾导致的死亡人数之和。烟草已成为全球前 8 位死因中第 6 位的主要危险因素,吸烟者的人均期望寿命要比正常人群的期望寿命平均短 10～15 年。虽然烟草流行在发达国家已经呈下降趋势,但是在我国烟草流行控制仍然不容乐观。我国是世界上最大的烟草生产国和消费国,也是烟草危害负担最重的国家。目前,我国现在吸烟者人数逾 3 亿,另有 7.4 亿不吸烟人群遭受二手烟暴露的危害。为此,世界卫生组织基于《烟草控制框架公约》提出的 MPOWER 系列政策,其一是提供戒烟帮助。因此,对吸烟人群,尤其是重点人群开展戒烟干预已成为当前我国重要的公共卫生策略。

本案例将针对备孕人群的吸烟行为开展分阶段干预。具体研究思路如下:拟通过社区婚姻登记处收集一定数量的备孕男性吸烟者作为研究对象,采用设 1∶1 对照的干预前后比较的研究设计。首先,对研究对象开展基线调查,收集戒烟相关信息,评估其戒烟意愿;其次,对干预组进行基于 5A＋5R 模型的戒烟干预技术,对不同戒烟阶段的吸烟者采取不同的干预;对于愿意戒烟者采用"5A"干预法进行劝导戒烟,对不愿戒烟者,采用"5R"干预方法,帮助其加强戒烟动机,继而开展"5A"干预;然后,开展定期的电话随访,评估戒烟干预效果;为备孕人群开展戒烟干预工作提供可借鉴的经验和建议。

二、筛选目标人群

备孕人群是指进入了生育准备期,对优孕做了前提准备的人群。2015 年成人烟草使用调查显示,我国男性烟民高达 52.9%,造成 63.9%的妇女在家庭受到二手烟暴露。国内外研究显示,二手烟烟雾会严重影响妇女和儿童的身体健康,其中孕妇由于其特殊生理原因,对二手烟烟雾尤其易感。她们遭受的二手烟危害不仅对其本身可造成健康危害,还会影响到腹中的胎儿,甚至对儿童生长发育造成长期危害。由此推断,备孕人群中的男性吸烟者有较普通人群有更为强烈的戒烟需求,是控烟干预的重点人群。

本案例综合考虑地理位置、经济状态以及工作实际情况,选择 2 个地级市作为项目试点,每市选择地理位置、人口构成和生活习惯相似的 2 个县区作为项目试点地区;其中 1 个作为干预县区,另 1 个作为对照县区。为了能顺利地从人群中筛选出有戒烟需求的备孕男性吸烟者作为研究对象,本案例在 4 个试点县区所在民政局婚姻登记处进行拦截调查,通过问卷筛选出到民政局婚姻登记处进行新婚登记、计划备孕的男性吸烟者作为目标人群。

为了使得研究成果具有科学性,使用两样本率比较的样本量计算公式计算样本量,得出本研究的总样本量应不少于 68 例。考虑到研究现场分散在 2 个县区、干预实施的依从性以及失访等因素,以及 1∶1 设置对照组,估计需完成 480 例以上研究对象的控烟干预,才能保证研究的科学性。

三、控烟干预方法

(一) 基本策略

提供戒烟帮助是世界卫生组织基于《烟草控制框架公约》提出的控烟策略之一,目前的国内外戒烟方法多达数十种,其中,开设戒烟门诊是众多戒烟方法中最具有成本效益的方法,可以有效提高戒烟的成功率。但是我国医疗机构平均门诊诊疗时间为 6.37 分钟,而专业戒烟门诊首诊不少于 30 分钟。在诊疗时间有限,戒烟服务能力不足的情况下,推行简单易行的戒烟干预技术显得尤为重要。世界卫生组织开发的简短戒烟技术在临床运用中初步显示了良好的效果,1 次门诊干预可使 14.8% 的现在吸烟患者增强戒烟意愿。有研究证明:智能手机的普及和手机应用程序(Apps)的易用性为帮助吸烟者戒烟提供了新方法。

自 20 世纪 80 年代以来,行为分阶段改变理论(TTM)在国外已被成功应用于戒烟干预,成效显著。该模型的核心是行为变化阶段,不同个体往往会以不同的变化率向较高阶段发展,但也可能存在后退的情况,还有可能会选择不同变化点重新进入,这一过程可能是循环往复的。根据被试行为变化的时间序列和行为意图又将行为划分为 5 个阶段:无意图阶段、意图阶段、准备阶段、行动阶段、维持阶段。在各个变化阶段之间和变化过程中,为个体提供与其改变阶段相匹配的促进健康行为的方法,可促使个体掌握在不同情况下发生相应行为转变的技能,包括认知层面和行为层面的转变。

在本案例中,我们将吸烟者的戒烟干预分为 6 个阶段。①尚未准备戒烟期:在未来的 6 个月内尚未打算戒烟;②戒烟思考期:打算在未来的 6 个月内戒烟;③戒烟准备期:打算在未来 1 个月内戒烟;④戒烟行动期:已经戒烟,但时间少于 6 个月;⑤戒断维持期:保持无烟状态达 6 个月以上;⑥复吸期:保持无烟状态一段时间后重新再吸。

评估干预组对象的戒烟意愿情况,实施基于 5A+5R 模型的戒烟干预技术。备孕人群戒烟意愿情况,见图 9-1。

(二) 戒烟干预过程

对干预组参与对象的戒烟干预,包括以下过程。

1. 对于尚未准备戒烟期、戒烟思考期的吸烟者　主要是采用"5R"干预方法,即相关

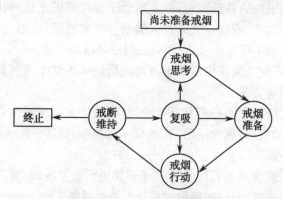

图 9-1　备孕人群戒烟意愿情况

引自：中国疾病预防控制中心.简短戒烟干预手册.北京：军事医学科学出版社，2013.

（relevance）、风险（risks）、益处（rewards）、障碍（roadblocks）和重复（repetition），帮助其加强戒烟动机，增加其戒烟信心。具体方法包括：

（1）相关：结合吸烟者的患病危险性、家庭或社会情况（如即将有小孩）、健康问题、年龄、性别及其他重要问题，进行劝导，使吸烟者懂得戒烟是与其自身密切相关的事。

（2）风险：让吸烟者知道吸烟可能造成的对其本人的短期和长期的负面影响以及吸烟造成的环境危害，着重强调吸低焦油/低尼古丁的卷烟或其他形式的烟草（如无烟的烟草、雪茄和烟斗、电子烟）并不能减少这些风险。

（3）益处：让吸烟者认识戒烟的潜在益处，并说明和强调那些与吸烟者最可能相关的益处，如为孩子树立一个好的榜样；养育更健康的婴儿和孩子；身体感觉更舒服；减少皮肤皱纹或皮肤老化等。

（4）障碍：帮助吸烟者认清戒烟的障碍或阻力，如吸烟者有过戒烟经历的，和吸烟者探讨能够应对障碍（戒断症状、对失败的担忧、体重增加、缺乏支持、抑郁、享受吸烟的快乐）的因素，并提供应对困难的方法（提供咨询等）。

（5）重复：对于戒烟意愿不明的吸烟者，进行反复的动机干预。告知那些之前尝试戒烟但失败了的吸烟者，大部分戒烟者都是经历了反复的努力之后才取得成功。

2. 对于戒烟准备期的吸烟者　采用 5A 戒烟干预，即运用询问（ask）、建议（advice）、评估（assess）、帮助（assist）和随访（arrange）的方法；使其戒断吸烟行为，并维持戒烟行为。

（1）询问：对备孕人群进行询问，鉴别吸烟者，询问其是否自愿加入戒烟干预项目，签署项目知情同意书。

（2）建议：用一种清晰的、肯定的、个性化的方式，劝说每一位吸烟者戒烟。强化吸烟者的戒烟意识，以清楚的言语告诉吸烟者戒烟以及戒烟的时间。例如：您从现在就应该开始戒烟，要完全戒掉，而不能只是减少吸烟的量。强调戒烟对于备孕人群的重要性，以及烟草暴露对配偶和孩子造成的危害。

（3）评估：确定对象是否愿意准备戒烟，还是处于犹豫状态，并对其戒烟动机和信心进行评分。对于愿意尝试戒烟的对象，提供戒烟干预。对于拒绝戒烟的患者，可采用 5R 措施进行动机劝导。

（4）帮助：帮助吸烟者树立正确的观念，向戒烟者进行吸烟危害健康指导。分 3 部分：一是帮助戒烟者做好戒烟的计划和准备，沟通后确定一个戒烟日期，让配偶作为监督者，帮助其戒烟;二是提供戒烟干预的自助资料;三是借助于现代通讯工具,向吸烟者提供为期2周的戒烟短信帮助,内容包括:戒烟益处以及戒烟的方法和原理,戒烟过程将遭遇的困境的解决方法等;四是应对尼古丁戒断症状,提供戒烟门诊的联系电话。

(5)随访:分别在研究对象提供戒烟干预措施后的第1、6个月对其进行电话随访,评估其戒烟意愿、戒烟效果等情况。

3. 对于复吸期的吸烟者 分析其复吸的原因,帮助其减少或消除其复吸的诱因,建立其重新戒烟的信心和动机;并再次运用5A戒烟干预模型,对其开展戒烟干预。

(三)戒烟短信干预

在本案例中,对于愿意戒烟者开展"5A"干预法进行劝导戒烟,对不愿戒烟者,采用"5R"干预方法,帮助其加强戒烟动机;对研究对象进行戒烟短信干预(每天2条,14天),内容包括吸烟和二手烟危害、戒烟的好处、如何防止复吸、如何克服烟瘾、如何制定个性化的戒烟计划等知识;同时对研究对象配偶进行短信提醒(每天1条,14天),内容包括吸烟和二手烟危害、戒烟的好处、家人支持的重要性、如何帮助配偶克服烟瘾等知识。

通过文献查阅和专家咨询,确定了本研究的戒烟短信的目标人群和信息内容,一级目标人群为备孕男性吸烟者,编制短信内容28条,每天发送2条,发放14天;二级目标人群为备孕男性吸烟者的配偶,编制短信内容14条,每天发送1条,发放14天。这部分内容作为研究的产出,计划运用到戒烟APP的开发中去。具体如下:

1. 发给备孕男性吸烟者的短信

戒烟第一天:①×××单位诚邀您参加免费戒烟短信服务项目。该方法曾在多国证明有效。根据我们的指导,按时参加电话反馈吸烟状态的参加者,还将获得每次××元的话费奖励。②祝贺您勇敢地迈出了第一步!让自己稍微忙碌点,做些转移注意力的事情来忘记吸烟。请您的家人和朋友多监督自己。烟瘾来的时候想一下,您抽的每一支烟都有可能危害您和家人的健康。

戒烟第二天:①为自己喝彩!恭喜您成功坚持了一天!如果烟瘾出现的话,赶紧试试戒烟四招(深呼吸15次、喝杯冷水、扩胸伸懒腰、刷牙或洗脸)、转移注意力或找人聊聊天,也可以嚼块口香糖、吃点水果等。②记住了,戒烟是预防烟草危害您健康的唯一方法。

戒烟第三天:①试着将生活上的压力减到最低,用运动来对抗哈欠连连、精神不济的戒断症状。建议随身携带无糖口香糖来代替吸烟的习惯。②远离烟草,靠近健康,烟草烟雾中已发现数百种对人体有害的成分,其中包括近70种明确的致癌物。

戒烟第四天:①戒烟放轻松,可以试着做些放松运动或静坐。如果您在使用戒烟药物,记得要按时使用,有困难时要寻求医生的帮助和亲友的支持。②戒烟越早,健康益处越大。早戒比晚戒好,戒比不戒好。

戒烟第五天:①您的身体已经慢慢从吸烟的习惯中脱离!要记得,因为戒烟而产生的身体、心理不适感只是暂时的,您一定要坚持!②戒烟后,由于吸烟造成的身体伤害会逐步得到改善。

戒烟第六天:①从事一些自己喜欢的活动,如看场电影、听音乐会、请自己吃一餐,或逛逛街买个小礼物,犒赏一下自己吧!②吸烟可导致肺癌、喉癌、肝癌、宫颈癌等多种癌症,每两位吸烟者中会有一位死于吸烟相关疾病。

戒烟第七天:①太棒了!如果您在此期间,没有碰过烟草,说明您已经成功坚持一个星期,最糟糕的时期已经过去了!您已经度过最难熬的一个星期,请继续维持戒烟的方式,同时与好友到户外走走、爬爬山、泡个温泉等都是不错的选择！②提醒您，吸入二手烟无论时间长短，都会对健康产生危害。

戒烟第八天：①恭喜您经受住了一周的考验，您的身体正在逐渐地恢复健康。这周要继续加油哦！②再次提醒您，如果在家里吸烟，您呼出的二手烟会危害到您家人尤其是孩子的健康。

戒烟第九天：①复习克服烟瘾的应对策略。不要忘记给自己掌声！②吸烟会损害遗传物质，这种损伤可遗传给下一代，危害子孙后代的健康。

戒烟第十天：①给自己加一条戒烟的理由，再一次坚定地告诉自己为何要戒烟。②吸烟会损伤性功能，降低生育能力，导致男性勃起功能障碍、精子质量下降，影响女性受孕。

戒烟第十一天：①到户外走走、散散心，可以减轻戒烟时出现的不适症状。②想想自己的宝贝，婴儿和儿童吸入二手烟，会导致中耳炎、哮喘、肺功能下降。

戒烟第十二天：① 记住要提高自己的警觉心，拒绝烟草的诱惑，一口烟都不能吸！②母亲怀孕期间吸入二手烟可导致婴儿死亡、新生儿低体重，影响孩子的生长发育。

戒烟第十三天：①运动应该已成为您习惯的一部分，请持之以恒！若有戒烟药物的辅助，记得还要继续使用。②二手烟中有大量致癌物，即使室内通风换气也不能完全消除它的危害。

戒烟第十四天：①恭喜您！您已经成功地度过无烟的两星期，要继续加油啊！接下来的日子是对您意志力的考验，一定要坚持下去！②谨记只要吸烟就会危害健康，即使偶尔少量吸烟也会对您的健康造成危害。

2. 发给备孕男性吸烟者配偶的短信

戒烟第一天：祝贺您的丈夫勇敢地迈出了戒烟的第一步！戒烟是件非常困难的事情，接下来的两周时间对您爱人非常关键，需要您的支持和帮助。

戒烟第二天：记住了，戒烟是预防烟草危害您健康的唯一方法。

戒烟第三天：远离烟草，靠近健康，烟草烟雾中已发现数百种对人体有害的成分，其中包括近70种明确的致癌物。

戒烟第四天：戒烟越早，健康益处越大。早戒比晚戒好，戒比不戒好。

戒烟第五天：戒烟后，由于吸烟造成的身体伤害会逐步得到改善。

戒烟第六天：吸烟可导致肺癌、喉癌、肝癌、宫颈癌等多种癌症，每两位吸烟者中会有一位死于吸烟相关疾病。

戒烟第七天：吸入二手烟无论时间长短，都会对健康产生危害。

戒烟第八天：如果在家里有人吸烟，二手烟会危害到您和家人尤其是孩子的健康。

戒烟第九天：吸烟会损害遗传物质，这种损伤可遗传给下一代，危害子孙后代的健康。

戒烟第十天：吸烟会损伤性功能，降低生育能力，导致男性勃起功能障碍、精子质量下降，影响女性受孕。

戒烟第十一天：婴儿和儿童吸入二手烟，会导致中耳炎、哮喘、肺功能下降。

戒烟第十二天：怀孕期间吸入二手烟可导致婴儿死亡、新生儿低体重，影响孩子的生长发育。

戒烟第十三天：二手烟中有大量致癌物，即使室内通风换气也不能完全消除它的危害。

戒烟第十四天：恭喜您的爱人度过无烟的两星期，继续给他加油啊！谨记只要吸烟就会危害健康，即使偶尔少量吸烟也会对健康造成危害。

四、评估干预效果

在完成干预对象的戒烟干预后,采用统一设计的随访调查问卷,分别在其戒烟后第1、第6个月,通过电话调查的形式对4个试点县区的所有对象(包括干预组、对照组)进行了随访,了解干预对象的戒烟结果,用以评价戒烟干预的效果。戒烟干预技术路线,见图9-2。

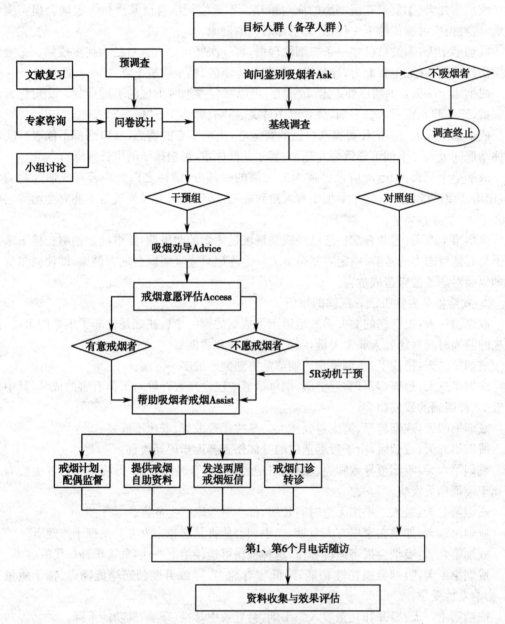

图9-2 备孕人群戒烟干预技术路线图

基线评估指标包括:人口统计学指标(性别、年龄、文化程度、婚姻)、尼古丁依赖程度(FTND)、戒烟意愿、烟草相关知识因素、态度因素等。FTND 得分计算:方法量表包含睡醒后吸食第一支烟的时间、平均每天吸烟支数等6个问题,每个问题的答案选项分别被赋予不同分值,以累积分值评估烟草依赖程度。FTND 得分的取值范围为 0~10 分,FTND 得分越高,表明尼古丁依赖程度越严重,FTND 得分≥6 分即可判定为尼古丁高度依赖。

随访时主要评价指标:干预对象第 1、第 6 个月的戒烟情况、未戒烟者的尼古丁依赖变化、干预对象戒烟成功的影响因素以及戒烟尝试的影响因素;现在吸烟者:调查时在吸烟的成人;二手烟暴露者:通常每周至少有 1 天曾暴露于卷烟燃烧散发出的或吸烟者呼出的烟雾的不吸烟的成人。戒烟率是指戒烟者在吸烟者中的百分比。

在本案例中,现场有 552 名研究对象纳入研究,1 个月后随访应答者有 469 人,随访率为 84.96%,其中干预组 237 人,对照组 232 人;6 个月后随访应答者有 446 人,随访率为 80.80%。干预组研究对象在接受 5A+5R 模式戒烟短信干预后开始戒烟,戒烟人数呈上升趋势;干预 1 个月后,干预组戒烟的研究对象有 40 人(16.88%),比对照组(8.62%)要多,差异有统计学意义($\chi^2 = 7.16, P < 0.01$);6 个月后,干预组戒烟的研究对象有 50 人(21.10%),比对照组(9.13%)要多,差异有统计学意义($\chi^2 = 14.37, P < 0.01$)。这说明通过实施基于 5A+5R 模型的戒烟干预技术,对备孕人群具有良好的效果。

评价结果显示,通过为期 2 周的 5A+5R 模式戒烟短信干预,提高了干预对象对吸烟危害的认知;开展配偶介入控烟干预计划,可促使研究对象保持戒烟行为。干预实施 1 个月后的戒断率为 16.88%,6 个月后的戒断率为 21.10%。选择备孕人群等有较强戒烟需求的人群作为干预对象,针对干预对象吸烟行为改变的不同阶段实施针对性干预措施,取得了显著的效果。

第四节　抗逆力模型在网瘾干预中的应用

网络成瘾(网瘾)是一种随计算机和网络发展而产生的新的心理疾病,是一种对互联网络过度依赖的行为。正如赌博、酗酒、吸毒一样,网瘾已逐渐成为困扰人们工作和生活的一个重要社会问题。近年来,越来越多青少年无节制地使用网络,对其身心健康产生了严重影响,影响了青少年正常的生活和学习,青少年网瘾已成为人们关注的重要现实问题。大量既有相关研究结果表明,网瘾对人的身心健康、社交、工作、学习和家庭生活等各方面都造成严重影响,尤其是对青少年影响更大。《2015 年中国青少年上网行为调查报告》显示的数据,"中国青少年上网人数高达到 2.77 亿,占中国青少年人口总体 79.6%"。2010 年中国青少年网络协会第三次网瘾调查研究报告显示,我国城市青少年网民中网瘾青少年约占 14.1%,约有 2 404 余万人。由此可见,青少年网瘾现象越来越普遍,由网瘾引发的各种问题越来越严重,已经成为让家长、教育者、研究者和相关人员密切关切的问题。

目前针对青少年网瘾问题,我国主要采用医学治疗、精神治疗、心理治疗等方法,这些治疗方法在具体的操作中,都发挥着积极的作用,但也同时暴露出许多问题。随着社会科学的发展,已有专家、学者从社会学、心理学、行为学、传播学、教育学角度等多学科视角对青少年网瘾问题进行研究。目前一些城市成立了用社会工作方法治疗青少年网瘾的社工机构,运用"助人自助"原则,采用个案、小组工作方法,依据产生青少年网瘾的不同原因采取相应社工方法进行专业干预。社会工作作为一种专业的助人方法,与以往主要采用医院和戒网瘾学校的极端治疗方式相比较具有一定的创新性,已经实践证明是干预青少年网瘾有效的方法。

本案例通过运用社会工作实务方法,分析青少年网瘾的影响因素,根据健康行为改变的相关理论模型,提出解决青少年网瘾问题的有效方法,以便为促进青少年健康,改变青少年网瘾行为提供参考和借鉴。

一、网瘾及相关概念

为了更清楚地阐述青少年网瘾干预方案,首先有必要对与青少年网瘾相关概念进行界定。

(一)网瘾的概念及分类

1. 网瘾的概念 "网瘾"是由美国精神病学家 Goldberg 博士首先提出,当时使用了网瘾症。其后不同学者对网瘾称谓的表述存在一定的差异,目前有代表性的提法有:互联网成瘾症(internet addiction disorder,IAD)、病理性网络使用(pathological internet use,PIU)、病态性网络使用(problematic internet use,PIU)、网络行为依赖(internet behavior dependence,IBD)、On line Addiction 等。

对于"网瘾"这个概念的界定,国内外的相关学者并没有达成一致观点。一些学者将网瘾定义为个体在网络使用过程中,因为过度沉迷于网络中的大量信息资源的服务,长期与现实生活脱离,而引发生理功能、心理功能、社会功能受损的一种过度行为。

2. 网瘾的类型 网瘾有 5 种类型:①网络色情成瘾,指沉迷于成人话题的聊天室和网络色情网站,或沉迷于网上虚拟性爱等活动;②网络关系成瘾,指沉溺于通过网上聊天或色情网站结识朋友;③网络强迫行为,指以一种难以抵抗的冲动,着迷于在线赌博,网上交易;④网络信息成瘾,指强迫性地浏览网页以查找和收集信息;⑤计算机成瘾,指强迫性地沉溺于电脑游戏或编写程序。近年来,更多学者将其大致归为网络关系成瘾、网络娱乐成瘾、网络信息成瘾 3 个大类。

(二)网瘾鉴别标准及主要症状

1. 网瘾鉴别标准 中国青少年网络协会网瘾评判标准的前提为:上网给青少年的学习、工作或现实中的人际交往带来不良影响;充分条件为:①总是想着去上网;②每当互联网的线路被掐断或由于其他原因不能上网时会感到烦躁不安、情绪低落或无所适从;③觉得在网上比在现实生活中更快乐或更能实现自我。

2. 网瘾的主要症状

(1)强烈的依恋性:网瘾者的心理和行为被上网活动所支配,上网也演变为其主要的心理需要,上网时间和精力所占比例逐渐加大,进而导致了个体生物钟的紊乱。当无法上网时,会体验强烈的渴求,甚至产生烦躁和不安的情绪及相应的生理和行为反应,上网后情况好转。上网在其生活中占主导地位,注意和兴趣单一指向网络,工作、学习动机减弱,生活质量下降。

(2)情感淡漠:成瘾者对网友如胶似漆,相比之下对有血肉联系的亲人则显得更为冷漠,网瘾者情绪低落时也不向家人和朋友表露,把情绪隐藏起来,转而在网上倾吐和宣泄。另外网瘾者由于家人对其上网的限制而与家人时常发生冲突。

(3)人际交往范围变窄:网瘾者往往寻求较高的社会赞许性,但在现实生活中的交往却遇到了相对较多的困难,从而产生严重的社交焦虑。网上社交的游刃有余与现实生活的不断受挫折,两者的反差势必导致更多的重复上网行为。网瘾者将自己的人际交往转入虚拟的网络空间,现实的人际关系逐渐疏远或恶化,对周围的人和环境采取逃避或对抗的态度。此外,网瘾者的语言表达能力下降,出现人际交往障碍。

（4）意志力薄弱：网瘾者虽能意识到过度上网所带来的危害，企图缩短上网时间，但总以失败告终。经过一段时间的强制戒除之后，就会变得焦躁不安，不可抑制地想上网，最后成瘾行为反复发作，并且表现出更为强烈的倾向。

（三）网瘾解释理论

关于网瘾的原因探究，最具典型性的理论主要有两种：

1. ACE 模型　杨等人（Yong, et al）于 2001 年提出 ACE 模型（the ACE model）作为理论框架来解释网络成瘾行为。ACE 模型包含了 A、C、E 3 个变量，分别是指匿名性（anonymity）、便利性（convenience）和逃避性（escape），认为恰恰是这 3 个原因导致网瘾。

2. 阶段模型　格罗霍尔（Grohol）于 1999 年提出了阶段性理论来解释网络成瘾行为。他指出，我们所观察到的网络行为其实是分阶段的。网络用户大致都要经历 3 个阶段，第一阶段是着迷阶段（enchantment），第二阶段是觉醒阶段（disillusionment），第三阶段是平衡阶段（balance）。而对于网瘾者而言，他们只是"网络新人"，属于刚开始上网的新人，处于上网行为发展的第一阶段。在这个阶段，网络环境对于他们来说，充满了吸引力，他们完全被这种新技术、产品、服务迷住了，整天沉浸其中不能自拔。在他们适应这种环境后，网络对他们的吸引力就不会那么强烈了，从而进入网络行为的第二阶段，但很多用户被困在了第一阶段，没办法走出来；但是，所有的用户都会逐渐达到第三阶段，只是所花费时间不同。因此，给予网瘾者一定的帮助，能够使其达到第三个正常阶段。

本研究的网瘾青少年处于第一阶段的着迷阶段，希望通过小组工作的专业方法，促进网瘾青少年的觉醒，最终使其达到平衡的阶段。

（四）网瘾干预理论

1. 认知行为理论　认知心理学派认为人的行为主要是理性思考的结果，不是由潜意识本能所导致的。个人之所以出现问题，主要是因为他的理性思考受到了某种阻挠，迫使他在当时的情景下丧失了独立思考的能力，失去了独立解决自己问题的能力。社会工作者通过帮助个体排除各种阻挠，恢复其理性思考能力，恢复其独立解决自己问题的能力。青少年个案工作认为，青少年不良行为主要是产生于认知上的错误或理性思维能力的缺乏，社会工作的主要任务就是要帮助青少年获得对世界的正确认知和理性思考能力，从而使其行为得到正确的、理性的指引。

2. 抗逆力理论　作为一种复杂现象，抗逆力不能只用单一指标来表示。总体来讲，抗逆力是个体具有的一种能力和特质，该能力和特质是可以通过后天学习和培养来获得。抗逆力具有情境性，抗逆力必须是个体面临或者处于重大的危机环境下才表现或者激发出来的一种能力过程。抗逆力存在于个体与环境之间的交互作用过程，在个体与环境之间的交互作用中产生应对性，抗逆力是个体对外界刺激的一种应对反应，帮助个体适应环境积极指向。抗逆力通常是正向指向的能力，使个体保持着良好性适应动态性，抗逆力能力形成于活动的过程中，是一种不断发展的能力可获得性，抗逆力这种能力和特质是可以通过后天学习和培养来获得的。抗逆力概念对于危机情境中个人能力的承认和肯定，从根本上颠覆了以往对网瘾的人性观。抗逆力理论下的个体是有能力的，青少年沉迷网络世界不是一种"病"，是个体成长过程中遇到的一个发展性问题，是发展过程中出现的不适应行为，可以应对和克服。抗逆力是一种多元的能力体系，存在于个体与网瘾危机情境抗争过程之中，通过个体抗逆力能力培育和抗逆力校园环境建设来获得抗逆力。

运用优势视角理论和青少年抗逆力理论,以青少年个体为切入点,社会工作介入,激发青少年潜能和优势,干预青少年网瘾问题。社会工作优势视角基于对人有主观能动性,激发青少年自身的潜能和力量解决网瘾问题。抗逆力理论探究关注个体本身的力量,发现即使青少年处于网瘾危机状态,也能调动自身的保护因子培育青少年的内在力量,启动其本身的抗逆力保护因子,保护个体免于深陷网瘾的危机中,并恢复良好功能。

二、网瘾影响因素

成瘾是一种社会现象,影响青少年产生网瘾既有自身因素,也有环境因素,具体来说:

1. 网络自身因素　社会生态理论认为,人是社会环境的一部分,个人不能被看作一个完全独立自存的个体。青少年处在网络环境,他们的行为是由其内在的心理和外在的网络环境因素所形成。网络的隐匿性、虚拟性以及网络信息的丰富性,较好地满足了青少年发展阶段所表现出来的叛逆、对新事物的好奇心理;网络文化的多样性又给青少年提供了一种由点到面的多方位的自由沟通空间,符合青少年寻求身份认同的心理需要;网络海量信息以及各种娱乐活动、网络游戏对青少年吸引力非常大,导致部分青少年产生网络依赖。

2. 青少年自身因素　发展阶段理论认为,青少年处于"统合形成与角色混乱"的特殊时期。这一时期的青少年好奇心强、自制能力弱、缺乏判断力。青少年对新鲜事物的好奇心是产生网瘾的重要因素。从生态系统的视角来看,青少年处在互联网时代,网络已成为青少年学习、休闲娱乐的工具,由于他们缺乏自制力和判断力,家长监护不足,青少年容易沉迷于网络而不能自拔。

3. 学校环境因素　学校是学生主要的活动场所,每天八九个小时在学校学习和生活。校园本应是青少年愉快的活动场域,但由于升学压力大,学校为了提高升学率,大量补课、课内外作业繁多、各种考试和竞赛给青少年的成长造成了一定的压力。在这种学校环境中,青少年不能发挥自己的特长和优势,长年累月被单调、枯燥的学习所累,他们会通过虚拟网络世界宣泄苦闷,寻找安慰,极易期待用网络代替现实。

4. 家庭环境因素　家庭环境是青少年成长发育的重要场所,家庭氛围直接影响青少年身心健康发展。由于父母对子女期望值较高,青少年承受父辈们的愿景,心理压力较大,在家里也无法放松。由于父母错误的教育方式,一旦孩子的学习成绩没有达到家长的预期,挖苦、讽刺、打骂孩子,导致亲子关系产生隔阂;或者由于父母忙于工作疏于孩子学习辅导,对孩子心理、精神方面关注不足,缺乏沟通,当孩子遇到问题时,更易于通过网络寻找安慰;部分青少年由祖父母隔代抚养,父母与祖父母教育观念差异,导致孩子内心产生冲突,谁也不相信,因而到网络寻找慰藉。

5. 社会环境因素　青少年是社会全人群的一部分,是社会成员的一部分,网络信息、媒体娱乐没有专门针对青少年服务的内容,满足不了青少年自我成长发展的需要。由于网吧管理法律法规还不健全,缺乏相应的监督管理机制,许多非法网吧为了获取更高的经济利益,视国家法规于不顾,引诱青少年进入,纵容青少年通宵上网玩游戏,青少年的自制力不足,容易在网络中越陷越深。

三、运用抗逆力模型干预青少年网瘾

本案例运用理查德森(Richardson)的抗逆力过程模型和普罗查斯卡(Prochaska)行为分

阶段改变理论,简述网瘾干预过程。该模型描述了处于压力、逆境和危机状态下个体的应对状态,描述了个体怎样在危机、压力下处于瓦解状态以及如何从重构中获得抗逆力重构,并观察在网瘾干预过程中各个不同阶段的变化。

（一）网瘾干预过程

运用抗逆力理论模型,采用社工个案工作方法,激发青少年潜在的优势和能力,引导青少年走出网瘾,并用行为分阶段改变理论分析各个阶段脱离网瘾行为的变化过程。

首先,在准备阶段,访谈者事先做好帮助案主脱离网瘾的计划,并开始实施。访谈者与案主初步接触。为了使案主接纳信任自己,首先从他最感兴趣的网络游戏和生活环境谈起。通过聊天了解案主对父母的态度、兴趣爱好等内容,了解案主在哪些方面需要改变,并跟案主商量下次面谈的时间和地点。

其次,访谈者让案主接纳访谈者,访谈者与案主聊天,了解其对学习、生活、网络、交友的看法,填写《网瘾量表》,分析其网瘾程度。根据填表内容,建议他从他者的视角重新认识自己,找出自身的长处和闪光点,并建议案主确立一个可以实现的小目标,激发案主对未来学习的向往,鼓励案主参加班集体学习活动,尽快融入班级生活,在脱离网瘾行为的转变阶段,社会支持有助于案主脱离网瘾。

再次,访谈者针对上次谈话中案主反映出的缺乏学习动力、没有好朋友、被同学排斥、不被同学接纳等一系列问题,积极与案主的班主任沟通,建议老师为案主在班级内部开展一次"同心圆"活动,目的是使班级同学接纳案主,增加案主自信心,主动融入班集体,产生归属感。同时建议老师改变案主座位,与学习成绩好的同学搭伴直到高考。建议班主任换座位,指定几个同学帮助案主,经常提醒和监督案主学习,解决学习上的困难。在行为转变过程中,帮助案主采取有效的措施解决在网瘾脱离过程中存在的问题。

第四步访谈者经常与老师联系,了解案主最学校表现以及学习新情况,得知案主自从社工介入之后各方面都有了很大的改观,鼓励案主继续努力,鼓励实现案主提高学习成绩的愿望。根据案主在学校表现较好,判断已初步脱离网络,以前老师同学反映的晚上网吧通宵白天上课睡觉的情况已经基本改善,学习成绩明显进步。预计案主周末回家后或许会网瘾复发,本人与案主家长沟通,建议家长关注孩子变化,鼓励孩子克制上网,适当安排一些户外活动,鼓励孩子向积极阳光的一面发展。在案主积极采取行为改变网瘾的过程中,提示因素起了重要作用。

第五步访谈者明确告知案主已有了很大的改观,脱离网络靠自身的努力及周围同伴的支持,工作关系结束。但本人在介入过程中建立了较好感情,希望案主后续能继续保持联系,分享学习生活中的喜悦和困惑。

最后,鉴于案主周末回家还有网络,为了能使案主完全脱离网瘾,经与案主父母进行了交流,鼓励案主在家自觉学习,严控上网时间。取得家庭的支持之后,需要继续巩固干预效果,估计继续坚持远离网络,采取一些替代性方法,比如交友、郊游、互帮互学,确定此次干预可以结案。在干预网瘾的巩固阶段,家庭支持至关重要。家庭是青少年成长的重要生活场所,家庭的引导和支持有助于巩固网瘾干预的效果,有助于建立起新的生活方式,彻底脱离网瘾。

（二）网瘾干预效果评估

就案主的问题来看,经过这段时间的工作,案主对自己的行为有了正确的认识,对学习有了新的目标,案主的网瘾行为逐步好转,基本回归正常。学校老师一致认为案主进步很明显,学习态度积极,与同学相处融洽,学习积极性逐渐恢复,愿意与同学交流,相处愉快。

本案例的干预效果提示我们:

1. 家庭支持和学校支持有助于青少年网瘾干预工作顺利进行　不良的家庭氛围与学校环境有可能导致青少年处于压力、逆境和危机状态。网瘾不仅是个体的行为问题,也是社会问题的反应。青少年产生网瘾反映与家庭功能缺失和学校监管不力有关。本案例阐述的青少年接触网络最初是与同伴一起玩,回家后无人监管继续沉迷于网络。网瘾的产生是个人缺乏意志力、家庭缺乏监管力,学校和社会环境有关。在上述影响因素中,家庭和学校因素是关键,青少年自身因素是根本。青少年自身的性格、对事物的认知和处理方式等因素正是在学校和家庭环境影响下形成的。综上,家庭氛围和学校环境是导致青少年网瘾的主要原因。

2. 社会工作介入有助于帮助青少年戒除网瘾　运用社工方法重塑青少年抗逆力,加强个体与环境中的保护因素是重建良好的家庭氛围和学校环境。青少年产生网瘾是青少年自身、家庭、学校、社会等多个因素综合作用的结果。在帮助青少年戒除网瘾的过程中,需要综合考虑影响青少年健康成长的社会环境,要采取个案辅导和社会支持网络建立相结合的综合措施,积极营造有利于青少年的成长与发展的生活环境,有助于帮助青少年恢复自信心,提高其学习生活能力。学校是青少年社会化的重要场所,在网瘾青少年矫治过程中,积极构建青少年朋辈群体的良性互动机制和家庭、学校和社会支持网络,重建案主社会适应能力,积极采取一些替代性措施,鼓励学生多参加面对面交流活动,保持与现实生活的链接。

3. 构建青少年网社会支持网络有助于戒除青少年网瘾　运用社会认知理论,正确引导青少年对待生活、学习、交往的认识和方法,提高青少年人际交往能力和技巧,识别真善美、假丑恶,引导青少年健康成长,远离网瘾危害。其次运用社工方法介入家庭和学校,构建起良好的家庭文化氛围和学校环境,建立起良好的生活环境和学习氛围,引导孩子合理使用网络来学习。在学校老师引导建立良好的师生关系和同学关系,帮助青少年解决学习上的困难,提高青少年学习自信心和归属感。

综上,青少年网瘾干预应采取综合治理方法,运用社会学理论和社工干预方法,营造起积极的家庭氛围和学校环境,构建起兼顾的社会支持系统,分析和解决青少年网瘾问题,干预效果明显,为研究者和治疗者提供了一个全新的视角。

第五节　计划行为理论和社会规范理论
在过量饮酒行为干预中的应用

一、背景

某大学,学生团体活动丰富,聚会频繁,聚会上过量饮酒现象普遍发生,严重影响了学生们正常的学习和学校风气。为帮助大学生正确认识过量饮酒的危害性,自觉避免过量饮酒行为,本项目选取了该校晚上在周边饭店聚会的学生作为干预对象。一共 221 名学生,其中192 人参与了干预项目。

二、总体思路与理论模型选择

本项目的总体思路是,运用计划行为理论和社会规范理论进行大学生饮酒行为相关的健康教育诊断和干预项目的设计实施。

酗酒是一个涉及众多影响因素的成瘾性行为,社会环境、家庭、同伴、人的个性因素以及其他与酒精观念相关联的因素都影响着有害使用酒精行为的产生。其中,社会环境因素包括经济发展、文化、获得酒精的便利性、与控酒相关的政策等,这些因素解释了多年来酒类消费和相关危害变化的历史趋势。以青少年接触酒精的程度为例,在社会文化因素中,获得酒精越容易,饮酒的比率就越高;通过常规方式获得酒精的几率越大,初次饮酒的年龄就越小,与酒精相关联的问题就越多。就家庭因素而言,如果有父母过度饮酒,就容易产生反社会行为及反社会的不良个性,并且成为低度社会支持的家庭,这样的家庭难以监督孩子的行为,也无法为孩子树立良好行为的榜样,极易引发矛盾及冲突,培养出过早饮酒的孩子。在同伴因素方面,饮酒属于社会化行为,多数情况下为群体活动,所以朋友经常饮酒的人更加有可能增加他们自己的饮酒次数,经常饮酒的人更容易增加朋友间的聚会交往,增加可饮酒环境,经常饮酒的人在选择朋友时更倾向于选择喜欢饮酒的朋友。在个性方面,具有低度自我调节能力的人、患有抑郁焦虑等精神问题以及高度消极情感状态的人更有可能过量地饮酒。酒精有害摄入的后果也按照影响因素的不同而不同,包括饮酒的频率和总量,饮酒时的习惯,与酒精相关的消极的生活方式,酒精依赖症状个体差异等。

计划行为理论是由理性行动理论变化发展形成的,假定人们可以通过规范、态度和对于行为的控制感的改变从而发生行为改变。多年来,计划行为理论已被研究人员和健康教育工作者用于解释和指导与饮酒相关的项目。计划行为理论的各个要素阐明了饮酒者的信念、态度、意图、行为和对于饮酒行为的控制感之间的关系。见表 9-1。

表 9-1　计划行为理论结构

元素	定义
行为态度	行为主体对某种行为所存在的一般而稳定的倾向或立场,由每个行为信念乘以相应的结果评价之积总和作为间接指标
主观规范	他们期望使行为主体做出特定行为的倾向程度,由每个规范信念乘以相应遵从动机之积总和作为间接指标
知觉行为控制	与行为意向一起共同影响行为,也可以调整行为意向对行为的效果
行为意图	行为主体行为趋向的意图
实际行为	个体在特定时间与环境内对特定目标做出的外显的可观测的反应,包括目标(target)、行为(action)、环境(context)和时间(time)4 个元素,这 4 个元素简称为行为的 TACT 元素

图 9-3 解释了计划行为理论中,行为意图如何决定行为,态度如何影响行为倾向、主观标准和知觉行为控制如何影响行为意图。根据该理论,饮酒相关行为态度形成于对饮酒相关行为形成和结果的信念,社会标准的饮酒相关信念与这些规范相适应的信念影响了饮酒

者的主观规范。事物的出现或缺失将使行为影响知觉行为控制变得容易或困难,所以,一系列信念、态度和意图导致了行为的发生。

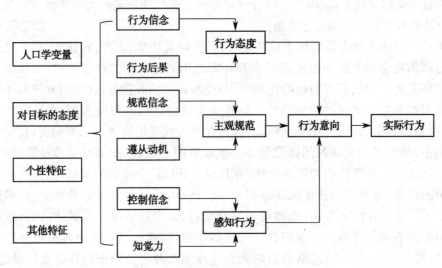

图 9-3　计划行为理论结构

同时,饮酒行为属于社会化行为,多数情况下为群体活动。这与社会规范理论十分契合。社会群体中为大多数人认可的成文或不成文的规矩规则被称为社会规范。社会规范有着一定的排异性,群体中不遵守这种规矩的人会被大多数人排斥。社会规范包括强制性规范、期望规范、公开性规范、暗示性规范、主观规范和个人规范。在干预过量饮酒主观规范的过程中,可以在掌握、理解的基础上,运用社会规范理论相关元素,设计出有效的干预措施,对使用计划行为理论做出的方案进行补充。针对高危饮酒的知觉错误,使用社会规范理论中元素有针对性地设计干预措施。

三、项目实施

理论的分析是用于指导实践的,从健康教育诊断阶段至健康教育干预项目的设计阶段到干预实施和产出,都可在理论框架和主要元素的指导下进行。

(一) 健康教育诊断

在获得大学批准后,抽样选择为调查对象学生们被要求填写两张问卷,一张立刻填,一张在当晚聚会喝酒结束后填,已经喝过酒的和以前参加过的人被排除在外。参与调查的学生获得书面和口头上的信息告知并签署知情同意书。

1. 诊断工具　诊断使用的工具是标准化的、被众多健康教育工作者使用过的计划行为理论量表,这种基于健康行为理论开发的量表,被健康教育工作者大量使用,信效度长期经由多个课题项目验证,在不改变问卷量表结构,问题数量,问题语法的情况下,仅做部分词汇的微调,改变项目主题(比如从烟草使用到酒精使用),并不需要重新测算信效度,大大提高了工作效率,这也是使用规范化理论模型指导实践工作的益处。

2. 诊断内容

(1)识别与学生过量饮酒有关的特别显著的个人信念。

(2)找出学生的哪一个信念显著预测了计划行为理论的组成元素中决定性的因素(即态

度,主观规范或 PBC 之一),也就是决定学生们当晚过量饮酒和跟饮酒相关的行为的因素。

(3)看看结构化计划行为理论中的哪一个维度预测了当天晚上的过量饮酒和饮酒相关行为。

健康教育工作人员向学生们提供了一个过量饮酒的定义,同时提供了一张常见酒精饮品的清单,清单上同时显示了各饮品所含的酒精含量。随后健康教育工作人员向学生们询问他们一周饮酒的量(几个标准杯)和在过去一周中过量饮酒的频率。行为信念是通过让学生们阐述当晚过量饮酒的好处和享受之处来测评,同时也要说明当晚过量饮酒的坏处和厌恶之处。规范信念是通过询问学生们哪类人或者群体会支持或者不支持他们当晚过量饮酒来测评。控制信念是通过询问学生们哪种因素会让他们更容易或者阻碍当晚过量饮酒。

其余问卷部分是以当晚过量饮酒为内容设计的标准化的计划行为理论元素量表。该量表使用 7 分等级。该量表分 4 个维度,行为态度、主观规范、行为意图和知觉行为控制。

量表中具体设置的问题举例如下:

1)行为态度:"对我来说今晚喝超过 7 标准杯的酒是(选项:坏-好)";

2)主观规范:"对我很重要人中的大部分人会觉得我今晚喝超过 7 标准杯的酒是(选项:坏-好)";

3)知觉行为控制:"对我来说今晚喝超过 7 标准杯的酒是(选项:可能-不可能)";

4)行为意图:"今晚我打算喝超过 7 标准杯的酒是(选项:强烈同意-强烈不同意)"。

第二张在当晚聚会饮酒结束后再填的问卷,询问记录了学生们的实际行为,即列出当晚喝过的各类酒精饮品,用于计算饮酒量。

3. 诊断结果　超过 72% 的学生称有过量饮酒史,大多数被频繁提到的过量饮酒好处是有趣、带来快乐。朋友是最支持自己过量饮酒的人群,而家人是最不支持的。在导致过量饮酒的便利因素中,有足够的钱和有现成的酒是大量被提及的因素。在阻碍过量饮酒的影响因素中,没有钱是最主要原因。

(1)行为态度:行为态度的分数越高,越对过量饮酒持肯定的态度。

(2)行为意图:行为意图的分数越高,越有对于过量饮酒表示出愿意的意图。

(3)主观规范:主观规范的分数越高,学生的社会环境越支持学生们过量饮酒。

(4)知觉行为控制:知觉行为控制的分数越高,学生们的饮酒控制能力越弱。

结果显示,态度和主观规范,显著地预测了学生们过量饮酒的意图。而知觉行为控制不能有效预测学生们过量饮酒的意图。学生们的过量饮酒意图跟当晚实际的过量饮酒情况是正相关的,可以作为饮酒情况的预测指标。同样,知觉行为控制这个元素不能作为过量饮酒行为的预测指标。

在进一步分析信念对于意识的影响时,健康教育工作者发现两项信念可以作为人们过量饮酒行为意识的有效预测指标:相信"朋友支持自己过量喝酒"(规范信念)和相信"缺钱给过量喝酒增加了难度"(控制信念)。在分析信念对实际行为影响时,5 项信念可以作为过量饮酒行为的有效预测指标:相信"喝醉很愉悦或者喝醉是过量饮酒的好处"(行为信念),相信"社团支持自己的过量饮酒行为"(规范信念),相信"庆祝、饮酒模式和饮酒环境会让人更容易过量饮酒"(控制信念);同时,研究得出,计划行为理论中的行为态度和主观规范能够预测人的实际过量饮酒行为。

(二) 计划行为理论指导的干预设计实施

健康教育工作的最终目的是为了改变人群健康相关行为。在分析人群过量饮酒行为和意图的基础上，基于健康教育诊断结果，进一步设计过量饮酒行为的干预方法是实际的工作重点。由于计划行为理论作为框架和线索很好地贯穿了整个对于过量饮酒行为和意图的健康教育诊断，在设计干预方向和措施时就能做到有的放矢。正确使用理论模型设计干预措施的方法是从行为结果反推至相关的理论模型内元素，从关键元素入手设计针对该元素的干预措施。

此实例中，经过健康教育诊断，计划行为理论中的行为态度和主观规范能够预测人的实际过量饮酒行为。下一步的干预方案设计就是以改变人群关于饮酒的行为态度和主观规范为主、以改变人群知觉行为控制为辅。通过改变人群对于过量饮酒的行为态度、主观规范和知觉行为控制，就会减少人群实际过量饮酒的行为。

1. 项目采取的改变过量饮酒行为态度的策略：

(1)在学校组织的饮酒健康教育专题会等活动中，鼓励学生们去质疑自己认为的特别好的酒后行为到底有多好，改变人们将醉酒当做是有趣的、愉悦的事情的固有思维。

(2)通过新媒体平台推文和学校健康教育小组活动，传播过量饮酒相关负面行为后果，比如会长胖，酒后失控，在某些情况下酒精能够导致死亡等。强调不明显的负面酒后行为，提高学生们对过量饮酒危害的认知。

(3)鼓励学生们去质疑过量饮酒能产生好的酒后行为的可能性。

(4)强调过量饮酒能产生负面酒后行为的可能性。

2. 改变过量饮酒主观规范的策略：

(1)通过新媒体网络社交平台，改变年轻人某些信念，比如：认为引领潮流的人或社交标志人物(明星、团队领袖)会支持过量饮酒；

(2)强化宣传某些人的态度，比如：引领潮流的人或社交标志人物(明星、团队领袖)反对过量饮酒。在学校组织的活动中，由社团领袖们站出来向学生们传达自己不支持过量饮酒的立场。

3. 改变过量饮酒知觉行为控制的策略：

(1)通过学校健康教育讲座、专栏等活动，教育学生们如何在庆祝活动、同龄人的喝酒游戏和中国喝酒文化大环境中使用避免过量饮酒的技巧。

(2)由于身处某社会团体的人比普通群众更容易过量的饮酒，所以针对这一人群的控酒相关干预显得尤为重要。这里就用到了社会规范理论的元素，同伴影响是社会规范中非常重要的部分。社团领袖们是非常重要的干预对象。针对这类人群，健康教育工作者进一步开展了大学生社团领袖饮酒行为健康教育培训活动。

使用的材料是WHO《预防酒精相关问题自助手册》，这本WHO推荐手册是以健康行为改变策略为理论基础，通过寻找减少饮酒的理由和机会，并培养饮酒行为的替代行为，最终改变人们的饮酒相关行为。

主要内容包括：列举并选择减少饮酒的预期好处；列举并选择应该回避的饮酒高风险场合；制定并选择抵制或回避饮酒高风险场合的策略；列举并选择如何应对孤独或无聊的建议；关注抑郁并寻求医学治疗；完成并坚持"打破饮酒习惯计划"。

在酒精控制相关的健康教育工作过程中，健康教育工作者可将多个健康行为理论结合在一起，灵活运用理论框架，指导和开展健康教育干预活动。

(周华珍　罗健　徐越　何楚　耿浩东)

参考文献

1. 凯伦·格兰兹、芭芭拉 K.瑞莫，K.维斯瓦纳斯，著.周华珍,孟静静,等译.健康行为与健康教育理论、研究和实践.第 4 版.北京:中国社会科学出版社,2014.

2. 杨波.人格与成瘾.第 6 版.北京:新华出版社,2005.

3. 中国青少年网络协会.中国青少年网瘾报告.2010.

4. 李礼,刘新庚,李超民.大学生网瘾干预矫治新型方法体系探索.思想政治教育研究,2012,28(3):136-139.

5. 张严琛.青少年药物滥用危险因素分析.临床合理用药杂志,2014,26:88.

6. 王丹.青少年网络成瘾行为矫正的小组社会工作介入效果的研究.西北农林科技大学,硕士学位研究生学位论文,2015.

7. 齐畅.中国物资依赖者治疗阻碍因素的初步研究.中南大学硕士学位论文,2013.

8. 钱洪.吸毒青少年社区矫正的社会工作介入.南京农业大学硕士学位论文,2014.

9. 2015 年中国毒品形势报告.中国国家禁毒委员会办公室,2016.

10. 中华人民共和国卫生部.中国吸烟危害健康报告.北京:人民出版社,2012.

11. 王畅,王声涌,董晓梅.孕妇被动吸烟对妊娠结局及后代健康的危害.中华疾病控制杂志,2010,14(11):1142-1145.

12. 杨功焕.2010 年全球成人烟草调查中国报告.中国三峡出版社,2011.

13. 世界卫生组织.烟草控制框架公约.日内瓦,2003.

14. 李竹,姜垣,焦淑芳,等.六城市成年吸烟者尼古丁依赖状况.中国健康教育,2009,25(6):417-420.

15. 冯国泽,徐继英,梁伯衡,等.六城市成年吸烟者戒烟意愿的影响因素.中国慢性病预防与控制,2009,17(5):476-478.

16. 李恂,董丽君,孙百军,等.吸烟者戒烟意愿及影响因素分析.中国预防医学杂志,2010,11(7):663-667.

17. 马骁.健康教育学.北京:人民卫生出版社,2012.

18. 王思斌.社会工作综合能力.中级.北京:中国社会出版社,2009.

19. 曹阳.社会工作视角下大学生网瘾矫治研究.吉林农业大学,2013.

20. 于鹏飞.中学生网瘾的案例分析及心理辅导,心理教育网.

21. 雷需.青少年网络心理解析.北京:开明出版社,2012.

22. 王志亮.美国青少年的酗酒问题及监狱的治疗酗酒方案.青少年犯罪与犯罪问题研究,2011(2):56-62.

23. 顾沈兵译著.健康促进项目——从理论到实践.上海:第二军医大学出版社,2015.

24. Glanz, K. , Theory at a glance:a guide for health promotion practice.1997,United States U6.

25. Keller A E.Applying Social Norms Theory within Affiliation Groups:Promising Interventions for High-Risk Drinking.Journal of Student Affairs Research &Practice,2007,44(1):101-102.

26. USA,United States Department of Health and Human Services.How tobacco smoke causes disease:the biology and behavioral basis for smoking-attributable disease:a report of the Surgeon General.2010.

27. World Health Organization.WHO report on the Global Tobacco Epidemic,2008:the MPOWER package.Geneva,2009.

28. Yang T,Shiffman S,Rockett I R,et al.Nicotine dependence among Chinese city dwellers:a population-based cross-sectional study.Nicotine & Tobacco Research, 2011,13(7):556-564.

29. Breslau N,Johnson E O,Hiripi E,et al.Nicotine dependence in the United States. Archives of General Psychiatry,2001,58(9):810-816.

30. Fossum B, Arborelius E,Bremberg S.Evaluation of a counseling method for the prevention of child exposure to tobacco smoke:an example of client-centered communication.Preventive Medicine,2004,38(3):295-301.

31. Young.K.S.Internet addiction the emergence of an new clinical disorder.Cyberpsychology and Behavior,

1996,1 (3):237-244.

32. Young K S.Psychology of computer use:XL.Addictive use of the Internet:acase that breaks the stereo-type.Psychological Reports,1996,79(3 Pt 1):899.

33. Organization W H.Global status report on alcohol and health 2014.Global Status Report on Alcohol,2014,18(7):1-57.

34. Understanding substance use among street children,a training package on substance use, sexual and reproductive health including HIV/AIDS and STDs.Geneva:World Health Organization,2005,23-25.

35. Young people and substance use:prevention,treatment and rehabilitation.Bangkok:United Nations publication,2005,22-51.